恶性肿瘤并发症治疗

（第2版）

主　编　郭　勇　谷建钟

编　者　（以姓氏笔画为序）

丁　霞	丁聿衡	马艳红	王　辉
卢红阳	华琼博	阮善明	孙校男
李　妍	李介义	杨笑奇	杨维泓
谷建钟	张　洁	张卫平	张翔云
张碧燕	陆　宁	陈　淼	周华妙
郑　翔	郑丽丹	郑贤炳	施云福
洪　卫	洪朝金	姚庆华	袁凯施
顾锡冬	钱丽燕	钱晓玲	徐　凯
徐　玲	徐玉芬	郭　杨	郭　勇
唐　秋	唐朋林	黄健飞	蒋　璐
蒋立文	路晨霏		

U0228459

科学出版社

北　京

内 容 简 介

　　本书以中西医结合为特色,详细阐述了常见肿瘤并发症及肿瘤治疗所致并发症的中医病机、诊断与鉴别诊断、治疗、辨证施治、中西医结合治疗策略等。本版在第1版的基础上对原有内容进行了适当的修改和增补,尤其是"中西医结合治疗策略"的选择,避免临床医师治疗的盲目性,从而提高了疗效。

　　本书可供西医及中西医结合医师参考,也可作为中西医结合专业研究生教学的参考书。

图书在版编目(CIP)数据

恶性肿瘤并发症治疗/郭勇,谷建钟主编.—2版.—北京:科学出版社,2017.6

ISBN 978-7-03-052613-7

Ⅰ.恶…　Ⅱ.①郭…②谷…　Ⅲ.癌－并发症－治疗　Ⅳ.R730.6

中国版本图书馆 CIP 数据核字(2017)第 086909 号

责任编辑:王海燕 / 责任校对:李 影
责任印制:李 彤 / 封面设计:吴朝洪

版权所有,违者必究。未经本社许可,数字图书馆不得使用

科学出版社 出版
北京东黄城根北街 16 号
邮政编码:100717
http://www.sciencep.com

北京建宏印刷有限公司 印刷
科学出版社发行　各地新华书店经销

*

2011 年 6 月第 一 版　由人民军医出版社出版
2017 年 6 月第 二 版　开本:890×1240　1/32
2023 年 1 月第四次印刷　印张:9
字数:222 000

定价:39.00 元
(如有印装质量问题,我社负责调换)

第 2 版前言

恶性肿瘤是严重威胁人类健康和社会经济发展的重大公共健康问题。2014 年,国家癌症中心共收到全国 234 个肿瘤登记处提交的 2011 年肿瘤登记资料。据统计分析,2011 年全国恶性肿瘤发病率为 250.28/10 万,死亡率为 156.83/10 万。此次结果与2010 年比较,发病率和死亡率水平基本持平,但发病人数和死亡人数均有所增加。通过分析结果可知,对于恶性肿瘤的预防和治疗工作,任重而道远。

受科学发展水平的限制,肿瘤整体治疗的有效率只有 30%～50%。随着社会进步及患者期望值的不断增高,现代医学作为治疗恶性肿瘤的主要手段,也逐渐出现了如下缺陷和不足:①手术、放疗、化疗等有效抗癌治疗后 70% 的患者会出现复发和转移,严重影响患者生存质量和生存期;②放疗、化疗对治疗实体瘤的总体有效率<50%,且存在着一定的不良反应和并发症;③癌症康复和晚期癌症姑息治疗仍处于起步阶段。现阶段对于癌症有限的治疗和控制效果,以及患者对于生存期和生存质量不断增长的期望,亟须我们不断探求新的治疗理念及模式。

尽管中医药在肿瘤方面的独特优势已得到国内外医学界的广泛认可,但我们并不提倡单独应用中医药诊治恶性肿瘤。恶性肿瘤的中医药治疗,必须在整体观、辨证施治理论指导下进行,结合现代临床肿瘤学理念,才能发挥综合治疗作用,起到增敏、减毒、改善症状、延长生命的作用。用中药来治疗患者的证候,用现代医学来治疗肿瘤,二者相辅相成,事半功倍。

2015 年 1 月底,美国总统奥巴马在 2015 年国情咨文演讲中宣布了一个生命科学领域新项目——精准医疗计划(Precision Medicine Initiative),从此精准医疗项目便如火如荼地在中国的肿瘤医疗界展开。《恶性肿瘤并发症治疗》自 2011 年出版以来,深受广大读者及同行欢迎。由于肿瘤内科学领域的发展与时俱进,经慎重考虑,编者决定进行第 2 版编写。本版较第 1 版增加了恶病质、静脉血栓形成与肺栓塞、脑转移、呼吸障碍和呼吸衰竭、黏膜溃疡等内容。汇集作者多年临床、教学经验,对临床常见恶性肿瘤并发症,分别从病因、中医病机、诊断与鉴别诊断、治疗、辨证施治、中西医结合治疗策略等方面进行阐述。书中提到的西医治疗方法,多是当前前沿的、得到公认的手段;涉及的中医治疗内容不仅充分体现了主编的学术观点,同时也收集了其他中医肿瘤专家的临床经验,集各家之所长,推陈出新,承前启后。

本书的编写在第 1 版的基础上对原有内容进行了适当的修改和增补,旨在向从事中西医结合肿瘤临床的同道们推介国内外中西医结合治疗肿瘤并发症的最新理念,同时也可使相关专业的研究生、西学中学员、基层医务工作者了解中西医结合诊疗肿瘤并发症的新方法、新技术。此次改版仍以第 1 版突出临床实践和实用为重点,希望能对广大同道和读者有所裨益。对于书中存在的不足之处,恳请各位同道及读者批评指正。

浙江中医药大学第一附属医院　郭　勇

2017 年 4 月

第 1 版前言

肿瘤并发症是指在自然病程发展过程中,肿瘤发生侵犯、转移到某些脏器,或者是在治疗过程中因手术、放疗、化疗而引起的一系列难以避免的综合征。某些肿瘤并发症是患者首发症状,肿瘤患者的许多并发症出现突然、来势凶猛、发展迅速,加之放疗、化疗引起的免疫功能减退,致病情很难控制。

现代医学对恶性肿瘤的诊治是当前的主流,但尚不能令人满意,放疗、化疗对实体瘤治疗的总体有效率小于50%,且存在着一定的不良反应和并发症。鉴于此,越来越多的肿瘤患者接受中西医综合治疗。中医药对放疗、化疗具有明显的减毒增敏作用,对现代医学治疗恶性肿瘤过程中出现的并发症具有一定的疗效。近年来,国内外也开展了中医药治疗癌性发热、癌性疼痛、癌性胸腹水等肿瘤并发症的临床研究,采用不同途径给药、针药结合、内外并举的治疗方法,提高了患者的生活质量。

基于多年从事中西医结合肿瘤临床工作的责任和热情,我们组织有关人员编写了《恶性肿瘤并发症治疗》一书。本书汇集作者多年临床、教学经验,对临床常见恶性肿瘤并发症,分别从中医病因、病机、诊断与鉴别诊断、治疗、辨证施治、中西医结合治疗策略选择进行阐述。书中介绍的西医治疗方法,多是当前比较先进的或得到公认的,而中医治疗内容充分体现了主编的学术观点,也收集了其他中医肿瘤专家的临床经验,既有继承,也有发展,同时考虑到了现代治疗对中医证候的影响。

　　本书旨在向从事中西医结合肿瘤临床的同道们推介国内外中西医结合治疗肿瘤并发症的最新理念,使相关专业的研究生、基层医务工作者了解中西医结合肿瘤并发症诊疗的新方法、新技术。由于笔者知识水平有限,对于书中存在的错漏和不足之处,恳请各位同道及读者批评指正。

编　者

2011 年 6 月

目　录

第1章

肿瘤并发症

第一节　癌性发热

【概述】

　　癌性发热一般是指癌症患者出现的直接与恶性肿瘤有关的非感染性发热，是恶性肿瘤晚期常见症状之一，多反复发作，缠绵难愈。正常人的体温为 $36.3 \sim 37.2℃$，临床上当体温超过 $37.2℃$ 称为发热，按照发热的高低，发热可分为：低热 $37.3 \sim 38℃$；中等发热 $38.1 \sim 39℃$；高热 $39.1 \sim 41℃$；超高热 $41℃$ 以上。癌性发热多见于癌症进展期，有报道恶性肿瘤患者 2/3 病程中伴有发热，常见于霍奇金病、淋巴瘤、急性白血病、骨肉瘤、肺癌、肾上腺肿瘤、肝原发性或转移性晚期肿瘤等。由于其产生的机制复杂，临床上患者的发热程度表现也不一样，癌性发热常以低热为主，或自觉无热，而体温测试显示体温升高，外周血中白细胞计数及中性粒细胞比值大多正常，抗感染治疗无效。部分为中高度发热，高热的热型以不规则热或弛张热多见，但绝大多数体温在 $38℃$ 左右，一般不超过 $40℃$。

【病因及发病机制】

　　癌性发热的病因和发病机制目前没有完全明确，可能与以下原因有关：肿瘤细胞自身产生内源性致热源，如肿瘤内白细胞浸润引起炎症反应、恶性肿瘤细胞内释放抗原物质引起免疫反应而发热；肿瘤细胞能分泌一些活性物质，如类癌细胞产生 5-羟色胺，嗜铬细胞瘤产生儿茶酚胺，肝癌细胞产生甲胎蛋白，以及许多肿瘤细胞能产生异位激素等,都对机体产生各种不同的反应。其中有些物质可引起发热;肿瘤因生长迅速而缺血缺氧引起自身组织坏死;肿瘤侵犯或影响体温调节中枢引起中枢性发热;治疗引起肿瘤细胞坏死释放肿瘤坏死因子,导致机体发热;在肿瘤治疗中放疗、化疗,应用干扰素、白介素Ⅱ、肿瘤坏死因子、集落刺激因子、肿瘤疫苗等制剂也可引起发热。

【中医病因病机】

中医学认为,癌性发热属于"内伤发热""虚劳"范畴,其病因病机复杂,可分为虚实两大类:气滞、血瘀、痰湿所致者为实证,其基本病机乃因气、血、津液瘀滞,壅结阻遏而引起发热;气血阴阳不足者属虚证,多为脏腑不足所致。有一个病因单独致病的,也有一个以上病因致病的,如气滞血瘀、阴虚夹湿痰、气虚血亏等。

1. **饮食失节** 恶性肿瘤患者由于饮食失节,脾胃功能受损,气血生化不足,使气虚血亏,虚热内生;或脾胃受损,不能运化水湿,清浊相溷,水湿结聚,壅塞中焦,遂决渎无道,脾土壅滞,蕴而发热。

2. **情志内伤** 身患肿瘤,情志失畅,抑郁不欢,致使肝失疏泄,条达失司,令气机运行不畅,另则肝气郁结不舒,横逆侵犯脾胃,土受木克,遂令水液运化障碍,水湿内停与瘀血蕴结,进而再阻塞气机,日久气、湿、痰、瘀等互结郁而化热。与情志密切相关,故亦称"五志之火"。

3. **劳欲过度** 肾主藏精,为先天之本,脾主运化为后天之源,二者为生命之根本。肿瘤患者存在正气不足,若劳欲过度必伤及脾肾二脏,使虚者更虚,虚热内生,或体内中气不足,阴火内生而引起发热;若素体阴虚,或热病日久,耗伤阴液,或误用、过用温燥药物等,导致阴精亏虚,阴衰则阳盛,水不制火,阳气偏盛而引起发热;或久病气虚,气损及阳,或脾肾阳气亏虚,以致火不归原,盛阳外浮而引起发热。

4. **放疗、化疗等治疗** 肿瘤患者邪毒内蕴,化疗药物易损伤脾胃,气血生化不足,虚热内生,水湿运化功能失司,湿浊久蕴化热;放疗本为火热之邪,不但消灼阴液,且火热毒邪积聚,耗气伤阴,元气亏损致以内伤发热。

此外某些消化系统肿瘤致慢性失血,以致营血亏虚,血虚不能配阳致阳亢发热。

癌性发热属中医学内伤发热的范畴,病机比较复杂,可由一种也可由多种病因同时引起发热,如气郁血瘀、气阴两虚、气血两虚等。久病往往由实转虚,由轻转重,其中以血瘀久病,损及气、血、阴、阳,分别兼见气虚、血虚、阴虚或阳虚,而成为虚实兼夹之证的情况较为多见。概括而言,癌性发热是以内伤为病因,以脏腑功能失调,气血阴阳亏虚,加之热、毒、痰、瘀相结为基本病机的病证,不同时期可表现为实证、虚证或虚实夹杂证。

癌性发热的预后,与基础疾病、患者的身体状况有密切关系。据临床观察,大部分癌性发热患者病情缠绵,病程较长,须经一定时间的治疗方能获得明显疗效,而兼夹多种病证,病情复杂,以及体质极度亏虚的患者,则其疗效及预后均较差。

【癌性发热的诊断与鉴别】

1. 诊断　参照《内科疾病鉴别诊断学》经临床和病理组织学检查确诊为恶性肿瘤患者,体温至少出现一次超过 37.2℃,持续时间超过 2 周,体检、实验室检查、放射检查缺乏感染依据,缺乏过敏机制,排除药物热等,抗生素应用 1 周,但发热、血常规无变化者,作为诊断标准。按照发热的高低,发热可分为:低热 37.3~38℃;中等发热 38.1~39℃;高热 39.1~41℃;超高热 41℃以上。发热可持续数周甚至数月,抗感染治疗无效,或开始有所下降,但不能下降至正常或再次上升。

2. 鉴别诊断　癌性发热须与感染性发热相鉴别。感染所致的发热多以高热为主,可伴寒战、畏寒或感染部位的相应症状和体征,外周血白细胞计数明显升高或显著减少,血、尿或痰培养中有致病菌菌落形成,广谱抗生素治疗多数有效;而癌性发热常以低热为主,或仅自觉身热,而体温并不升高,外周血中白细胞计数及中性粒细胞比值大多正常,抗感染治疗无效。少数患者以持续高热或不规则间歇发热为首发症状,此种情况常见于恶性淋巴瘤或肾癌,经联合化疗或手术切除肿瘤后,体温即随之降至正常。也有一部分患者经抗感染治疗后,体温有所下降,但始终不能降至正常,则往往是感染与肿瘤因素兼而有之。

【治疗】

现代医学目前还不能完全控制癌性发热,处理相对简单,以对症处理为主。

1. 物理疗法　常用冰袋降温,亦可冰帽置头部,冰袋置双腋下或大血管部位,或乙醇、温水擦浴。嘱患者多饮水,予补液。

2. 药物对症治疗　常用非甾体抗炎镇痛药、糖皮质激素、中成药等。

(1)非甾体抗炎镇痛药:使用非甾体抗炎镇痛药时注意高温、年老体弱患者容易出现出汗过多导致虚脱,患者的粒细胞减少等不良反应。对年老体弱患者使用时应从小剂量开始,逐渐加量,并推荐连续给药至体温正常并平稳3~5d后再停药,不要间断给药。解热镇痛药常用吲哚美辛、双氯芬酸钠、布洛芬、阿司匹林等,常用药物及用法如下。

①吲哚美辛(消炎痛):常规用法、用量,口服,每次 25mg,每日 2~3 次,渐增到 0.1~0.15g/d,饭时或饭后服;塞肛,栓剂每次 50~100mg,每日 1~2 次。

②双氯芬酸钠(扶他林、诺福丁):常规用法、用量,75mg/次口服,每日 1 次。

③阿司匹林:常规用法、用量,口服,每次 0.3~0.6g,每日 3 次。哮喘患者及有出血倾向、活动性出血患者禁用。

(2)激素类药物:激素类药物主要是通过抑制体温中枢对致热源的反应,减少内热源的释放降低体温。临床上在使用激素类药物时最应该注意患者消化道溃疡的发生,睡前使用易引起兴奋、失眠等。激素类有泼尼松及地塞米松等。常用药物及用法如下。

①泼尼松:常规用法、用量,口服,每次 2.5~10mg,每日3 次。

②地塞米松:常规用法、用量,静脉注射,每次 5mg,或 5~10mg 加入生理盐水 250ml 中静脉滴注,每日 1~2 次。

3. 中医治疗 包括中药汤剂、中成药、针灸、灌肠等疗法。中药汤剂根据不同个体进行辨证施治(详见辨证施治)。针灸对癌性发热也有独到疗法,有报道采用大椎穴放血等疗法治疗癌性发热临床上取得了较好的效果。此外,临床上一些中成静脉制剂,如痰热清注射液、醒脑静注射液等清热解毒药,对癌性发热也取得很好疗效。

4. 病因治疗 癌性发热的最根本原因是肿瘤。病因不去,邪热不退,根据不同肿瘤或肿瘤的不同时期,给予化疗、放疗、靶向治疗或生物免疫制剂等抗肿瘤治疗。

【辨证施治】

癌性发热属于中医“内伤发热”范畴,多由于恶性肿瘤引起气血脏腑虚损或阴阳失调、痰瘀湿毒、蕴久化热所致,或因化疗、放疗后,火热毒邪积聚,耗气伤阴,元气亏损所致,临床上以阴虚证为多,属本虚标实之证。

1. 阴虚发热 此型多见于肺癌、肝癌等,或放疗后患者。

主证:午后或夜间潮热,或手足心发热,颧红,心烦盗汗。

次证:失眠消瘦,口干咽痛,大便干结,尿少色黄。

舌脉:舌红而干,或有裂纹,无苔或少苔,脉细数。

治法:滋阴泻火、除蒸退热。

方药:青蒿鳖甲汤、清骨散加减。

2. 气虚血亏 此型多见于胃癌、肠癌等消化道肿瘤患者,手术、化疗后患者及存在急、慢性失血的患者。

主证:热势或高或低,常与劳累后加剧,头晕乏力,自汗神疲,气短懒言,食少便溏。

次证:偏于血虚者常为低热、潮红,面白少华,心悸不宁,唇甲色淡等,偏于气虚者常为心悸气短,少气懒言,语言低微等。

舌脉:舌淡胖,边有齿痕,苔薄白或薄腻,脉细弱。

治法:益气养血、甘温除热。

方药:补中益气汤、参芪四物汤加减。

3. 气滞血瘀　此型多见于原发性或转移性肝癌、胰腺癌、卵巢癌等腹部肿瘤患者,或鼻咽癌、甲状腺癌等头颈部恶性肿瘤患者。

主证:午后或夜间发热,口干咽燥而不多饮,面色黧黑,局部有固定痛处或肿块。

次证:胸闷喜叹息,两胁、胃、腹胀痛,嗳气,急躁易怒,情绪波动时易腹痛腹泻,女性乳房、小腹胀痛,或痛经,经色紫暗夹有血块,或闭经。

舌脉:舌紫暗或有瘀点、瘀斑,脉细涩。

治法:活血化瘀,行气凉血。

方药:血府逐瘀汤加减。

4. 湿热瘀毒　此型多见于肠癌、膀胱癌或宫颈癌等患者。

主证:发热缠绵,下午较甚,身热不扬,胸脘痞闷,身困头重。

次证:腹胀腹痛,身目发黄,恶心纳少,便下脓血,便稀或溏,或里急后重,或尿赤、尿急、尿频、尿痛,或带下黄赤、腥臭。

舌脉:舌暗红,苔黄腻,脉濡数或弦滑。

治法:清热利湿,解毒散结。

方药:地榆槐花汤、八正散、完带汤加减。

5. 肝经郁热　此型多见于原发性或转移性肝癌、乳腺癌、甲状腺癌等肿瘤患者。

主证:低热或潮热,热势常随情绪波动而起伏,心烦,易怒。

次证:善叹息,口苦,胸胁胀痛,大便干结,妇女常伴乳房胀痛,月经不调。

舌脉:舌苔黄,脉弦数。

治法:疏肝解郁,清热散结。

方药:丹栀逍遥散加减。

【中西医结合治疗策略】

癌性发热的西医治疗优势在于降温快,疗效较确定,处方简单等。但对于晚期肿瘤患者易引起消化道损伤,严重者甚至出现消化道出血,非甾体抗炎药还容易引起大汗淋漓、粒细胞减少等不良反应,此外初次使用疗效明显,但长期使用体温易出现反复。中医药治疗优势在于不良反应小,能避免服西药汗出较多,致气阴更虚之弊,作用持久,停药后体温回升率低,能做到标本兼顾,兼顾其他伴随症状,提高了患者的生活质量,延长了生存期。但缺点在于起效慢,而且因处方者辨证施治准确与否直接与疗效有关,因此往往导致疗效不确定。对于发热体温较高,整体情况较差的患者是不利的,而西药可以快速地降低体温从而减少对身体的消耗。所以要想较好地控制症状,采取中西医结合是最好的方法,取长补短,提高疗效。在临床实践中,笔者摸索出了些许中西医结合治疗癌性发热的方式:对体温尚正常的肿瘤患者,只要患者愿意接受中医药治疗,在辨证论治的原则下予以相应方药,调和气血阴阳、补虚泻实,达到“未病先防”的目的;对于已经出现发热症状的患者,应首先注意鉴别感染引起的发热,及时对其进行病因的判断,进行必要的实验室检查,例如血常规,血、分泌物等的培养和药敏,C 反应蛋白动态监测等,并根据结果给予有效的治疗。近年来血清降钙素原(PCT)的检测在癌性发热的鉴别上逐渐显示出其优势,血清降钙素原(PCT)是降钙素的前体激素,是一种没有激素活性的糖蛋白,正常情况下由甲状腺 C 细胞分泌,经细胞内蛋白水解酶水解后形成活性成分。健康人血清 PCT 含量极低。在病毒感染和非感染性炎症反应时,PCT 值不升高或升高不明显;当严重感染并有全身表现时,PCT 水平明显升高,并可超过 100ng/ml,且升高程度与感染严重度及预后相关。血清 PCT 选择性诱导升高,并与疾病的严重度程正相关,在病毒感染、肿瘤疾病及手术创伤时则保持低水平。有研究表明,恶性肿瘤患者出现感染后,血清 PCT 水平明显升高,其灵敏度为 90.9%,特异性为 96.7%,而未出现感染的恶性肿瘤患者血清 PCT 水平正常。笔者经过多年临床研究发现:PCT＞2ng/ml,往往考虑是感染;2ng/ml 以下,基本可以排除感染引起的发热。

如确定是癌性发热后,则根据前述的辨证论治进行治疗,治疗期间未出现中等或中等以上热度患者,体温有稳定或下降趋势,无明显不适主诉,尽量不予西药治疗。如出现中等或中等以上热度,无明显禁忌证,在中药治疗的基础上及时予适当西药治疗,必要时联合应用抗生素,达到控制症状,减少消耗的目的,使用西药的同时注意不良反应,加强监测和护理。

癌性发热的中医辨证分为 5 型,临床仍以阴虚发热为多见,但临床用药时应注意不可一味的滋阴清热,应时刻注意顾护脾胃,注意辨别证候之虚实和病情之轻重。不可见热退热,滥用苦寒泻火类药物,因为晚期肿瘤患者大多已经气阴两虚,苦寒药更易耗气伤阴,伤脾败胃,使病情缠绵难解或日趋加重。再者,中医强调"治病求本",癌性发热为肿瘤本身所致,故在中西医结合治疗癌性发热的过程中,控制肿瘤原发灶,对治疗癌性发热亦为重要。在治疗时应当标本兼顾,按照个体化的原则,在身体允许的情况下,积极治疗肿瘤本身,这样标本兼治,对缓解症状及控制肿瘤的生长、发展、转移都能起到积极的作用。此外对晚期恶性肿瘤患者,发热会增加全身慢性消耗,加上此类患者常伴有进食的减少,易引起氮的负平衡,加之肿瘤本身的消耗,会促使恶病质的提前发生,故在对症治疗的同时,应注意静脉营养支持,补充维生素、清蛋白及脂类制剂,纠正电解质紊乱,纠正酸中毒。我们应在发病的不同阶段,根据不同个体发病特点,发挥中西医各自的优势,进行综合治疗,以达到最佳疗效。

(周华妙 陆 宁)

参 考 文 献

段建华,王园园.2014.癌性发热的中医药治疗进展.黑龙江中医药,(1):67-69

黄学武,代兴斌.2010.癌性发热的六经辨治.安徽中医学院学报,29(4):21-25

贾英杰,李小江,张莹,等.2008.中药癌热宁栓剂治疗癌性发热 30 例临床观察[J].中国中西医结合杂志,(28):318-331

刘延超.2008.癌性发热的中医临床治疗探讨.四川中医,26(8):32-33

陆宁,郭勇,阮善明.2008.癌性发热中西医治疗模式探讨.中西医结合临床,8(1):66-67

汤钊猷.2011.现代肿瘤学.上海:复旦大学出版社

王兵,侯炜.2012.癌性发热的中医辨治.世界中医药,7(5):460-462

邢丽菊.2011.癌性发热的中西医认识和治疗.中医杂志,52(11):924-927

徐巍龙,杨继兵.2012.中西医结合处理癌性发热的探讨.光明中医,27(6):1076-1077

张爱敏,张鹏.2011.动态监测 ICU 恶性肿瘤患者血清降钙素原水平的临床意义.标记免疫分析与临床,18(3):163-165

张海波,罗淑仪,朱燕娟.2015.从正虚为本、癌毒为标辨治癌性发热.新中医,47(4):3-5

中医癌性发热诊疗指南.2007.ITAC 2007 国际中医药肿瘤学术大会:500-502

Han SW,RomanJ.2006.COX-2 inhibitors suppress lung cancer cell growth by inducing P21 via COX-2 independent signals lung.Lung Cancer,51(3):283-296

Hirshey Dirksen SJ,Larach MG,Rosenberg H,et al.2011.Future directions in malignant hyperthermia research and patient care.Anesth Analg,113(5):1108-1119

Yamagata K,Matsumura K,Inoue W et al.2001.Co-expression of microsomal type pro-staglandin Esynthase with cyclooxygenase-2 in brain endothelial cells of rats during endotoxin-induced fever.NeuroSci,21(8):2669-2677

第二节 癌症疼痛

【概述】

国际疼痛研究协会(IASP)对疼痛的定义:伴随着组织损伤或潜在的组织损伤并由这种损伤引起的一种不愉快的感觉和情绪体验。疼痛是一种主观感觉,并非简单的生理应答。癌痛多为慢性疼痛,晚期癌痛常表现为总疼痛,受多方面因素影响,如肿瘤相关性疼痛,抗肿瘤治疗相关性疼痛,除此以外与心理、社会、经济等非肿瘤性因素相关。现已明确疼痛是一种疾病,而不仅仅是一种症状。疼痛已被列为除呼吸、血压、脉搏、体温外人体第五大生命体征。

全世界每年新发癌症患者 1000 余万例,死亡 600 万例以上,据 WHO 统计,全球每年至少有 500 万例癌症患者在遭受疼痛的折磨,新诊断的癌症患者约 25％出现疼痛,接受治疗的 50％癌症患者有不同程度的疼痛,70％的晚期癌症患者认为癌痛是主要症状,30％具有难以忍受的剧烈疼痛。癌痛对癌症患者及其家属是一种折磨,若癌痛得不到有效控制可加速肿瘤的发展、影响睡眠、导致食欲缺乏、免疫力下降等,慢性剧烈疼痛得不到缓解,会发展为顽固性癌痛成为一种疾病,亦是导致患者自杀的重要原因之一。因此,WHO 在肿瘤工作的综合规划中确定了预防、早期诊断、根治治疗和姑息治疗 4 项重点工作,在姑息治疗中,WHO 首先把癌痛提到重要和优先解决的地位。可见癌症疼痛是一个普遍的世界性问题。有效的镇痛治疗对提高癌症患者的生活质量十分重要。

癌性疼痛属中医学"痛证"范畴,《临证指南医案》曰:"积伤入络,气血皆瘀,则流行失司,所谓痛则不通也。"在中医文献中常出现于癥、积、瘤、石、瘕、乳岩、石疽、噎膈、反胃、脏毒等及其所致的气血衰败诸病候中。

【病因及发病机制】

关于癌痛产生的机制,目前认为有 3 个途径:癌症发展所致的疼痛,诊断和治疗癌症引起的疼痛及癌症患者并发感染、慢性疼痛性疾病和癌症疼痛综合征所发生的疼痛。在这 3 个途径中,75%～80%的患者是由于肿瘤侵入软组织、骨髓及神经系统所引起,15%～20%是在癌症的诊断和治疗过程中产生的,5%～10%则是由于合并了疼痛性疾病。

1. 癌症发展所致的疼痛

(1)癌症侵犯神经组织:癌细胞通过神经鞘周围淋巴路或沿着神经周围抵抗力较弱的部位浸润,然后再向神经轴索侵入。

(2)硬膜外转移、脊髓压迫:硬膜外转移是乳腺癌、前列腺癌、肺癌、多发性骨髓瘤、恶性黑色素瘤、肾癌的常见并发症。硬膜外转移癌压迫脊髓时,疼痛局限在椎体,接近中线。肿瘤侵犯神经根时,则出现神经根分布区域的锐痛或刺痛,疼痛呈带状分布,若不治疗,则可出现脊髓压迫综合征,伴有感觉、运动、自主神经的改变或障碍。

(3)癌症侵犯管腔脏器:恶性肿瘤引起管腔脏器功能障碍时,可产生疼痛,其特点是无明确的定位,周期性和反复性发作,常伴有恶心、呕吐、腹胀。胆道、胰腺管狭窄或阻塞常引起激烈的疼痛;子宫癌、卵巢癌压迫和侵犯输尿管也可引起难忍的绞痛。

(4)癌症侵犯脉管系统:癌瘤压迫、堵塞或浸润动脉、静脉、淋巴管时可引起疼痛。

(5)癌症侵犯骨骼:无论是原发性骨肿瘤还是转移性骨肿瘤,均可产生难忍的疼痛。

(6)癌症本身分泌致痛物质:癌细胞坏死、崩解、释放出肿瘤坏死因子、前列腺素、5-羟色胺、缓激肽、组胺等致痛物质引起疼痛。

2. 癌症诊断和治疗后引起的疼痛

(1)诊断性检查引起的疼痛:骨髓穿刺活检术,腰椎穿刺术,各种内镜检查等创伤性的检查,均可给癌症患者带来疼痛。

(2)外科手术后疼痛:外科手术损伤神经及术后瘢痕形成微小神经瘤可引起疼痛;术后瘢痕的挛缩牵拉、癌瘤复发牵拉组织都可产生疼痛。

(3)放射治疗后疼痛:放射治疗可使组织发生纤维化,压迫或牵拉神经和疼痛敏感组织而产生疼痛。常见的放射治疗后疼痛综合征有放射性神经丛病和放射性脊髓病。此外放疗后产生的黏膜炎、皮炎、肠炎、带状疱疹、放射性肺炎等均可导致疼痛的发生。

(4)化学治疗后疼痛:化疗时的静脉穿刺;肝动脉灌注化疗和腹腔内化疗后引起的弥漫性腹痛;化疗后引起的静脉炎、黏膜炎、肠炎、出血性膀胱炎;化疗药物的不良反应所引起的多发性神经炎等。

(5)介入治疗后疼痛:各种经皮脏器穿刺术(如经皮肝穿刺、经皮肾穿刺等);经皮动静脉穿刺置管术等有创性的介入治疗技术,均可产生疼痛。

(6)激素治疗后疼痛:激素治疗后疼痛又称类固醇性假性风湿病,是指癌症患者在接受糖皮质激素治疗后,全身肌肉、肌腱、关节和骨头出现烧灼样疼痛,特别是肋间肌出现痉挛性疼痛,同时伴全身不适,软弱无力和发热,有时还伴有心理和精神障碍。

(7)免疫治疗后疼痛:常见的免疫治疗后引起的疼痛是指干扰素引起的急性疼痛,这种疼痛表现为发热、寒战、肌痛、关节痛和头痛。

(8)镇痛治疗后的疼痛:癌症疼痛患者在镇痛治疗过程中,也可产生新的疼痛。肌内注射和皮下注射镇痛药可引起疼痛;一些患者在使用阿片类药物后,可发生反复性的全头痛等。

3. 合并感染、慢性疼痛性疾病及癌症疼痛综合征

(1)癌症合并感染引起的疼痛:恶性肿瘤患者极易并发伴有疼痛的感染,这种感染常由细菌、真菌或病毒引起。

(2)癌症合并慢性疼痛性疾病:是指癌症患者在同时患有各

种关节炎、筋膜炎、颈椎病、腰椎间盘突出症等。

（3）癌症合并癌症疼痛综合征：是指癌症患者并发有癌症疼痛综合征，根据肿瘤侵及的部位、组织结构的不同，出现具有某些特征的疼痛。一般治疗相对困难，需要综合治疗。

（4）心理因素（不安、愤怒、抑郁等）：是促使癌症患者疼痛程度加剧及妨碍癌症疼痛治疗效果的一个重要原因。

【癌痛的评估】

癌痛的评估包括治疗前评估、治疗中评估和治疗后评估。疼痛不仅是躯体受到有害刺激的结果，同时也是一种主观感觉，很大程度上受精神活动、情绪状态、生理因素、社会和经济因素的影响。所以宜坚持"相信患者的主诉，全面、动态评估疼痛"的原则。

1. 癌痛评估的原则步骤　①相信患者的主诉；②估计疼痛程度；③评估患者精神状态；④询问疼痛病史及治疗史；⑤仔细进行体检；⑥收集其他相关资料；⑦首次镇痛方法因人而异；⑧治疗疼痛后的再评估。

2. 治疗前评估

（1）疼痛的部位、范围及疼痛发作的时间表，包括发生或加重的频度、持续时间等。

（2）疼痛的病因、症状及伴随症状。区别是否与癌症或癌症治疗有关，或伴随其他致痛疾病；使疼痛加重或减轻的因素。

（3）区分疼痛的特征。躯体性疼痛：如皮肤、肌肉、骨骼的疼痛，多为刺痛、酸痛等；内脏疼痛：如空腔脏器或实质脏器的疼痛，多为胀痛、绞痛、酸痛等；神经病性疼痛：如因神经损害引起的疼痛多描述为尖锐的、烧灼样。

（4）患者自述的疼痛程度。

（5）疼痛对患者日常生活的影响、对患者心理创伤的程度。

（6）疼痛治疗史及是否存在镇痛治疗的危险因素。

（7）熟悉肿瘤病史、既往史和个人史等。

（8）全面的身体和神经系统检查：体格检查帮助了解癌痛是

否为恶性进程及其预后。神经系统检查包括感觉缺乏、运动不良、痛觉过敏、肌肉痉挛程度、动作协调程度,以及患者的总体智力情况。

(9)实验室检查及影像学辅助检查:明确疾病程度、定位、进展和并发症。

3. 疼痛强度评估方法　0～10数字分级法(NRS法)、主诉疼痛的程度分级法(VRS法)、视觉模拟法(VAS法)、疼痛强度Wong-Baker脸评分法。

【中医病因病机】

"不通则痛"和"不荣则痛"是疼痛的基本病机,癌痛的病机特点在于虚实夹杂,"虚"责之于正气损伤、阳气亏虚、阴血不足;"实"为气滞、血瘀、痰结、毒聚、寒凝等。中医学认为,癌痛的产生主要是由寒邪凝滞、气机不畅、血瘀阻滞、痰浊凝结、热毒结聚、气血亏虚等方面所致。肿瘤早期多为阴寒证,其本质在于"阴成形"。寒邪凝滞,阳气不达,气血不畅,经气闭阻则可致疼痛的发生。情志不遂等各种病因皆可导致人体气血运行失常,气机阻滞,血为之停,津为之凝,经络为之不通,气血津液结聚而不行,日久则导致各种癌痛的发生。血瘀是机体的病理产物,也是癌痛产生的病理基础之一,血行不畅多由气机失调所致,血瘀内阻每致络脉不通,不通则痛。痰浊是水液代谢失调的产物,痰浊内停,聚而为瘤。痰之为物,随气升降无处不至。而痰浊又可阻滞脏腑经络或结聚四肢百骸,致脏腑经络气血失调,经气不利而致的癌痛。痰浊又常与气滞、血瘀、水湿、火毒相互裹携而致病;癌瘤日久,热毒内生,伤及脏腑经络气血,或与痰浊相合,阻塞经络气血运行,或热毒伤络均可产生疼痛。久病则正气亏虚、机体失养、气血津液不足、脏腑功能失调,脏腑经络失养而致,"不荣则痛""因虚致痛"是癌痛发生的主要病机之一。从临床上看癌瘤疼痛的病因病机,基本可概括为"不通""不荣"两方面,表现为"虚""实"两种症候群。

【辨证分型】

1. 气滞型

主证:胀痛,疼痛走窜不定,遇情志刺激加重。

次证:伴精神抑郁,或易激动、躁动不安。伴脘腹满闷、嗳气、食少纳呆、善太息。

舌脉:舌淡苔薄白,脉弦。

2. 血瘀型

主证:疼痛剧烈,刺痛拒按,痛处不移,入夜更甚。

次证:或可触及肿块,或伴胸胁胀痛,口苦咽干,心烦易怒,或见肌肤甲错。

舌脉:舌质暗红或有瘀斑,脉沉细涩。

3. 血气亏损型

主证:疼痛绵绵,隐痛钝痛,疼痛喜按,温热得舒。

次证:伴形体消瘦,面色苍白,神疲乏力,神疲懒言,纳差便溏,头晕目眩。

舌脉:舌质淡苔白,脉沉细。

4. 毒邪蕴结型

主证:痛势较剧,呈热痛,得冷稍减。

次证:局部红肿,或酿脓,便秘尿赤,口臭,或出现高热等全身中毒症状。

舌脉:舌质红绛,苔薄黄,脉数。

5. 痰湿凝滞型

主证:多为钝痛、隐痛、胀痛、木痛,痛势困重。

次证:伴有痰涎壅盛、呕吐痰浊、咽喉不利,胸膈痞满。

舌脉:舌苔厚腻,脉滑。

【治疗方案】

目前,治疗癌痛的方法、途径很多,大致可以分为四大类:病因(癌症)的治疗、镇痛药物治疗、神经阻滞疗法及神经外科治疗、物理和心理治疗等。自 WHO 推广癌症三阶梯(图 1-1)镇痛疗法以来,癌症患者疼痛的控制水平已有较大的提高,所以药物治疗是癌症疼痛的主要方法。癌症疼痛治疗的最终目标:持续、有效缓解疼痛;限制药物不良反应;降低疼痛及治疗所致的心理负担;最大限度提高生活质量。而在镇痛治疗过程中,临床医师需共同遵循并推进疼痛规范化治疗,同时提倡个体化治疗原则。

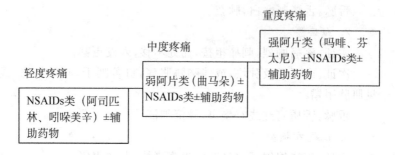

图 1-1　WHO 三阶梯原则

1. 癌痛药物治疗原则

(1)按阶梯给药:根据疼痛的程度不同分别给予非阿片类、弱阿片类、强阿片类镇痛药物,根据疼痛的病理生理选择联合应用辅助药物。第一阶段:对于轻、中度癌症疼痛首选非阿片类镇痛药(阿司匹林、对乙酰氨基酚)±辅助药物。第二阶梯:中度疼痛癌症疼痛应给予弱阿片类镇痛药物(可待因、二氢可待因、曲马朵)±非阿片类药物±辅助药物。第三阶梯:重度癌痛或第二阶梯治疗无效者,选用强阿片类镇痛药物(吗啡、芬太尼)±非阿片类药±辅助药物。

(2)口服给药及无创途径给药。

(3)按时给药:按照药物有效血药浓度时间间隔给药,而不是按需给药(出现疼痛时间),使患者的疼痛得到持续缓解,减少不必要的痛苦及降低机体耐受性和依赖性。

(4)用药个体化:阿片类药物的有效剂量因人而异,在不同人种、教育、个性、社会地位的人群中,疗效存在较大差异。因此,应根据患者情况进行调节,而无标准剂量。理论上说,使疼痛得到控制而无明显毒性反应的剂量就是合理剂量。

(5)注意具体细节:对用镇痛药的患者应密切监护,观察其反应,使患者获得最佳疗效的同时而不良反应最小。

(6)暴发痛:现有的镇痛方案中未被控制的发作性疼痛。其分类及处理方法如下。

① 突发痛:疼痛由明确的特殊活动或事件引发。可事先给予短效阿片类药物。

② 给药间期末端出现的疼痛:疼痛反复发生在按时阿片类药物方案的剂量间期末端。可增加按时给药阿片剂量或频率。

③ 无法控制的持续疼痛:疼痛总是不能被按时阿片类药物方案控制。可再次滴定,调整按时阿片类药物剂量。

④ 患者持续需要阿片药物按需给药或按时给药不能在药物峰浓度或剂量间期末端减轻患者疼痛。可增加缓释药及阿片类药物剂量。

2. 辨证施治

(1)汤剂

① 气滞型

治法:疏肝理气,解郁镇痛。

方药:柴胡疏肝散(《景岳全书》)加减。药用柴胡 12g,青皮 9g,香附 9g,佛手 12g,陈皮 12g,川楝子 9g,乌药 12g,厚朴 12g,八月札 12g,枳实 12g,木香 12g,姜黄 9g,薤白 12g 等。

② 血瘀型

治法:活血祛瘀,通络镇痛。

方药:血府逐瘀汤(《医林改错》)加减。药用赤芍 12g,桃仁 9g,红花 9g,当归 12g,川芎 9g,牛膝 9g,桔梗 6g,柴胡 12g,枳壳 12g,延胡索 9g,乳香 9g,没药 9g,益母草 12g,王不留行 12g 等。

③ 血气亏损型

治法:补益气血,温经镇痛。

方药:十全大补丸(《太平惠民和剂局方》)加减。药用人参 12g,白术 12g,茯苓 15g,当归 12g,川芎 9g,白芍 12g,熟地黄 12g,黄芪 12g,肉桂 6g,木香 9g,甘草 6g,生姜 12g,大枣 30g 等。

④ 毒邪蕴结型

治法:清热泻火,解毒镇痛。

方药:方用清瘟败毒饮、仙方活命饮加减。药用生石膏 9g,黄连 6g,生地黄 12g,栀子 9g,芦根 12g,黄芩 12g,半枝莲 12g,知母 12g,连翘 12g,玄参 12g,牡丹皮 9g,赤芍 9g,生甘草 6g,淡竹叶 12g 等。

⑤ 痰湿凝滞型

治法:化痰散结,利气镇痛。

方药:方用二陈汤、温胆汤等。药用陈皮 12g,制半夏 12g,枳壳 12g,厚朴 12g,苍术 12g,山慈菇 12g,昆布 12g,海藻 12g,牡蛎 30g,天胆星 9g,陈皮 12g,姜半夏 12g,夏枯草 15g 等。

(2)中成药运用:中药当中一些镇痛效果较好的,有的已经制成了注射液等制剂,如华蟾素注射液、丹参注射液、癌息痛(由延胡、麝香等中药制成)。

(3)中医外治法:即用中药在癌痛局部外敷的方法治疗癌性疼痛,以下是几种制作比较简便的外敷药方。

①蟾酥膏:用蟾酥、生川乌、两面针、公丁香、肉桂、细辛、七叶一枝花、红花等 18 种中药制成的橡皮膏。治疗肺、肝、胃、胰、大肠、食管、乳腺癌等引起的疼痛。

②冰片乙醇溶液:冰片 15～20g,研细,放入 75% 乙醇或白酒 200ml,溶解后用棉花棒蘸药涂痛处,用于肝癌引起的疼痛。

③冰藤散:冰片、藤黄各 3g,麝香 0.3g,生南星 20g,一起研成细末,用酒、醋各一半,将上面的药末调成糊状,涂在疼痛的部位,适用于晚期肾癌引起的疼痛。

④骨肉瘤疼痛方:蜈蚣、全蝎、东丹、斑蝥、白果皮、生石膏,一

起研成细末,撒在虎骨膏上,循经选穴位,外敷 7d。

⑤硼脑膏:金银花、鱼脑石、黄柏、硼砂、冰片,一起研成细粉,用麻黄、凡士林调成软膏,用棉球蘸药膏塞鼻孔内。或者用上面的药粉吸入鼻孔内,每日 3 次,适用于鼻咽癌引起的头痛。

(4)针灸镇痛:即用针刺穴位、穴位埋线、穴位注射;穴位埋管PCA 泵给药治疗癌性疼痛,来调理气血,缓解疼痛,也是中医学较为有效的传统镇痛方法之一,可以运用于肿瘤的镇痛。现介绍几种已报道较为有效的方法。

①用 20% 的胎盘注射液 8ml,取穴位双侧足三里、大椎,做穴位注射,每穴 2ml;再针刺百会、内关、风门、肺俞、定喘、丰隆、阳陵泉、阴陵泉等穴。治疗肝癌、肺癌、食管癌、乳腺癌、肠癌、膀胱癌等引起的疼痛。

②用 0.1~0.3ml 哌替啶(含药 1~5g),取皮内注射针头,从神门穴向前下方斜刺皮下 2~3cm,注射后慢慢抽出针头,避免药液从针口处流出。治疗晚期癌肿引起的疼痛。

③用七号注射针头刺入足三里穴,待出现酸胀感后回抽无血,快速注入维生素 K_3 注射液 1ml。双侧注射,每日 1 次,3d 为 1个疗程。治疗肝癌、胃癌、胆囊癌、胰腺癌、结肠癌等恶性肿瘤引起的腹部疼痛。

【中西医结合治疗策略】

通过病史及体检可以确定疼痛的诊断,并以此为根据制订合理治疗计划。疼痛的治疗方法很多,WHO 癌痛三阶梯镇痛法仍是主要方法,但多模式镇痛、超前镇痛和患者自控镇痛等新理念已形成,有目的、有计划、有针对性的个体化综合镇痛治疗方案逐渐趋向成熟。

1. 病因治疗　癌症疼痛的主要病因是癌症本身及其并发症等。针对癌症患者可以选择抗癌治疗,解除病因。具体方式包括手术、放疗、化疗、分子靶向治疗等。

2. 药物治疗　在现有的癌痛治疗手段中药物治疗是基础,适用于慢性癌痛患者。严格规范的按照 WHO 推荐的癌痛患者三阶梯镇痛方案，可以使 85%～90% 的癌痛患者得到缓解。药物镇痛治疗的第一步是选择镇痛药，第二步是选择辅助用药，辅助用药可增强镇痛作用，并对癌痛所引起的不适症状可发挥姑息治疗作用。具体镇痛药如下。

（1）非甾体抗炎药（NSAIDs）：NSAIDs 是癌痛治疗的基础药物，具有解热、镇痛及抗炎作用，无耐药性及依赖性，但有剂量极限性（天花板效应）。非甾体抗炎药的主要作用在于缓解与组织损伤或炎症有关的伤害感受性疼痛。对于有肾、消化道（上消化道手术、放疗）、心脏毒性、血小板减少或出凝血紊乱高危因素的患者，应当慎用 NSAIDs 药物；同时处方 NSAIDs 可能增加化疗的不良反应（特别是抗血管生成药物），如血液（血小板减少、凝血病）、肾、肝和心血管系统毒性。

（2）阿片类镇痛药：也是癌痛治疗的基础药物，主要用于治疗严重的疼痛，可以减轻疼痛的感觉和疼痛引起的情感反应。该类药物种类多，可选剂型多，首选无创途径给药，无剂量极限性（无天花板效应），但剂量滴定个体差异性大。其不良反应主要有便秘、恶心呕吐、嗜睡、过度镇静、呼吸抑制及尿潴留等。所以，重度器官功能不全者慎用，而应用阿片类药物第一天即应预防恶心呕吐，全过程中需预防治疗便秘，备用呼吸抑制解救药——纳洛酮等。阿片类药物处方基本原则如下。

①对于未使用过阿片类药物的患者，可以 5～15mg 口服短效硫酸吗啡或 2～5mg 静脉短效硫酸吗啡作为起始剂量开始滴定；而对于阿片类药物耐受的患者，则以前 24h 所需药物总量的 10%～20% 作为起始剂量开始滴定。后续剂量需根据用药后的疼痛评分进行增减，直到达到一个理想的剂量。

②急性重度疼痛首选吗啡。轻至中度疼痛可选择口服制剂，如曲马朵等。曲马朵为弱阿片受体激动药，有一些去甲肾上腺素和 5-HT 再摄取抑制作用，用于轻至中度疼痛。每日最大剂量

400mg[只推荐肝、肾功能正常的成年患者,老年患者(≥75 岁)或者伴有肝、肾功能障碍的患者,推荐降低每日最大用药剂量]。即使是最大剂量,曲马朵的镇痛效果依然不如吗啡。可待因本身无镇痛作用,发挥作用需代谢为吗啡-6-葡糖苷酸;10%～30%的人群不进行此代谢,可待因无法发挥作用;对于这类人群应避免使用可待因。

③合理的剂量是指在整个剂量区间内使患者疼痛缓解而无不可控的不良反应。

④在前 24h 总量的基础上计算增加的剂量(包括定时给药和按需给药)。

⑤同时增加按时给药量和解救量。增加的剂量跨度要根据症状的严重程度而定。比如重度疼痛,考虑增加 50%～100%;中度疼痛,考虑增加 25%～50%;轻度疼痛,增加 25%。

⑥当对乙酰氨基酚用量超过 4g/d 时,应将原先固定的联合方案改为单一阿片类方案。

⑦如果患者存在不可控的不良反应,而疼痛级别小于 4(轻度疼痛),可考虑降低剂量,幅度为 25%左右,并且重新滴定和评估。

⑧约经过 5 个半衰期达到平衡血药浓度。

阿片类药物的剂量滴定及调整(图 1-2 至图 1-4)。

①重度疼痛患者短效阿片类药物剂量滴定:口服阿片类药物的峰值有效浓度在口服后 60min 左右,对未使用阿片类药物的患者,可立即给予 5～10mg 口服即释硫酸吗啡;当前正在使用阿片类镇痛药的患者给当日 30%～40%量的口服即释吗啡,当前方案长效类阿片类镇痛药继续服用。60min 后重新评估,如疼痛程度无明显变化,予以双倍剂量速效吗啡处理,60min 后再次评估,如此重复直至达到疼痛缓解 50%以上;如疼痛缓解不到 50%,予以同等剂量速效吗啡处理,60min 后再次评估处理如前者;疼痛缓解 50%以上者,计算近 4h 内的吗啡总量,以此量为 4h 有效剂量,

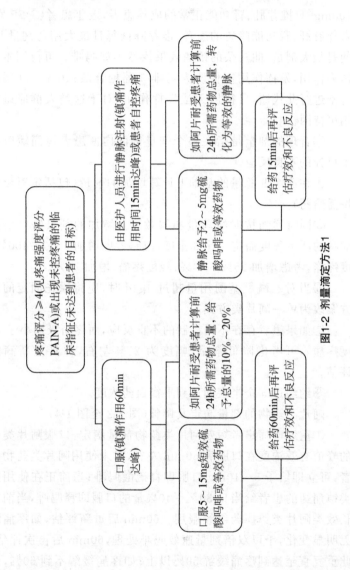

图1-2 剂量滴定方法1

疼痛评分≥4(见疼痛强度评分PAIN-A)或出现未控疼痛的临床指征(未达到患者的目标)

口服(镇痛作用60min达峰)

由医护人员进行静脉注射镇痛作用时间15min达峰)或患者自控疼痛

口服5～15mg短效硫酸吗啡或等效药物

如阿片耐受患者计算前24h所需药物总量,给予总量的10%～20%

给药60min后再评估疗效和不良反应

静脉给予2～5mg硫酸吗啡或等效药物

如阿片耐受患者计算前24h所需药物总量,转化为等效药的静脉

给药15min后再评估疗效和不良反应

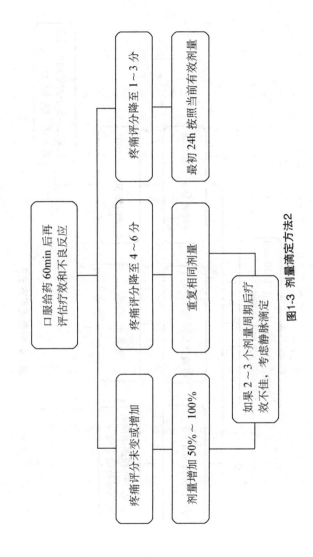

图1-3 剂量滴定方法2

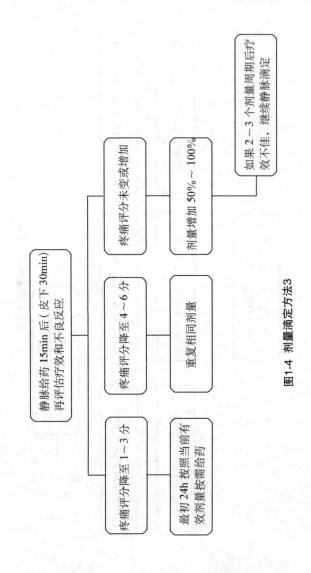

图1-4 剂量滴定方法3

并严格按定时给药原则,每 4 小时给予此有效口服剂量,根据需要每 1 小时给予 24h 的 10%～20% 量的即释吗啡为解救剂量。选择静脉注射途径的患者(峰值浓度在 15min 左右出现),未使用阿片类镇痛药的患者即给予 2～5mg 静脉用硫酸吗啡或等效药物;当前正使用阿片类药物镇痛的患者给予 10%～20% 日剂量静脉用吗啡或等效物。15min 后重新评估,按疼痛缓解程度处理如前所述,15min 后再次评估,重复至疼痛缓解 50% 以上,同样计算 4h 内总量,以此量为 4h 有效量,得出每小时有效量,予以持续静脉注射此量,根据需要,每 15 分钟予以每小时量的 50%～200% 量为解救剂量。

②短效阿片类药物剂量滴定:当前未在用阿片类镇痛的患者,给予 5～10mg 即释口服硫酸吗啡或等效阿片类药物,正在服用阿片类药物的患者予以增加日剂量的 25%～50% 即释吗啡,4h 后重新评估,疼痛缓解不到 50% 的患者增加 25%～50% 再次口服,4h 后再评估,如此重复至疼痛缓解 50% 以上;疼痛缓解 50% 以上患者,以此 4h 内服用量为 4h 有效剂量。

通过几天的剂量滴定,确定该患者一天所需的吗啡剂量,并达到规律给药以保持最低有效血药浓度,使疼痛得到持续缓解。24h 需求量达到稳定后,可考虑将阿片类药物转换成长效的剂型如缓释或控释制剂。长效制剂血药浓度稳定,减少给药次数,可提高药品安全性,减少滥用。目前主要的长效制剂主要有以下几种。

①长效硫酸吗啡片,口服,8～12h 1 次;胶囊,8～24h 1 次。国内有美施康定,为片剂,口服,12h 1 次。

②长效盐酸羟考酮片剂,口服,8～12h 1 次。

③芬太尼透皮贴剂,敷贴于皮肤,50～100μg/1h,每 72 小时 1 次。为一种阿片类镇痛药,主要与 μ-阿片受体相互作用。它的主要治疗作用为镇痛和镇静。芬太尼透皮贴剂应在躯干或上臂非刺激及非辐射的平整表面应用。使用部位的毛发(最好是无毛发

部位)应在使用前予以剪除(不需用剃须刀剃净)。在使用多瑞吉前若需清洗应用部位,则需使用清水,不能使用肥皂、油剂、洗剂或其他制剂,因其可能会刺激皮肤或改变多瑞吉的特性。在使用本贴剂前皮肤应完全干燥。应在打开密封袋后立即使用。在使用时应用手掌用力按压30s,以确保贴剂与皮肤完全接触,尤其应注意其边缘部分。多瑞吉可以持续贴敷72h。在更换贴剂时,应在另一部位使用新的多瑞吉。几天后才可在相同的部位重复使用。

使用芬太尼贴剂前,应已经使用短效阿片类药物对疼痛进行了相对良好的控制。其通常维持时间为72h,但某些患者可能需要每48小时更换1次。对于需要经常调整剂量的不稳定疼痛,则不建议使用。发热或局部热疗(如烤灯、电热毯等)或极端的压力可加速芬太尼透皮贴剂的吸收,可能造成药物过量、达不到标准有效时间等风险,临床应充分考虑这些影响因素。同时要备有即释剂型以缓解不能常规用药控制的疼痛、剂量区间未发生的疼痛及暴发痛。

①短效缓释阿片类可在任何可用时间应用(表1-1)。

②如果需要,可每小时应用10%～20%24h量的即释解救剂量。

如果患者持续要求临时给药,或者按时给药的镇痛药在峰值时或在给药间期末不能缓解疼痛,应增加维持量。如通过上述方法疼痛强度仍>7,在增加阿片类药物的剂量前应考虑诊断是否正确,是否为特殊疼痛而需加辅助药物,在决定是否应增加阿片类药物的剂量。治疗过程中应定期进行疼痛的再评价。如果出现疼痛加重应考虑:重新评估病情;是否产生耐药性。出现耐药性表现为有效镇痛时间缩短,需要增加药物剂量才能控制疼痛。阿片类药物为非完全交叉耐药,可交替使用不同药物;联合应用辅助药物可减少阿片类药物的需要量;疼痛减轻后逐渐调整剂量;配合其他镇痛方法。以上方法均可减少耐药性的产生。

应用阿片类药物2周以上,部分患者会产生生理依赖性,突

然停药或注射拮抗药会诱导戒断综合征,长期大剂量应用者更易
发生。表现为激动、震颤、大汗、流泪、失眠、恐惧、显著的自主神
经系统过度兴奋、疼痛加剧。逐渐减少药物可防止戒断综合征的
出现。因此,考虑停药时应逐渐减量,先减量至前一天的 50%,连
用 2d,以后每 2 天减 25% 至每日总量为 30mg(吗啡相当剂量),
连用 2d 后停药。

表 1-1　短效阿片类药物单药状态下口服和肠外相当于同等剂量数据

阿片类药	口服剂量	肠外剂量	服药频度 (即释)	皮下频度	半衰期
可待因	100mg	50mg	3～4h		2.9h
羟考酮	7.5mg	N/A	3～4h		3.2h
吗啡	15mg	5mg	3～4h		3.2h
盐酸吗啡	4mg	0.75～1.5mg	3～4h		2.5h
美沙酮	10mg	5mg	6～8h		15～30h
芬太尼	N/A	50mg	6～8h	48～72h	1.5～6h

①不推荐使用以下药物,盐酸哌替啶(度冷丁)、安慰剂、丙氧芬、混合性
激动型麻醉药、部分阿片受体激动药;②因为毒性反应,不推荐可待因用量
＞1.5mg/kg;③因为阿片类药物之间不完全交叉耐药,换用另一种药物时可
从等效镇痛剂量减去 30%～50% 开始应用,之后逐渐加量

辅助用药:可用于癌痛三阶梯治疗的任何一个阶段。一般而
言,慢性疼痛患者可选用 NMDA 受体拮抗药(氯胺酮);神经病生
理性疼痛患者可选用抗心律失常药、抗惊厥药、可乐定、三环类抗
抑郁药;缓解占位性病变所引起的疼痛可选用皮质类固醇、双膦
酸盐类等改变组织反应性;另外,骨骼肌松弛药、平滑肌松弛药也
可辅助缓解疼痛。

3. 骨转移疼痛的治疗　骨转移的主要临床症状就是疼痛,也
是癌症疼痛最常见的原因。单用阿片类药物控制骨转移疼痛的
疗效并不理想。除阿片类镇痛药外,治疗骨转移的方法有:放疗、

固定术、非甾体抗炎药及双膦酸盐类骨保护药的应用。

4. 其他镇痛技术方法 多模式镇痛、超前镇痛、患者自控镇痛(PCA)、神经阻滞疗法、物理疗法、心理疗法等。由于癌痛及相关症状的复杂性,医护人员应该在支持和教育计划中预见到患者及家属的需求;评价每个患者在社会心理支持方面的需求,是疼痛综合评估中必不可少的组成部分。

5. 中医治疗癌痛 中医药治疗强调"标""本"兼顾,不仅关注肿瘤的局部病灶,也顾及整个机体,使治疗更加全面、疗效更加突出,成为维护和提高患者生活质量的重要环节。"不通则痛""不荣则痛"是癌瘤痛的基本病机。对于由气滞、血瘀、痰浊、火毒等实邪而引起的疼痛,多采用理气、活血化瘀、搜风通络、解毒等中药,如八月扎、延胡索、木香、三七、丹参、莪术、全蝎、蜈蚣、藤梨根、虎杖根、徐长卿、乌头等;对于气血亏虚,因虚致痛的病证,多采用益气养血、扶正祛邪法,应用人参、白术、茯苓、当归、川芎、香附等。其方法多样,可根据具体病情联合或单独使用,方法如下。

(1)中药内服镇痛法:口服中药作用缓慢而持久,能够调节体内气血阴阳平衡,坚持服用中药的癌症患者,疼痛的发生率及发生程度常低于不服用中药患者。

(2)中药外用镇痛法:药局部外搽、中药镇痛膏药外贴。其特点是药物经皮肤吸收,就近作用于患病局部,避免口服药物经消化道吸收所遇到的多环节灭活作用,提高了药效,但要严格掌握药物的毒性及剂量。

(3)针灸镇痛法:针刺镇痛、穴位埋线、穴位注射;穴位埋管PCA泵给药治疗癌性疼痛。

6. 中西医结合治疗癌性疼痛 癌痛患者个体差异较大,病情也较复杂,中西医结合临床镇痛治疗较难有一个固定的模式。目前较常用的方法有:癌痛三阶梯用药＋中药内服;癌痛三阶梯用药＋中药外用;癌痛三阶梯用药＋针灸理疗;癌痛三阶梯用药＋静脉或皮下或穴位埋管PCA治疗等。中西医结合治疗癌痛一定程度上可以优势互补,提高疗效。中医药应用于癌痛,丰富了癌痛镇痛的第一阶梯,延长了第一阶梯镇痛的时间;减轻癌痛第二、三阶梯用药的不良反应,减缓阿片类药物耐药的发生。针对由阿片类药物引起的便秘、恶心呕吐、嗜睡、过度镇静、呼吸抑制及尿潴留等,而中医药具有健脾和胃、润肠通便、补益肺肾、理气镇痛等作用,配合应用大黄、瓜蒌仁、杏仁、桃仁、山药等,可明显减轻其胃肠道反应、呼吸抑制、尿潴留等不适,同时可提高患者的痛阈。

【疗效的评判标准】

1. 治疗中评估 治疗方案开始实施后应及时进行再评估,以便及时调整用药剂量,使患者尽快达到最大缓解和最低不良反应。一般轻度疼痛在用药后 24~72h,中度疼痛 24~48h,重度疼痛 24h 即再评估。评估内容包括疼痛有否缓解、缓解时间、缓解程度等,以便决定是维持原方案还是调整用药及如何调整。这种评估要定期进行。

由于疼痛是一主观现象,目前对给药后疗效的评价常用的方法如下。

(1)主诉疼痛程度的变化。

(2)画线法,即将疼痛分为 0~10 度(不痛、轻微疼痛到极度疼痛),让患者在服药后自己画线以表示疼痛程度的变化。这种方法已在很多国家应用,不但可以明确表达患者疼痛的程度,而且可以反映给药后的动态变化。

疗效可根据以上记录分为以下几种。

①完全缓解(CR):治疗后完全无痛,NRS 评分 0 分。

②部分缓解(PR):疼痛较给药前明显减轻,睡眠基本上不受影响,能正常生活,NRS 评分减少 1/2~3/4。

③轻度缓解(MR):疼痛较给药前减轻,但仍感明显疼痛,睡眠仍受干扰,NRS 评分减少小于 1/2。

④无效(NP):与治疗前比较无减轻,NRS 评分未减少。

2. 治疗后评估　一个治疗方案结束后也有必要对该方案做追踪性评估,以便于进一步治疗。

（丁聿衡）

参 考 文 献

刘亚娴.2005.中西医结合肿瘤病学.北京:中国中医药出版社

潘宏铭,徐农.2007.肿瘤内科疾病临床治疗与合理用药.北京:科学技术文献出版社

彭爱玲,吴军,袁小英,等.2014.癌痛患者的健康教育路径.现代医院,14(11):118-119

徐建国,于世英.2007.麻醉药品和精神药品规范化临床应用与管理.北京:人民卫生出版社

徐建国.2007.疼痛药物治疗学.北京:人民卫生出版社

叶序卷,任国胜,姚兰,等.2014.癌痛规范化治疗的制约因素分析.医学与哲学,35(5B):81-83

中国中医药研究促进会肿瘤专业委员会.2014.癌性疼痛中医外治诊疗规范专家共识意见.北京中医药,33(4):305-307

周际昌.1999.实用肿瘤内科学.北京:人民卫生出版社

NCCN.2014.Cancer Pain.Clinical practice guideline in oncology

第三节　上腔静脉综合征

【概述】

上腔静脉综合征(superior vena caval syndrome,SVCS)是由于各种原因引起的上腔静脉阻塞或狭窄,从而出现上腔静脉系统血液回流障碍引起的急性或亚急性呼吸困难和面颈部肿胀的一系列临床症候群。上腔静脉综合征属于临床肿瘤学的急症,应从速处理,缓解症状。

恶性肿瘤引起的上腔静脉综合征（SVCS）约占 90%，其中约 50% 由非小细胞肺癌引起，其次为小细胞肺癌（占 22%）、淋巴瘤（12%）、胸腺瘤（2%）、纵隔生殖细胞瘤（3%）和乳腺癌右侧气管旁淋巴结转移（9%）等。需要指出的是，一些非肿瘤性疾病如梅毒性主动脉炎、主动脉瘤、结核性纵隔炎等，也可引起 SVCS，本章肿瘤并发症的内容主要指肿瘤性疾病引起的 SVCS。

【病因及发病机制】

上腔静脉由两支无名静脉汇合而成，长 68cm，位于中纵隔，收集来自头部、颈部、上肢和上胸部的血液回流至右心房的主要血管，所运血液约占静脉回心血的 1/3。由于其为管壁薄且腔内压低的大静脉，周围为相对较硬的组织，且大部分包埋在心包反折内，移动度较小，因此，易受周围肿瘤组织的侵犯和压迫，引起上腔静脉狭窄或梗阻导致 SVCS。上腔静脉阻塞时形成的侧支循环有 4 条途径：奇静脉路径、乳房内静脉路径、椎静脉路径、外侧静脉路径。根据阻塞部位不同，侧支循环的建立也不尽相同。一旦上腔静脉回流受阻，其产生的症状和体征的严重程度取决于上腔静脉阻塞形成的时间和侧支循环建立的速度，静脉侧支的建立通常需要数周时间才能扩展到足够容纳上腔静脉血流的程度。

【中医病因病机】

上腔静脉综合征属于中医之"水肿"范畴，多有患病日久，癌毒积聚，脾肾不足，气滞血瘀，血脉水道闭阻所致。"水肿"其病因主要有风邪袭表，疮毒内犯，外感水湿，饮食不节及禀赋不足，久病劳倦，其病机主要是肺失通调，脾失转输，肾失开阖。上腔静脉综合征主要是晚期肿瘤的一种并发症，患者久病入络，气机不利，血流不畅，水瘀互结；病久脏腑阳气受损，脾肾阳虚，血失温运而滞留。血瘀阻肺，不能通调水道，水蓄上焦，泛溢为肿；血瘀阻心，心阳不振，循行不利，亦可为肿。

【诊断】

上腔静脉血液回流受阻可产生一系列临床症状和体征，且与上腔静脉阻塞的部位、范围、程度、发展速度及侧支循环的完善与否有关。

1. 症状

(1)静脉回流障碍:头颈部及上肢出现非凹陷性水肿、眶周水肿、披肩状水肿,可伴有眼球突出、结膜充血、面部充血、皮肤发绀,平卧或弯腰时上述症状加重,坐位或站立时症状减轻或缓解,常伴有头晕,头胀。

(2)气管、食管、喉返神经受压表现:如因气管、食管、喉返神经受侵可出现咳嗽、声嘶和喘鸣、呼吸困难、进食不畅。

(3)其他表现:上腔静脉阻塞往往会导致不可逆性静脉血栓形成和中枢神经系统损害(脑水肿、椎弓根压迫等),患者出现颅内高压症状,常表现为头痛、呕吐、视盘水肿、眩晕、惊厥及视觉与意识障碍,以及局部的神经功能丧失,甚至昏迷等症状。

2. 体征 上腔静脉出现急性阻塞后,可引起其属支血液回流障碍,受阻远端静脉压升高,最终导致侧支循环形成及静脉曲张。阻塞部位在奇静脉入口以上者,血流方向正常,主要表现为颈静脉怒张和胸壁静脉怒张,SVCS 的颈静脉压通常升高,为 20～40mmHg,而正常参考值为 2～8mmHg。如阻塞部位在奇静脉入口以下,血流方向向下,胸部和上腹部浅表侧支静脉曲张。如上腔静脉和奇静脉入口均阻塞时,侧支循环的建立与门静脉相通,则可出现食管胃底静脉曲张。如伴同侧交感神经链损伤可表现为 Horner 综合征,即颈交感神经麻痹综合征(同侧眼睑下垂、瞳孔缩小、眼球内陷、脸部及胸壁无汗等)。有时还可伴同侧或双侧胸腔积液。

3. 辅助检查

(1)影像学检查:多数患者 X 线片可见上纵隔(75％～80％为右侧)肿块,部分患者见胸腔积液形成。右肺和肺门淋巴结病变的占 50％以上。CT 可提供详细的上腔静脉受压部位和程度的资料。胸部 MRI 检查对上腔静脉内癌栓的诊断具有较大意义。

（2）上腔静脉造影、放射性核素：如症状发展较为缓慢,则静脉造影和放射性核素扫描可获得上腔静脉阻塞和侧支循环建立位置的可靠证据,也可以帮助确定放疗外照射野和静脉内照射的位置。

（3）组织学或细胞学检查：以往,患者一旦临床上诊断为SVCS,强调紧急对症处理,其中至少50％患者未获得病理学证据,这对于后续治疗带来较大的盲目性。因此,强调治疗前获取病理标本的重要性,考虑到患者中心静脉压升高可能给创伤性活检带来出血的危险,因此,对于可能由肺癌引起的SVCS,常通过痰检或纤维支气管镜刷片来获得病理学证据。对于伴有胸腔积液的SVCS,胸腔内穿刺抽液并做细胞学检查也可获得病理学证据。但对于其他纵隔来源的肿瘤,如必须通过胸腔镜或纵隔镜等创伤性检查来获得病理诊断时,应特别注意出血和止血。如临床上高度怀疑小细胞肺癌或淋巴瘤,还可通过骨髓穿刺或活检来获得病理学证据,而避免支气管镜检查和胸部的创伤性检查。

【治疗方案】

肿瘤引起的SVCS属急诊治疗范围,但如病情较为稳定,则应首先确定病因,只有在气道受压、血管严重受压及出现急性脑水肿等危及患者生命时,需紧急处理,包括溶栓治疗、血管旁路重建和静脉内支架等。治疗的原则应首先减轻压迫症状,再对原发肿瘤进行系统治疗。对于肿瘤引起的SVCS,其具体治疗应综合考虑患者原发肿瘤情况（病理及分子检测、肿瘤分期、针对原发肿瘤已行治疗措施）,SVCS相关症状,影像学信息,患者ECOG评分以及预期生存。

1. 对症治疗　患者取卧位、抬高头部、给氧、限盐和使用利尿药可减轻阻塞所致的上部水肿,缓解症状。如果利尿药的使用并未改善症状,则应停用。适当的镇静和镇痛有助于减轻焦虑和不适。激素类药物推荐用于激素敏感的肿瘤患者（如糖皮质激素可以减少淋巴瘤、胸腺瘤的肿瘤负荷,而非小细胞肺癌则对糖皮质激素不敏感),也可用于正在行外照射放疗的患者以预防放疗后水肿。对于严重的呼吸困难、颅内压升高,考虑激素治疗能抑制炎症反应从而减轻压迫,但只能作为短时的姑息治疗。

2. 抗凝血治疗　抗凝血药物和纤溶药物只适合有癌栓形成的病例。但目前对抗凝血治疗的疗效仍是矛盾的结果,临床应用中则需每日测定各种凝血指标,以调整用药量,并加强临床观察。纤溶治疗常在症状出现的早期(一般在7d内)使用。

3. 腔静脉支架置入术　对于恶性肿瘤侵犯范围大,有远处转移,预期生存时间短者,可予以静脉支架置入或建立旁路血管等姑息治疗,解决阻塞造成的颅内压增高、面颈部憋胀、呼吸困难等。置入术后推荐行抗凝治疗。

4. 外照射放疗(external beam megavoltage radiation therapy, EBRT)　在支架置入术前,放疗是减轻肿瘤引起上腔静脉综合征症状最有效的治疗方法,其前提是以往未行局部放疗。随着抗肿瘤治疗的发展及既往总放射剂量的累积,有Ⅲ期研究证实同步化放疗也可推荐用于减小肿瘤大小。约63%非小细胞肺癌、78%小细胞肺癌及95%淋巴瘤伴发的SVCS可通过放疗使症状完全缓解,往往在72h内症状可明显改善。小细胞肺癌中,单独放疗或同步放化疗可以改善80%患者的SVCS症状。

5. 化疗　对于非霍奇金淋巴瘤或生殖细胞肿瘤引起的SVCS患者,由于其肿瘤对化疗较为敏感,可在化疗后1～2周快速改善压迫症状。对于小细胞肺癌患者引起的SVCS,单独放疗或者化疗均可缓解SVCS症状。

6. 手术治疗　对于恶性肿瘤侵犯或压迫,症状严重且肿瘤无远处转移,切除后预期生命延长,可考虑将原发的肿瘤与上腔静脉一同切除,同时视上腔静脉的缺损范围予以自体血管补片、人工血管修补,缺损较大时建立旁路转流。

7. 其他局部治疗　放射性粒子植入内放疗、冷冻治疗、射频消融治疗、射波刀、质子和重粒子治疗等也可适用于SVCS。

8. 原发肿瘤治疗　症状控制后可针对原发肿瘤予以根治性化疗、放疗的综合治疗策略。

【辨证施治】

中医学认为,肿瘤引起的上腔静脉综合征属于本虚标实,本证较缓,标证则急,一般采取利水、化痰、逐瘀为主,兼以扶正解毒的办法。攻伐同时要兼顾正气的承受程度,不可过剂,中病即止。

1. 脾肾阳虚证

主证:多见咳喘,胸闷憋气,端坐呼吸,头面、颈项和肩部水肿,颈、胸部静脉暴露纡曲,双上肢肿胀。平卧时症状加重,坐位略有缓解。口吐黏液,胃纳不佳;夜寐欠安,大便不畅,小便短少,苔白腻,舌质胖大有齿痕,色暗淡,脉濡数或弦滑。

治法:温养脾肾,行气化水,化痰软坚。

方剂:济生肾气丸合五皮饮加减。

2. 脾肾两虚证

主证:头面、肩壁甚至胸壁,全身水肿或伴有自感,颈胸部可见静脉纡曲,喘憋急促,不能平卧,或见头痛,嗜睡,舌质紫暗胖大,舌下脉络纡曲增粗,色紫暗,苔白,脉弦涩或濡弱。

治法:补肾益肾,化痰祛瘀,利水解毒。

方剂:真武汤加味。

3. 瘀水交阻证

主证:水肿延久不退,肿势轻重不一,皮肤可见瘀斑,喘促短气,气怯声低,咳声低弱,自汗畏风,痰少质黏舌紫暗,苔白,脉沉细涩。

治法:补气行水,活血化瘀。

方剂:附桂八味丸合桃红四物汤加减。

【中西医结合治疗策略】

上腔静脉综合征出现时病情往往已经属于局部晚期,大多已失去手术机会,患者症状表现明显,严重时可危及生命,故此时治疗的首要目的为缓解和控制症状,通过对症支持处理的内科治疗,辅以中药辅助、协同缓解症状,改善患者生活质量,提供患者进一步治疗的机会。上腔静脉综合征也可以是胸部恶性肿瘤的首发临床表现。若 SVC 症状控制有效,根据患者原发肿瘤情况(病理及分子检测、肿瘤分期、针对原发肿瘤已行治疗措施)、ECOG 评分,预期生存,综合病史,制订个体化系统治疗方案以积极控制肿瘤。

1. 对症处理

(1)卧床休息,抬高头部及给氧,减轻心脏输出和降低静脉压。

(2)限盐和使用利尿药,减轻水肿。输液应通过下肢静脉以避免加重症状及导致静脉炎。一般不鼓励脱水以避免引起血栓形成。

(3)剂量皮质类固醇(一般用 3～5d),糖皮质激素可减轻肿瘤周围水肿或放射治疗所致的炎症反应,从而减轻压迫。

(4)必要时可给一定的抗凝、抗栓治疗。

(5)可适当使用镇痛和镇静药。

(6)可配合中医中药辨证施治治疗,予以浓煎 80ml 中药汤剂个体化辨证,利水,扶正,散结。

2. 局部放疗　局部放疗适用于减轻肿瘤引起的 SVC 症状,其具体剂量和分割需要考虑患者自身治疗目标、SVCS 压迫症状程度及 PS 评分状态。NCCN 指南推荐放疗用于缓解 SVC 症状的总剂量为 30～45Gy,分割剂量3Gy,治疗周期为 2～3 周。照射野一般应包括原发灶、纵隔区、肺门和邻近的肺部病变,开始放射一般采用高剂量,300～400cGy/d,最好并用激素和(或)化疗,以迅速缓解症状,2～4d 后再减至常规量,200cGy/d,1 周 5 次。对于放疗敏感的小细胞肺癌是采用快速照射还是常规照射,应根据具体情况而定。小细胞肺癌和恶性淋巴瘤以每 3～4 周 3000～4000Gy 为宜,肺鳞癌往往需要每 5～6 周给 5000～6000cGy 方可达到较好的局部控制。如在照射期间,由于局部组织水肿加重对上腔静脉的压迫而导致颜面部水肿加重,可适当加用糖皮质激素和利尿药。

在局部放疗实施的同时,应该考虑某些肿瘤的根治性治疗方案,包括制订全身化疗在内的多学科治疗计划及放疗的总剂量。建议在施行几次分割照射后,随着症状的改善可能应改变照射野的大小和剂量。

3. 放射性粒子植入治疗　放射性粒子治疗是利用现代影像学技术,将具有放射性核素的粒子直接插置到肿瘤靶体积内或肿瘤周围,通过放射性核素持续释放射线对肿瘤细胞进行杀伤,如放射性^{125}I粒子。粒子种植治疗是外科和外放疗的补充和延伸,在放射性粒子治疗肿瘤的过程中,尚需合理、科学地与外科、外放疗和其他治疗手段结合,最大限度发挥其治疗优势。

4. 化疗及靶向治疗　对化疗敏感的肿瘤如小细胞肺癌、淋巴瘤和生殖细胞肿瘤等,可考虑立即给予全身化疗,可避免放疗开始时引起的暂时性水肿导致病情一过性加重。对于病变较为广泛,需要照射范围过大的患者也可先做化疗。在给药途径上,应尽量采用下肢静脉,避免从上腔静脉特别是右上肢静脉注入,因上腔静脉阻塞后确实存在血栓形成和静脉炎等情况,同时给予激素可减轻反应。

随着更多靶向治疗的发展,多个有前景的靶点,部分新靶向药物表现出一定疗效,针对靶点的靶向药物如西妥昔单抗及利妥昔单抗等,可协同抗肿瘤,从而使肿瘤缩小,症状缓解。

5. 手术治疗　如应用放化疗及其他内科治疗未取得满意效果,预期生存时间 6 个月以上,可考虑手术治疗。少数经选择的患者可通过外科进行上腔静脉内血栓摘除,或旁路重建,或静脉分流术等方法,改善血液的回流。

6. 上腔静脉支架置入术　对于临床症状重、发展快,内科非手术治疗无效的患者,在充分评估后,可通过经皮上腔静脉内支架置入,来缓解 SVCS 的症状。术后需长期抗凝治疗防止血栓形成:一般预防性应用抗生素 3d,低分子肝素 5000U 皮下注射每天 2 次,连用 7d,长期口服阿司匹林 75mg/d,定期监测凝血功能。

【总结】

对于症状严重需立即干预的患者推荐腔静脉支架置入术(1 级推荐,证据等级 B)。

随着支架置入术时代的到来,外放射治疗由于症状的缓解通常需要 5~10d 而逐渐被前者取代,放疗应联合高剂量类固醇激素以预防水肿(2C 类推荐)。

对于明确为恶性肿瘤引起的 SVCS,支架置入术后放化疗联合可增强治疗疗效及预防支架近端和末端肿瘤生长以防 SVCS 复发(三级预防);对于病理诊断不明确,影像学倾向恶性肿瘤的患者,需等待病理或免疫组化诊断结果以决定进一步治疗。对于初始未行化疗的非霍奇金淋巴瘤、生殖细胞肿瘤、乳腺癌患者,推荐全身系统治疗,然而对于肺癌(小细胞肺癌,非小细胞肺癌)患者,全身系统治疗同步放疗可作为治疗选择(3 级推荐)。

对于症状持续严重的患者,血管内支架置入可迅速缓解症状;对于肿瘤治疗过程中出现的 SVCS 或复发 SVCS 患者,血管内支架置入可作为治疗选择(2B 级推荐)。

对于已行血管内支架置入的 SVCS 患者,推荐长期口服抗凝治疗,除非存在治疗禁忌(2C 类推荐)。

【预后】

SVCS 的预后取决于引起症状的病因。如 SVCS 是由于肿瘤压迫所致,则照射疗效较好,一般在 4 周内可获得明显的缓解。如由于癌栓造成,则上腔静脉压迫症状难以改善。尽管放疗对上腔静脉综合征有较好疗效,但一旦出现,患者的长期生存率明显下降。以非小细胞肺癌为例,2 年生存率仅为 5%,其中通过放疗达到完全缓解或部分缓解者的中位生存期显著高于无变化者。小细胞肺癌患者通过化疗和(或)放疗可以缓解 77% 的 SVCS 相关症状,17% 的患者可能复发 SVCS。SVC 支架置入有 95% 的

SVCS 患者得到缓解。

（李　妍）

参 考 文 献

陈锐深.2004.现代中医肿瘤学.北京：人民卫生出版社

缪建华,束永前.2015.肿瘤内科相关事件临床处理策略.南京：东南大学出版社

汤钊猷.2008.现代肿瘤学.3 版.上海：复旦大学出版社

Philipp ML，Sebastian RO，Hanno H，et al.2011.Superior vena cava syndrome in thoracic malignancies.Respiratory care,56(5)：653-666

第四节　浆膜腔积液

【概述】

　　浆膜腔积液是肿瘤常见的并发症之一,包括恶性胸腔积液、恶性心包积液、恶性腹腔积液。恶性浆膜腔积液多为由恶性肿瘤或转移癌引起的并发症,预示疾病已进入晚期。恶性胸腔积液是由肺癌等恶性肿瘤侵犯胸膜或胸膜原发性肿瘤所致,如不及时治疗,平均生存期一般是 3～12 个月,因恶性肿瘤而死亡的患者中,约有 15% 发生恶性胸腔积液。恶性心包积液是指恶性肿瘤引起的心包腔液体过度积聚,其中 50% 的患者以心脏压塞为首发症状,绝大多数心包积液是由转移瘤引起的,原发灶以支气管肺癌、纵隔肿瘤多见,原发性心脏肿瘤少见。恶性心包积液发生率在恶性肿瘤尸检患者为 5%～12%,最高可达 21%。肿瘤累及腹膜是恶性腹腔积液的最常见的病因,绝大多数恶性腹水患者(80% 以上)患有上皮癌,尤其以卵巢、子宫内膜、乳腺、结肠、胃肠道和胰腺等部位的恶性肿瘤最为常见,其余 20% 为不明来源的恶性肿瘤。其主要表现为食欲缺乏、腹痛腹胀、恶心呕吐等一系列腹压

· 39 ·

增高的症状。恶性腹腔积液一旦发生,中位生存期仅为数周至数月,1 年生存率低于 10％。

【病因及发病机制】

胸腔积液发病原因主要是胸膜转移结节侵犯和阻塞毛细血管、淋巴管所致,肿瘤细胞内蛋白大量进入胸腔,引起胸膜的炎症反应,使毛细血管的通透性增加,胸膜腔内的胶体渗透压增高,液体渗入胸膜腔,使产生胸腔积液。故胸腔积液中含有大量蛋白质和血液有形成分,血性胸腔积液约占 75％。

腹水的成因可分两类:一类为中心性腹水,主要由静脉或淋巴管阻塞所致;另一类为周围性腹水,由散布于腹膜表面的肿瘤结节刺激液体分泌而引起。与肝硬化引起的腹水不同,恶性腹水有多种病因,其病理生理学机制主要包括液体回吸收障碍和渗出增多两方面。恶性腹水的成因包括:毛细血管通透性的增加导致来源于肿瘤细胞的、富含蛋白质的液体渗出,细胞外液进入腹腔以恢复胶体渗透压;门静脉狭窄或肿瘤细胞阻塞造成门静脉高压,静水压的增加促使液体进入腹腔;肿瘤侵犯淋巴结和(或)肝。

恶性心包积液通常分两型。一类为周围型:是由于恶性肿瘤直接扩展或经淋巴和(或)血行转移,形成肿瘤小结节可浸润侵犯心包和(或)心肌,引起其淋巴和静脉通道受阻所致心包内液体滞留;另一类为中心型:是由于纵隔淋巴结转移妨碍心肌和心包的引流淋巴通过心脏淋巴结和(或)其静脉血液回流而产生心包积液。

【中医病机】

浆膜腔积液属于中医学"水饮"范畴,由于邪毒滞于体内,损伤脏腑,正气虚弱,脏腑功能失调,气血水湿运化失司,痰浊瘀毒聚结,邪毒流于胸胁,阻滞三焦,水饮积结而发。从其临床表现看,恶性胸腔积液属中医"痰饮""悬饮",恶性腹腔积液属"鼓胀"等。

痰饮、悬饮的基本病机为肺、脾、肾气化功能失调,三焦水道不利,水液的运化、输布、气化失常,停积于身体某些部位,其病理性质总属阳虚阴盛。而鼓胀是因肝、脾、肾三脏受损,气、血、水瘀积于腹内而成,属本虚标实之证。临床首先应辨其虚实标本的主次,标实者当辨气滞、血瘀、水湿的偏盛,本虚者当辨阴虚与阳虚的不同。

【辨证分型】

（一）恶性胸腔积液

1. 饮停胸胁

主证:胸胁胀满疼痛,病侧肋间饱满,甚则偏侧胸部隆起。

次证:气短息促,不能平卧,呼吸困难,咳嗽,转侧时胸痛加重。

舌脉:舌质淡,苔白或滑腻,脉沉弦或弦滑。

2. 气滞络瘀

主证:胸胁疼痛,胸部灼痛或刺痛。

次证:胸闷,呼吸不畅或咳嗽,甚则迁延日久不已,入夜、天阴时更为明显。

舌脉:舌质淡暗,苔薄白,脉弦。

3. 阴虚内热

主证:胸胁灼痛,咳呛时作。

次证:口干咽燥,痰黏量少,午后潮热,颧红,心烦,盗汗,手足心热,形体消瘦。

舌脉:舌质红,少苔,脉细数。

（二）恶性心包积液

1. 心阳虚衰

主证:胸闷气短,心悸不安,动则尤甚。

次证:面色㿠白,形寒肢冷,畏寒喜温,自汗。

舌脉:舌质淡,苔白,脉虚弱或沉细无力。

2. 气阴两虚

主证:胸闷憋气,心悸不安。

次证:头晕乏力,失眠多梦,两颧暗红。

舌脉:舌质暗红,苔薄白或少苔,脉沉细或结代。

(三)恶性腹腔积液

1. 气滞湿阻

主证:腹大胀满,按之不坚,胁下痞胀疼痛。

次证:饮食减少,食后胀甚,得嗳气、矢气稍减,小便短少,大便黏滞不爽。

舌脉:舌苔薄白或腻,脉弦滑。

2. 水湿困脾

主证:腹大胀满,按之如囊裹水,甚则颜面水肿,下肢水肿。

次证:精神困倦,怯寒懒动,小便少,大便溏。

舌脉:舌苔白腻,脉缓。

3. 瘀结水留

主证:腹部坚满,青筋显露,胁下痛如针刺。

次证:面色晦暗,或见赤丝血缕,面、颈、胸、臂出现血痣,口干不欲饮水,或见大便色黑。

舌脉:舌质紫暗或有紫斑,脉细涩。

4. 阳虚水盛

主证:腹大胀满,形似蛙腹,纳呆脘闷。

次证:面色苍黄,神倦怯寒,肢冷水肿,小便短少不利。

舌脉:舌体胖,质紫,苔淡白,脉沉细无力。

5. 阴虚水停

主证:腹大胀满,或见青筋暴露,面色晦滞。

次证:唇紫,口干而燥,心烦失眠,小便短赤。

舌脉:舌质红绛少苔,苔少或光剥,脉弦细数。

鼓胀病后期,肝、脾、肾受损,水湿瘀热互结,正虚邪盛,若药食不当,或复感外邪,病情可迅速恶化,导致大量出血、昏迷、虚脱等多种危重症候。

【治疗方案】

(一)中西医结合治疗策略

1. 对无症状或症状轻微的恶性浆膜腔积液患者无须局部处理,应采用有效的全身治疗。

2. 积液较多,症状较重时行浆膜腔穿刺引流术,首次引流量应适当控制。

3. 对化疗敏感的肿瘤,如淋巴瘤、激素受体阳性的乳腺癌、卵巢癌、小细胞肺癌及睾丸恶性肿瘤应以全身化疗为主。

4. 对有心脏压塞的患者应立即行心包穿刺术以挽救患者的生命。在 B 超引导下,心包内置管间断性或持续引流是一种改善心排血量安全有效的首选方法。

5. 必要时可行局部治疗,进行浆膜腔穿刺,局部注射抗癌药物化疗或生物制剂及硬化剂等。

6. 中医中药。浆膜腔积液是肿瘤晚期的并发症,治疗原则为以扶正为主,佐以驱邪。现代医学治疗对中医药治疗的影响较大,我们应在相应的现代医学治疗下调整中医用药。浆膜腔穿刺引流大量积液会造成肝肾阴虚,治疗上一般以养阴为主,适当辅以清热药物,养阴通常碍胃,可加木香、豆蔻等理气药。浆膜腔内注入生物制剂如白介素、干扰素等可引起药物性发热,中药治疗时可适当加入清热解毒药物。浆膜腔内注入化疗药物顺铂时可用硫代硫酸钠解毒,减少恶心呕吐等症状,同时应加强应用保护脾胃中药,以调整机体抵抗力。浆膜腔积液中药治疗时不能一味应用利尿药,应辨证论治,可用健脾、温肾补肺。若有些患者因严重腹胀而不愿服用汤药,可用生大黄、元明粉、川朴等组成复方,汤剂灌肠以促进水分排出。直接在浆膜腔中注射如榄香烯乳、鸦胆子油、康莱特等中药制剂也可治疗浆膜腔积液,效果显著。此外,由于皮肤对中药的吸收作用好,药效发挥快,并可避免药物经消化道、肝等破坏,因此,中药外敷也成为治疗恶性胸腔积液、腹水的另一辅助手段。何玉梅用消水Ⅱ号外敷治疗恶性腹水 31

例,有效率达 87.1%。

(二)辨证施治

1. 治疗原则　对于痰饮,悬饮,饮为阴邪,治疗当以温化为原则,同时应根据标本缓急,根据表里虚实的不同,采取相应的处理。对于鼓胀、标实为主者,当根据气、血、水的偏盛,分别采用行气、活血、祛湿利水或暂用攻逐之法,同时配以疏肝健脾;本虚为主者,当根据阴阳的不同,分别采用温补脾肾或滋养肝肾之法,同时配合行气活血利水。

2. 辨证施治

(1)恶性胸腔积液

①饮停胸胁

治则:泻肺祛饮。

方药:椒目瓜蒌汤和十枣汤加减。葶苈子 15g,紫苏子 9g,杏仁 6g,枳壳 9g,大枣 10g,白芥子 10g,芫花 8g,大戟 6g,瓜蒌 12g。

②气滞络痹

治则:理气和络。

方药:香附旋覆花汤。香附 15g,旋覆花 12g,紫苏子 10g,杏仁 10g,陈皮 9g,制半夏 9g,茯苓 6g,薏苡仁 6g。

③阴虚内热

治则:滋阴清热。

方药:泻白散和(或)沙参麦冬汤。桑白皮 15g,地骨皮 12g,甘草 3g,粳米 6g,沙参 15g,麦冬 15g,玉竹 12g,天花粉 6g。

(2)恶性心包积液

①心阳虚衰

治则:温补心阳,宣痹利水。

方药:真武汤加减。制附子 10g,党参 10g,白术 12g,干姜 6g,茯苓皮 15g,桂枝 6g,炙甘草 6g,生龙齿 10g,生牡蛎 9g。

②气阴两虚

治则:益气养阴。

方药:生脉散加减。太子参 15g,麦冬 15g,五味子 10g,生地黄 12g,阿胶 6g,炙甘草 3g,丹参 9g,茯苓 12g,生龙牡各 6g。

(3)恶性腹腔积液

①气滞湿阻

治则:疏肝理气,运脾利湿。

方药:柴胡疏肝散和胃苓散加减。柴胡 15g,枳壳 12g,制香附 3g,广郁金 9g,八月扎 9g,猪苓 9g,茯苓皮 12g,白术 9g,川芎 9g,白芍 12g,苍术 6g,厚朴 12g,陈皮 12g。

②水湿困脾

治则:温中健脾,行气利水。

方药:实脾饮加减。炒白术 18g,苍术 15g,厚朴 12g,广木香 10g,草果 10g,陈皮 6g,茯苓 9g,泽泻 10g,猪苓 10g,茯苓 9g,车前子(包)6g,砂仁 3g。

③瘀结水留

治则:活血化瘀,行气利水。

方药:调营饮加减。当归 15g,赤芍 12g,桃仁 12g,三棱 3g,莪术 3g,鳖甲 6g,大腹皮 12g,马鞭草 15g,益母草 15g,泽兰 10g,泽泻 10g,茯苓 10g。

④阳虚水盛

治则:温补脾肾,化气利水。

方药:济生肾气丸加减。制附子 6g,干姜 9g,党参 15g,白术 12g,鹿角片 10g,茯苓 12g,泽泻 10g,车前子(包)10g。

⑤阴虚水停

治则:滋肾柔肝,养阴利水。

方药:六味地黄丸合一贯煎加减。牡丹皮 12g,麦冬 9g,生地黄 10g,山茱萸 10g,枸杞子 9g,猪苓 10g,茯苓 10g。

(三)西医治疗

1. 全身治疗　对无症状或症状轻微的恶性浆膜腔积液患者无须局部处理,应采用有效的全身治疗。根据原发肿瘤的类型、既往治疗、行为状态及其预后决定下一步治疗。

（1）饮食方法：肿瘤引起浆膜腔积液时，因有效血容量较少，导致一系列神经内分泌和电解质变化，如激活 RAS 系统，引起水钠潴留，加重积液。因此，患者应进低盐低钠、易消化和高蛋白饮食，必要时补充清蛋白。

（2）合理利用利尿药：对在腹水成因中至少部分来源于非肿瘤因素的癌症患者，可采取缓慢的、渐进的利尿措施移除适量液体，以保证患者的舒适。螺内酯是常用的一线药物，起始剂量为每天早晨 25～50mg。若用该类药物的最大剂量治疗时，疗效仍欠佳，可考虑加用低剂量的髓襻利尿药，如呋塞米 20mg/d。

（3）全身化疗：对化疗敏感的肿瘤，如淋巴瘤、激素受体阳性的乳腺癌、卵巢癌、小细胞肺癌及睾丸恶性肿瘤应以全身化疗为主，不仅可缩小原发病灶，也可使浆膜腔积液明显减少。但对于恶性心包积液，如淋巴瘤和乳腺癌采用全身化疗可控制心包积液，但广泛的乳腺癌或非小细胞肺癌，在全身治疗的基础上，还必须做局部处理才能有效控制心包积液。

2. 局部治疗

（1）恶性胸腔积液：胸腔内局部注药。胸腔灌注药物不仅可以直接杀伤或抑制肿瘤细胞，而且可刺激胸膜间皮细胞增生纤维化从而使胸膜粘连闭锁，防止积液形成。注入的药物有化疗药、硬化剂、生物反应调节剂。

①化疗药物：腔内化疗可通过刺激胸膜造成化学性胸膜炎致胸膜粘连及在腔内直接杀灭肿瘤细胞而达到治疗目的。腔内化疗一般选用可重复使用、局部刺激小、抗肿瘤活性好的药物，同时考虑腔内注药后 AUC（曲线下面积）明显比其血浆 AUC 高的药物。目前用得较多的有顺铂、氟尿嘧啶、氮芥、噻替派（thiotepa）、多柔比星、VP-16 及博来霉素、吉西他滨、长春瑞滨等，主要不良反应有骨髓抑制和消化道反应。

②生物制剂：其既能诱导产生免疫效应细胞而发挥抗肿瘤作

用,又可使胸膜产生化学性炎症粘连而闭塞胸膜腔,且对机体刺激轻微,无骨髓抑制和消化道反应等。常用药物有白细胞介素-2、肿瘤坏死因子、短小棒状杆菌、高聚金葡素、假单胞菌苗注射液、香菇多糖。主要不良反应有发热、胸痛等。

最近研究发现,淋巴液吸收减少和腹腔内液体产生的增多是恶性腹腔积液形成的主要原因,而恶性浆膜腔积液中 VEGF 浓度明显增高,拮抗 VEGF 可以减少积液形成。恩度的主要成分为重组人血管内皮抑素,能直接抑制血管内皮细胞增殖分化,促进其凋亡,可以直接对抗 VEGF 的促血管生成和增加血管渗透性。恩度(每次剂量为 30~60mg)联合化疗药物的腔内注射的疗效,包括肿瘤控制情况和患者生活质量的改善,可获得 45.5%~100% 的有效率,优于化疗药物单用,在胸腔积液中,恩度联合顺铂组疗效优于单用顺铂,恩度单用也显示出较好的疗效;恩度的静脉途径给药似乎可以获得与腔内注射相似的疗效;在化疗基础上,恩度腔内注射的联合治疗会带来新的不良作用,不良作用有一些零星的报道,以心血管系统的并发症为主,但程度较轻。恩度治疗浆膜腔积液明显改善患者生活质量。

③胸膜固定术:即向胸膜内注入硬化剂引起化学性胸膜炎,从而使胸膜粘连固定。此法适用于那些对全身或局部抗肿瘤药物治疗无效及一般状态良好,预计寿命超过 1 个月的患者。常用药物有滑石粉、四环素及其衍生物、红霉素等。胸腔内注入硬化剂最大的不良反应是疼痛,一般和利多卡因同时使用。

④热疗:是通过加热使肿瘤组织的温度达到 40~44℃,引起肿瘤细胞生长受阻与死亡的一种治疗方式,与放化疗联合应用发挥协同作用。热疗可直接杀伤肿瘤细胞,促进胸膜化学性炎症形成。此外,热疗还可提高某些化疗药物的敏感性,因此热化疗已成为一种新的肿瘤综合治疗模式。另外,国内多项研究表明化疗药物尤其是铂类与热疗联合应用治疗恶性胸腔积液,效果显著。

(2)恶性心包积液

①常用方法:心包穿刺抽液后注入硬化剂、腔内化疗、腔内注射生物反应调节剂、心包开窗术、心包切除术、放射治疗及热疗。用于胸腔积液的抗癌药物和生物制剂可用于心包积液。

②对那些生存期估计只有几周或数月的患者不宜选择高风险的治疗方法。

③心包切除术对恶性心包积液的治疗作用不大,但对霍奇金病放疗后引起的放射性心包炎持续达数年之久,且无肿瘤活动证据的患者,选择心包切除术的预后很好。

(3)恶性腹腔积液

①用于治疗恶性胸腔积液的抗癌药物和生物制剂,也可用于恶性腹腔积液的治疗,剂量应比治疗恶性胸腔积液相应提高。

②近年提出一些新的治疗策略。其中生物化疗即生物治疗与化疗相结合的方法,是目前肿瘤综合治疗新动向之一。

③恶性腹腔积液的疗效及预后一般较恶性胸腔积液差。

④腹腔静脉分流术:即将腹水引流至患者体循环,从而减少腹水、缓解症状,避免反复腹腔穿刺排液的治疗方法。由于腹腔静脉分流术并发症多、使用时间短,且费时、费钱,仅在其他治疗无效,局部症状明显时,根据具体肿瘤类型、患者全身情况等慎重应用。

3. 单纯浆膜腔穿刺和置管引流 浆膜腔穿刺可以迅速减轻浆膜腔积液过多因压迫造成的各种症状。对于恶性胸腔积液,若患者无呼吸困难,无胸痛,无剧烈咳嗽时,每次可抽液 1000~1500ml,引流速度不能过快,如有相应症状可适当补充液体。对于恶性腹腔积液的患者而言,单次腹腔穿刺放液量只要在 5L 内,都具有安全性,但腹水会在 1~4d 重新积聚,后续的引流频率,应取决于患者呼吸短促、活动耐力不良或劳力性呼吸困难的主观感受。但此法疗效有限,且反复引流导致大量蛋白质丢失和电解质紊乱,甚至引起休克,促进全身情况恶化,有时还会引起浆膜腔内感染。因此,反复大量快速排液的过程中应注意血容量的扩充,引流后及时补充丢失的蛋白,注意电解质平衡。若患者经济许可,平均每抽取 1000ml 积液,可给予静脉输注清蛋白约 6g,以维持身体有效循环体积。

(四)疗效评价

浆膜腔积液属于不可测量病灶,大部分属于非靶病灶,药物对非靶病灶的效果可以评价,但只分为完全缓解(CR)、不完全缓解(非 CR)和疾病进展(PD)3 种。

完全缓解(CR):所有非靶病灶完全消失,肿瘤标志物水平恢复正常。

不完全缓解(非 CR):1 个或多个非靶病灶持续存在和(或)肿瘤标志物水平持续超过正常极限。

疾病进展(PD):1 个或多个新病灶出现和(或)持续存在非靶病灶的明显进展。

(谷建钟　蒋立文)

参 考 文 献

崔慧娟.1998.恶性心包积液的诊治现状.中日友好医院学报,12:175-177

何玉梅.2006.消水 II 号治疗恶性腹水 31 例临床观察.中医杂志,4(5):355-357

李梅,吴洪波.2007.恶性腹腔积液的生物化疗进展.华西医学,22(2):427-428

宋金涛,闰天生.2007.恶性胸腔积液的治疗现状.中国微创外科杂志,8(8):820-821

孙燕,周际昌.2003.肿瘤急症和并发症.临床肿瘤内科手册,530-541

吴艳芳,于雷.2007.恶性心包积液内科治疗进展.癌症进展杂志,5(4):352-354

严俊,江莺.2012.恩度治疗恶性胸腹腔积液的研究进展.实用癌症杂志,27(5):538-539

第五节 转移性骨肿瘤

【概述】

转移性骨肿瘤是指原发于其他脏器的恶性肿瘤,通过血液循环及淋巴系统转移到骨骼的肿瘤,它不包括原发骨肿瘤的全身转移。恶性肿瘤骨转移临床上较常见,90%以上的转移性骨肿瘤来源于乳腺癌、肺癌、前列腺癌、肾癌、甲状腺癌,50%的恶性肿瘤患者最终会发生肿瘤的骨转移。

转移性骨肿瘤属于中医"骨痹""骨蚀"范畴。中医理论认为"癌是阴成形","在脏在骨者多阴毒。"《素问·长刺节论》曰:"病在骨,骨重不可举,骨髓酸痛,寒气至,名曰骨痹。"

【病因及发病机制】

恶性肿瘤骨转移按病变特征可分为以下3种类型:溶骨型、成骨型和混合型。成骨型骨转移常见于前列腺癌、膀胱癌,约占骨转移的10%。溶骨型骨转移占70%,常见于肺癌和乳腺癌。SRE发生危险性与恶性肿瘤类型相关。溶骨型病变为主的骨转移患者发生SRE危险性高。

溶骨型病变由于肿瘤细胞转移到骨后释放出可溶性递质,激活破骨细胞和成骨细胞。破骨细胞释放的细胞因子又进一步促进肿瘤细胞分泌骨溶解的介质,从而形成了恶性循环。

【诊断要点】

诊断方法:放射性核素骨扫描(ECT)、X线、CT、MR检查、骨活组织检查、骨代谢的生物化学标记。反应溶骨代谢水平的标记:I型胶原羧基末端肽(ICTP)、I型胶原N末端肽(NTX)、I型胶原 α_1 羧基末端肽(CTX)、骨唾液蛋白(BSP)等;反映成骨代谢水平的标记:骨特异性碱性磷酸酶(BALP)、碱性磷酸酶(ALP)、I型溶胶原N末端肽(PINP)等。另外,骨生化标志物可反应骨转移过程中骨吸收和形成的速度,提示骨破坏和修复程度,目前双膦酸盐治疗中骨标志物可作为参考指标,专家不建议临床常规使用。

对骨转移高危人群,需进行骨转移相关检查。高危人群包括:骨痛/骨折;脊髓或神经受压症状;碱性磷酸酶升高;高钙血症。放射性核素全身骨扫描是诊断骨转移的筛查方法,进一步确诊尚需根据情况选择 X 线平片、MRI 扫描、CT 扫描或 PET-CT 扫描(18FDG 摄取和 CT 须同时提示骨转移)等方法,必要时考虑骨活检。

恶性肿瘤骨转移诊断标准需同时具备至少 1 项条件。

(1)经组织病理学或细胞学诊断为恶性肿瘤,或骨活检或细胞学诊断为恶性肿瘤骨转移。

(2)骨病灶经 X 线平片、MRI 扫描、CT 扫描或 PET-CT 扫描(FDG 摄取和 CT 须同时提示骨转移)诊断为恶性肿瘤骨转移。

【中医病因病机及辨证分型】

骨痹的病因病机为各种原因导致肾(气、阴、阳)的不足,影响骨髓和血之化源,精不生髓,骨失髓血充养,可发生骨髓脆弱无力之证。其病位在肾,但与肝、脾、胃相关;其病性属本虚标实,本虚以肾(气、阴、阳)虚为主,涉及肝阴、脾气及气血之不足,标实多为胃火、血瘀、气郁。

1. 肝肾阴虚证

主证:患部包块,隐痛不适,肿胀不甚,眩晕耳鸣。

次证:少寐多梦,腰膝酸软,五心烦热。

舌脉:舌红少津,苔少,脉细数。

2. 脾胃气虚证

主证:局部包块,胀痛难忍,皮色不变,扪之不热,肿甚拒按。

次证:倦怠乏力,纳差食少,大便溏薄,下肢水肿。

舌脉:舌淡胖苔白滑,脉濡。

3. 气滞血瘀证

主证:局部包块,质硬如石,轻刺痛或不痛,入夜尤甚,痛有定处,拒按。

次证:皮色紫暗,面色晦滞。

舌脉:舌淡红,苔薄白或薄黄,脉细弦或脉弦。

【治疗方案】

骨转移综合治理的主要目标:恢复功能,提高生活质量;控制肿瘤进展,延长生存期;缓解症状及心理痛苦,预防及治疗骨相关事件。

治疗原则:以全身治疗(原发肿瘤的系统治疗)为主,化疗、内分泌治疗、分子靶向治疗是晚期乳腺癌的抗肿瘤基本治疗药物,化疗及分子靶向治疗是晚期肺癌的基本治疗药物。合理的局部治疗可以更好地控制骨转移相关症状,其中手术是治疗孤立性骨转移的积极手段,放射治疗也是有效的局部治疗手段。骨调节剂(双膦酸盐、地诺单抗)可以预防和治疗 SREs,应作为恶性肿瘤骨转移治疗的基本用药。其他包括镇痛和心理支持治疗。应根据患者的机体状况、肿瘤病理学类型、病变累及范围(临床分期)和发展趋势,采取多学科综合治疗(MDT)模式,有计划、合理地制订个体化综合治疗方案。

1. 恶性肿瘤原发病的治疗　包括化疗、内分泌治疗、分子靶向治疗。对于复发转移乳腺癌的治疗方法要考虑患者肿瘤组织的激素受体情况(ER/PR)、Her-2 结果、年龄、月经状态及疾病进展是否缓慢。原则上疾病进展缓慢的激素反应性乳腺癌患者可以首选内分泌治疗,疾病进展迅速的复发转移患者应首选化疗,而 Her-2 过表达的患者可以考虑联用曲妥珠单抗治疗。由于乳腺癌骨转移本身一般不直接威胁患者生命,而不合并内脏转移的患者生存期相对较长,所以化疗、内分泌治疗、分子靶向治疗具体原则参考《NCCN 乳腺癌临床实践指南(2015 年版)》中复发和转移章节及中国《乳腺癌诊疗规范(2011 年版)》。对于肺癌骨转移患者,一般需同时联合双膦酸盐药物,化疗及分子靶向药物(以EGFR 突变为靶点的表皮生长因子受体络氨酸激酶抑制药、以

EMLA-ALK 融合基因、MET、ROS-1 为靶点的克唑替尼和以 VEGF 为靶点的贝伐单抗)的具体选择参考《NCCN 非小细胞肺癌临床实践指南(2015 版)》中复发和转移章节及中国《原发性肺癌诊疗规范(2011 版)》。前列腺癌、肾癌、甲状腺癌及其他引起骨转移的恶性肿瘤均以治疗原发肿瘤的系统治疗为主。

2. 放疗　适用于孤立骨转移灶(体外放射治疗)、多发骨转移灶(放射性核素治疗)、脊髓外压迫、外周神经肿瘤性压迫或侵犯所致疼痛或功能障碍的转移性骨肿瘤患者。

放射治疗是恶性肿瘤骨转移有效的治疗方法之一,能够减轻/消除症状、改善生活质量、延长生命,还能预防病理性骨折和脊髓压迫的发生及缓解脊髓压迫症状。放射治疗包括外照射和放射性核素治疗两类。

体外放射治疗是转移性骨肿瘤姑息性放疗的首选方法,对经化疗和双膦酸盐治疗后仍无法缓解的顽固性疼痛、椎体不稳、即将发生病理性骨折和脊髓压迫症的患者,局部放疗可迅速有效缓解骨破坏和软组织病变导致的疼痛。对于长骨骨折患者,放疗可有效控制疼痛,并有可能促进骨折愈合。联合双膦酸盐可增强骨转移灶对放疗的敏感性。放射性核素治疗是恶性肿瘤骨转移的一种有效的治疗手段,应严格掌握适应证,不能优先选择。主要是由于部分患者放射性核素治疗后会出现明显的骨髓抑制且恢复较慢,影响化疗等后续全身治疗。常用的放射性核素治疗的药物包括 ^{89}Sr 和 ^{153}Sm。放射性核素治疗前应影像学确认,多学科共同评估,为患者选择合适的治疗及恰当的治疗时机。

3. 手术　适用于病理性骨折及需脊髓压迫固定术的转移性骨肿瘤患者。需多学科协作,在制订治疗方案时应考虑的因素包括预期寿命、肿瘤的类型和分期、有无内脏转移、患者体力状况评分、发现原发灶至出现转移灶的时间、病理骨折的风险,以及对化疗、激素疗法和放疗的敏感程度的预测。

外科治疗的主要目标:获得骨转移病灶的组织学诊断,便于肿瘤的进一步内科治疗；缓解疼痛；防止或固定骨折；恢复或维持肢体运动；便于综合治疗；便于护理；提高生活质量；减少或避免运动系统功能受损所引发的并发症，间接延长生存期。外科手术治疗恶性肿瘤骨转移的方法包括：骨损伤固定术、置换术和神经松解术。需多学科协作，及时请骨科医生参与决定手术时机。

4. 镇痛药　在当前肿瘤的综合治疗时代，由于癌痛的复杂性，对癌痛的处理应采用综合治疗手段。即根据癌痛患者的机体状况、疼痛的不同程度、性质及原因，合理、有计划地应用现有的治疗手段，尽可能缓解癌痛及并发症、改善生活质量、提高患者接受抗癌治疗的依从性、进一步延长生存期，提高生存率。镇痛药是缓解恶性肿瘤骨转移疼痛的主要方法。骨转移疼痛的镇痛药治疗应当遵循 WHO 癌症三阶梯镇痛指导原则；首选口服及无创给药途径，按阶梯给药，按时给药，个体化给药及注意细节。

通过癌痛综合评估，选择阿片类/非阿片类镇痛药物。阿片类药物治疗弊大于利时，考虑的非侵袭性干预措施包括：恰当姑息性抗癌治疗、加用非阿片类药物、加用辅助药物、应用认知和行为干预措施、借助矫形疗法及其他物理疗法和社会心理干预；考虑的侵袭性干预措施包括：区域性镇痛技术、神经阻滞术和神经切段术。若均无效时，应用镇静类药物等辅助药物处理顽固性疼痛。

镇痛药物可与双膦酸盐药物或放疗、手术等方法联合，以最大限度缓解肺癌骨转移的疼痛。

5. 双膦酸盐　是恶性肿瘤骨转移的基础用药，可以和常规抗肿瘤治疗（化疗、靶向治疗、放疗、放射性核素治疗和手术治疗）联合使用。临床研究证实，双膦酸盐可以用于恶性肿瘤骨转移SREs 相关的并发症。还可以预防发生 SRE，所以明确有恶性肿瘤骨转移患者应首先考虑给予双膦酸盐作为基础治疗。

恶性肿瘤骨转移诊断明确后，如无双膦酸盐应用禁忌证，均推荐应用双膦酸盐治疗。包括以下几种情况：①骨转移引起的高钙血症;②骨转移引起的骨痛;③ECT 异常,X 线片或 CT、MRI 证实骨转移;④ECT 异常,X 线片正常,但 CT 或 MRI 显示骨破坏;⑤无骨痛症状,但影像学诊断为骨破坏。下列情况不推荐使用双膦酸盐:①ECT 异常,X 线片正常,CT 或 MRI 也未显示骨破坏;②存在骨转移风险(LDH 或 ALP 增高)的患者。

用药时间及停药指征:一旦确诊恶性肿瘤骨转移应即刻应用双膦酸盐。研究证实双膦酸盐用于转移性肿瘤的中位时间为 9～18 个月。因此,除非不能耐受该类药物的不良反应或出现禁忌证,推荐至少应持续用药 9 个月以上,并根据患者获益情况考虑是否长期用药。双膦酸盐用于乳腺癌患者的治疗和预防 SREs 的临床研究中,已有 2 年以上的安全性数据,因此临床实践中推荐用药时间可达 2 年或更长。超过 2 年后的双膦酸盐用药频率需要进一步的数据,可应根据临床实际情况使用,如患者肾功能、是否需要口腔手术操作等。停药指征:①用药过程中检测到与双膦酸盐治疗相关的严重不良反应;②治疗过程中出现肿瘤恶化,或出现其他器官转移并危及患者生命;③继续用药不能获益。有研究表明患者治疗期间出现骨痛加重或 SREs 时,继续接受唑来膦酸治疗,可以减少再次发生 SREs 的风险,因此在应用某种双膦酸盐治疗过程中即使发生 SREs 仍建议继续用药。

药物选择及注意事项:①第三代双膦酸盐(如唑来膦酸)与其他双膦酸盐相比,在作用强度和疗效方面有了进一步提高。荟萃分析提示:唑来膦酸能够更有效地预防骨转移引起的 SREs。②女性骨转移患者应接受静脉注射双膦酸盐联合口服钙剂和维生素 D 治疗。③双膦酸盐和地诺单抗治疗均可能引起下颌骨坏死(osteonecrosis of the jaw,ONJ),ONJ 在乳腺癌患者中发生率为 3%。发生 ONJ 的风险因素包括患者基线的口腔健康状态及治疗期间的口腔操作。因此,在静脉注射双膦酸盐或地诺单抗前应推荐患者进行牙科检查,并尽可能避免治疗期间进行牙科手术。④静脉注射双膦酸盐或皮下注射地诺单抗前应监测血浆钙浓度、肌酐、磷、镁水平。由于治疗过程中容易出现低磷血症和低钙血症,因此治疗过程中建议加强监测钙、磷、镁水平。

6. 心理治疗　适用于出现抑郁或焦虑的患者。根据骨转移姑息治疗的基本原则,应针对骨转移及其相关并发症提供最佳支持治疗和症状治疗,需要肿瘤临床医师与心理精神科医生建立好一个多学科合作团队。有研究提示在癌症患者中,心理痛苦的总患病率为 35.1%,不同类型癌症间存在差异,其中肺癌患者的心理痛苦患病率最高,达到 43.4%。心理社会干预可以有效缓解癌症患者的心理痛苦并改善总体生活质量。认知-行为治疗、支持性心理治疗及家庭-夫妻治疗是最核心的 3 种心理治疗方式。研究表明抗抑郁药与抗焦虑药物可用于癌症患者的焦虑与抑郁症状。

【中医辨证施治】

根据转移性骨肿瘤的病因病机,中医治疗采用辨证论治方法,分别健脾益气、清热解毒、活血化瘀、散结镇痛、扶正固本等不同方法,来提高患者的抗瘤能力,辅助杀灭残存的肿瘤细胞,防止复发,改善患者生存质量,减少放疗和化疗毒不良反应方面有很好效果。一般来说,肿瘤发病早期,患者正气未虚,肿瘤尚小,治宜祛邪攻癌为主,若体弱者,可适当加用扶正药物;肿瘤发展中期,患者正气尚可,瘤体较大,可采用攻补兼施方法;肿瘤至晚期,患者正气虚衰,瘤体进一步增大,则宜扶正为主,兼以抗癌。

1. 肝肾阴虚证

治法:滋补肝肾,软坚散结。

方药:六味地黄丸加减。白花蛇舌草、牡蛎(先煎)各 30g,山慈菇、鳖甲(打碎先煎)各 10g,夏枯草、海藻、熟地黄各 15g,山茱萸、山药、茯苓、牡丹皮各 12g,骨碎补 10g。

可加用白花蛇舌草、山慈菇解毒去邪;疼痛较甚者可加地龙、延胡索活血镇痛;虚火较甚者可加知母、黄柏;伴肾阳不振者加肉桂、鹿角胶;伴血瘀水停者加牛膝、车前子;伴腰膝酸软者加杜仲。

2. 脾胃气虚证

治法:健脾益气,清热解毒。

方药:六君子汤。茯苓、白花蛇舌草、蚤休各 20g,党参、白术各 15g,法半夏、防己各 12g,陈皮、制乳香、制没药各 10g,甘草 6g。

痰浊盛者加用胆星、白芥子;伴血瘀阻络症者加落得打、地龙;头身困重者加羌活、川芎。

3. 气滞血瘀证

治法:活血化瘀,扶正固本。

方药:桃红四物汤。当归、白芷各 15g,桃仁、赤芍各 12g,川芎 10g,制何首乌 6g。

肿甚可加地龙、木通;刺痛甚者加水蛭;伴肢体麻痹疼痛者加伸筋草、木瓜;夜痛难眠者加首乌藤、细辛。

【中西医结合治疗策略】

1. 恶性肿瘤骨转移已经是一种全身性疾病,可以选择的治疗手段包括:原发肿瘤的系统性治疗(化疗、内分泌治疗、分子靶向治疗);骨调节药物治疗(双膦酸盐和地诺单抗);手术治疗;放射治疗;镇痛治疗;心理治疗;中医药治疗及其他支持治疗。医生应根据患者具体病情来制订个体化的综合治疗方案。

2. 明确有骨转移的患者应首先考虑给予双膦酸盐作为基础治疗。双膦酸盐应持续使用,直至患者不能耐受或一般状况显著下降。目前乳腺癌骨转移的循证医学提示每 3～4 周给予 4mg 唑来膦酸持续 2 年是有效和安全的。超过 2 年的双膦酸盐治疗可能具有更好的生存优势。超过 2 年的双膦酸盐用药频率需要进一步数据证实,可应根据临床实际情况使用。

3. 长期使用双膦酸盐应注意每天补充 500mg 钙和适量的维生素 D。经其他治疗骨痛缓解不是双膦酸盐的停药指征。如果在双膦酸盐治疗期间发生了 SREs,则可以考虑换用另一种双膦酸盐。

4. 转移性骨肿瘤的中医药治疗要在中医理论指导下进行,遵循"肾主骨""脾为后天之本"的原则,辨证与辨病相结合,血肉有情之品如龟甲、鳖甲可加强作用,同时补肾中药大多滋腻易碍胃,注意醒胃的砂仁、豆蔻、陈皮、木香等应用。抗雌激素治疗可致的骨质疏松症的发生,用"治未病"的概念及时融入健脾、补肾、强骨,可减少转移性骨肿瘤的发生。

【疗效评价】

疗效评价:疼痛改善程度和影像学检查。疼痛完全缓解是指疼痛明显减轻或基本消失,恢复正常活动,基本可以不用镇痛药物;部分缓解,是指疼痛减轻,镇痛药使用明显减少。因骨转移所致的功能障碍部分缓解;无效,是指疼痛略减轻或无明显缓解,镇痛药物剂量不能减少。

(郭　勇　李　妍)

参 考 文 献

中国抗癌协会癌症康复与姑息治疗专业委员会.2014.恶性肿瘤骨转移及骨相关疾病临床诊疗专家共识

中华人民共和国国家卫生和计划生育委员会.2015.中国原发性肺癌诊疗规范.2015年版.中华肿瘤杂志,37(1):67-78

中华人民共和国卫生部.乳腺癌诊疗规范(2011版).http:∥www.nhfpc.gov.cn

Buggay D,Jaffe K.2003.Metastatic bone tumors of the pelvis and lower extremity.Journal of Surgical Orthopaedic Advances,12(4):192-199

Johnson JR,Williams G.2003.End Points and United States Food and Drug Administration Approval of Oncology Drugs. J Clin Oncol, 21 (7): 1404-1411

Kinnane N.2007.Burden of bone disease.Eur J Oncol Nurs,11(Suppl 2): S28-31

NCCN Clinical Practice Guidelines in Oncology.2015.Breast Cancer.Version 2

NCCN Clinical Practice Guidelines in Oncology.2015.Non-Small Cell Lung

Cancer.Version 2

Zabora J,BrintzenhofeSzoc K,Curbow B,et al.2001.The prevalence of psychological distress by cancer site.Psychooncology,10(1):19-28

第六节　肿瘤相关心理问题

【概述】

随着医学模式由传统生物医学模式向生物-社会-心理医学模式的转变,人们对心理社会因素与癌症的发生关系有了进一步认识,越来越多的学者临床研究发现心理因素在恶性肿瘤的发病及治疗中的作用日益显著。高强度或持续不断的长期的精神压力会产生生理及心理的失调;负性心理因素,如焦虑、抑郁,对机体的免疫功能具有一定的影响,进而促进了恶性肿瘤的发生发展。与此同时,负面心理情绪对疾病的治疗也会产生负面影响,长期的心理压力会导致诸如吸烟、暴饮暴食、酗酒等不良生活习惯的出现,增加癌症的发生,促进发展,甚至降低患者的生存率。尽管没有强有力的证据表明,心理因素会直接影响肿瘤细胞,但积极或消极的应对态度对于免疫功能、后续治疗的接受度等将影响预后。在恶性肿瘤的治疗中,在综合治疗的基础上,重视对患者心理状况的干预与调摄,不仅有利于恶性肿瘤患者生活质量的提高,还会增强其免疫系统的功能而强化抗肿瘤治疗的效果。

【病因及发病机制】

现代医学认为,心理压力可影响肿瘤的生长、浸润及转移能力;免疫系统功能失常是恶性肿瘤发生的内在原因之一,心理因素对肿瘤发生、发展的影响主要源自其对机体免疫系统的抑制。心理应激因素对机体免疫系统的抑制作用主要是通过下丘脑-垂体-肾上腺轴(HPA)的调节实现,通过去甲肾上腺素的释放促进肿瘤血管的生成、转移。

【辨证分型】

肿瘤相关心理问题隶属中医七情致病范畴,由于情志超过个体生理适应能力,导致躯体病变或损伤,即"至若情志之郁,则总由乎心,此因郁而病"从病因病机来看,七情内伤不仅可以直接引起气血脏腑功能失调而至气滞血瘀,痰湿内阻,日久成瘤,而且七情内伤,可以导致机体正气亏虚,而容易导致各种外邪的侵袭,正虚邪实,多因素综合作用发生肿瘤。

【治疗】

一系列的情感教育、社会支持等能很好地帮助患者应对心理压力,可有效减少焦虑、抑郁及肿瘤或治疗相关的症状。临床上,主要分为教育性干预及治疗性干预。

1. **教育性干预** 是指通过向患者提供相关化验、诊断、治疗方法、治疗不良反应、预后等信息,向患者解释疾病可能引起的强烈负性情绪反应,介绍不同的应对方式,社会支持情况,纠正澄清患者对疾病的错误认识,使患者对疾病有一个全面的、客观的认识。恶性肿瘤患者教育性干预的目标是减少他们对恶性肿瘤认识不足所带来的无助和不适。

临床上常用的有心理教育、社会支持、情绪支持、集体性心理干预等。

此外,给患者提供一个表达情绪的平台,使患者表述他们关心的有关疾病的问题及表达与疾病相关的心理情绪反应,作为心理教育干预的一部分对患者也是有益的。

2. **治疗性干预**

(1)对症处理:恶性肿瘤局部侵犯、远处转移及抗肿瘤治疗本身均可引起各种并发症,如疼痛、水肿、恶病质等,针对性地给予必要的镇痛、营养支持等对症支持治疗,是进行和继续肿瘤治疗的基础。

(2)心理药物治疗:无论是患癌本身还是抗肿瘤治疗都会给患者带来很大的心理影响,其中以焦虑和抑郁最为常见。给予一定的抗焦虑药和抗抑郁药,消除症状,改善预后。

(3)认知-行为干预:将认知治疗和行为治疗结合起来,通过引导性想象,焦虑控制,问题解决,行为纠正和认知重建等方法,帮助患者建立正确的认知方法及帮助他们学会一定的行为训练方法,以达到帮助患者改变对癌症诊断、治疗、康复期间的不正确认识和不良行为。其具体方法包括认知治疗、松弛训练、生物反馈、暗示疗法、催眠疗法、音乐疗法、气功疗法等。

【中西医结合治疗策略】

恶性肿瘤患者的预后,除了与肿瘤的分期、部位、恶性程度等生物学特性及是否及时、规范的治疗有关外,还受到患者的生活质量、心理应对方式、治疗态度、家庭照料等多方面的社会心理因素的影响。心理因素是肿瘤发生、发展及治疗过程中不可忽视的关键因素之一。肿瘤患者有着不同程度的心理困扰,加之肿瘤病程长,病情反复,治疗费用高,经济负担重,再加上疾病易于发展和逆转,极易出现焦虑、恐惧、悲观、失望等心理症状,而心理应激对身体会产生明显的正负影响。肿瘤患者的心理通常会经历休克期、否定期、无奈期、平静期和焦虑期 5 个过程。最初,他们会傻呆呆在那里,不知所措;随后到处求诊,期望医生做出的诊断是错误的;此后他们会异常无奈,听天由命;后两个时期会根据病情治疗的变化而交替出现,治疗效果好的患者相对平静,但如果出现复发,他们内心的焦虑不可抑制。

1. 提供适宜环境　恶性肿瘤患者需要一个健康和谐的婚姻生活及家庭环境,稳定、亲密的家庭关系对恶性肿瘤患者来说是十分必要的,尤其在女性患者中,社会支持作用更明显。家庭成员的照护是患者信念、动机传递的来源,良好的家庭支持可以影响患者的行为,帮助患者理解其痛苦经历,了解疾病信息,提供情感支持,排解各种心理痛苦,帮助患者按计划治疗和康复锻炼,尽快适应疾病治疗过程。有研究表明,社会支持资源利用好的女性患者适应得更好,而且生存期更长。

对于癌症患者而言,社会心理干预不但可以缓解患者的焦虑、抑郁情绪,消除恐惧感,而且可减轻化疗、放疗所致的躯体反应,提高自信心与依从性,甚至可以提高患者的免疫水平,提高生存率。医务人员应了解癌症患者具体心理行为问题,在患者经历的每一个阶段都需要给予心理帮助。

告诉癌症患者真实信息,癌症对患者来说是一个沉重的心理打击,担心威胁生命及手术、化疗、放疗带来的痛苦,甚至有些患者因终日思虑而情绪极其低落,影响食欲、睡眠等。为了防止患者出现这些心理反应,不少患者家属主张对患者应善意地封锁信息。但是保密会使医务人员和家属有意无意地与患者拉开距离,而患者对来自各方面的信息包括周围人的语气、表情和态度等非常敏感,对他们的模棱两可的回答产生疑虑。一旦患者了解真相,会产生严重的被抛弃和被蒙骗感,患者的绝望、抑郁及悲伤等情绪反应会更为严重。因此,目前大多数学者,世界卫生组织都主张告诉癌症患者真实的信息。对一些过分敏感的患者或难以接受的患者,笔者的经验可以告诉他的病变处于良性和恶性之间,不积极治疗有转化恶性的可能,这样可以增加对检查和治疗的依从性,留有一定的缓冲时间。

2. 支持心理治疗 支持心理治疗对癌症患者各个阶段具有重要意义,医务人员必须全面掌握,适时应用。医生与患者进行语言或非语言交流,逐渐消除患者的疑虑,以说服开导、适当保证等方式帮助指导患者分析面临的问题,增强其生活的勇气和树立战胜疾病的信心,遵循正确的生活习惯,保持情绪稳定,逐渐使机体、神经、内分泌及免疫功能趋于平衡状态,有利于患者的康复和预后。

3. 解除癌症患者的情感压抑 研究显示,癌症患者较少有真正意义上的否认机制,在许多情况下,他们只不过在外表上表现无所谓的样子,实际上是有意识地强行控制自己的情绪,避免亲人朋友为自己过分担心,因此属于情感压抑。患者不能及时发泄负性情绪,会进一步恶化心理环境,产生更多复杂的心理问题。因此,必须善于辨别患者是有真正的否认还是情感压抑,对于有情感压抑的患者要及时进行心理疏导,帮助他们表达或发泄情感。认真分析患者提出的问题,了解其愿望,及时提供正确的心理指导,减少负性情感的产生,增强患者的愿望和信心。医务人员和家属的精神支持与鼓励,可以形成良好的氛围。

4. 矫正恐惧与抑郁的情绪　癌症是"绝症"的观点已深入人心,得了癌症等于死亡,因此,癌症患者会产生极大的恐惧感。由于担心不能承受患病期间的疼痛、残疾等,又会产生严重的焦虑。医务人员可通过认知疗法与患者进行公开讨论,并提供一定保证。指导患者进行放松训练和提供其他应对技巧,有助于降低恐惧焦虑情绪。抑郁是影响健康的严重心理障碍,不仅加速病情恶化,严重绝望者可产生自杀行为。由于情感压抑的影响,患者的抑郁表现不明显,需要深入地晤谈或进行心理测评才能被发现。癌症患者抑郁障碍除了有躯体的内源性原因外,更重要的是心理上的原因,严重抑郁障碍患者应使用抗抑郁药物。

5. 癌症疼痛的处理　疼痛是癌症患者最常见的症状,也是最难处理的问题之一。疼痛既与生物学损伤有关,又与心理社会因素密切相关,疼痛本身还是一种主观体验,个体差异较大。疼痛的感受、知觉、耐受,对疼痛的评价和疼痛引起的行为变化等更多地受心理社会因素影响。笔者常用抗焦虑药物加镇痛药来减轻癌性疼痛,由于癌性疼痛一旦出现,将会在心身之间形成恶性循环。对癌症晚期患者应及早用药物控制疼痛,而不必过多考虑镇痛药的不良反应。

恶性肿瘤的转归是由多种因素共同作用并产生联合效应所导致的结果,不能仅从传统、单一的生物学维度进行思考、观察和研究。应在注意生物学因素的同时,也应注意生活事件、情绪、个性因素、饮食和生活习惯等心理社会因素对恶性肿瘤疾病发生的影响。故在恶性肿瘤支持治疗的同时应加强对心理问题的关注。有效的心理干预能提供心理功能上的改善,对免疫功能有一定的保护作用,对疾病的预后产生积极的影响。根据患者的需求,选择适合患者的心理干预模式,对恶性肿瘤的防治大有裨益。

（陈　淼）

参 考 文 献

金辉,刘巍.2013.肺癌患者生活质量的影响因素.国际肿瘤学杂志,40(6): 447-449

Artherholt SB,Fann JR.2012.Psychosocial care in cancer.Current Psychiatry Reports,14(1):23-29

Baillargeon J,KuoYF,LinYL,et al.2011.Effect of mental disorders on diagnosis,treatment and survival of older adults with colon cancer.J Am Cerfiatr Soc,59(7): 1268-1273

Boyd CA,Benarroch-Gampel J,Sheffield KM,et al.2012.The effect of depression on stage at diagnosis,treatment and survival in pancreatic adenocarcinoma.Surgery,152(3):403-413

Fashoyin-Aje LA, Martinez KA, Dy SM. 2012. New patient-centered care standards from the Commission on Cancer: opportunities and challenges. Journal of Supportive Oncology,10(3):107-111

Hofsø K,Bjordal K,Diep LM,et al.2014. The relationships between demographic and clinical characteristics and quality of life during and after radiotherapy: in women with breast cancer.QualLif,23(10):2769-2777

Lutgendorf SK,DeGeest K,Dahmoush L,et al.2011.Social isolation is associated with elevated tumor norepinephrine in ovarian carcinoma patients. Brain,Behavior,and Immunity,25(2):250-255

Melhem-Bertrandt A,Chavez-Macgregor M, Lei X, et al. 2011. Beta-blocker use is associated with improved relapse-free survival in patients with triple-negative breast cancer.Journal of Clinical Oncology,29(19):2645-2652

PinquartM,DubersteinPR.2010.Depression and cancer mortality:a meta-analysis.Psychol Med,40(11): 1797-1810.

第七节　恶性肠梗阻

【概述】

恶性肠梗阻（malignant bowel obstruction，MBO）是指原发性或转移性恶性肿瘤造成的肠道梗阻，是晚期癌症患者的常见并发症。广泛的概念包括恶性肿瘤占位直接引起的机械性肠梗阻和肿瘤相关功能性肠梗阻两种。

【分型及病因病机】

1. 西医

（1）MBO 病因：MBO 的病因可分为癌性和非癌性两大类。

①癌性病因：转移性肿瘤（小肠梗阻常见）和原发肿瘤（结肠梗阻常见）是造成机械性肠梗阻的主要原因。恶性肿瘤导致的机械性肠梗阻可能合并有炎性水肿、便秘、肿瘤治疗所致的纤维化、恶病质或电解质紊乱（如低钾）、肠道动力异常、肠道分泌异常、肠道菌群失调及药物不良反应等因素，使病情进一步复杂及恶化，增加了治疗的难度。

②非癌性病因：如术后或放疗后可出现肠粘连、肠道狭窄、低钾血症、腹内疝，年老体弱者粪便嵌顿等。

（2）MBO 类型

①机械性肠梗阻：这是 MBO 最常见的病理类型。亚型包括：肠腔外占位性 MBO，由原发肿瘤、肠系膜和网膜肿物、腹腔或盆腔粘连、放疗后纤维化等所致；肠腔内占位性 MBO，由原发肿瘤或转移癌引起的息肉样病变、肿瘤沿肠腔环形播散所致；肠壁内占位 MBO，如皮革肠（intestinal linitus plastica）。

②功能性肠梗阻：又称动力性肠梗阻，是由于肿瘤浸润肠系膜、肠道肌肉、腹腔及肠道神经丛，导致肠运动障碍。包括肿瘤浸润导致的肠运动障碍、副癌综合征性神经病变（尤多见于肺癌患者）、慢性假性肠梗阻（chronic intestinal pseudo-obstruction，

CIP)、副癌性假性肠梗阻和化疗药物神经毒所致的麻痹性肠梗阻。

2. 中医 恶性肠梗阻属于中医学的"肠结"范畴。由于肠腔梗阻不通,气血运行不畅,可出现腹痛、腹胀、呕吐、停止排便、排气等症状。本病在历代中医文献中有不同的名称,如"腹痛""吐粪症""关格""反胃"等。恶性肠梗阻其病因多有饮食不节、情志失调、年老体衰及腹部术后所致脾胃虚损,运化失调,痰湿内停,阻滞气机,血行不畅,气滞血瘀,痰瘀互结,腑气不通,形成梗阻。

(1)饮食不节:肿瘤患者或嗜食肥甘厚味,酿湿生热,蕴结胃肠;或偏食营养补品,滋腻脾胃,难以运化;或疾病所致饮食减少,气血生化乏源,均可致脾胃损伤,运化失司,痰浊内阻,积聚肠腑,腑气通降不利而发为肠结。

(2)情志失调:肿瘤患者,心情抑郁,情志失畅,则肝失疏泄,条达失司,致气机运行不畅。气滞日久,血行不畅,则血瘀内生,加之肝气郁结,横逆犯脾,脾虚运化失调,痰饮内停于胃肠,与血瘀互结,阻塞胃肠,腑气通降不利而发为肠结。

(3)年老体弱:肿瘤患者多为年老体弱之人,或疾病消耗致患者身体虚弱,正气不足,脏腑虚衰,脾胃运化不及,气血生化乏源而致气虚血瘀。

(4)腹部术后:肿瘤患者腹部术后,脏腑脉络受损,血行不畅、血脉凝滞而致血瘀内阻,腑气不通,加之肠腑缺血之濡养,失于蠕动,致通降失司而发为肠结。

总之,从病因病机来看,肠结是本虚标实,虚实夹杂,不论是饮食失节、情志内伤、年老体弱、腹部术后,最终导致脾胃虚损,气滞血瘀,腑气不通,而出现肠结之"痛、胀、吐、闭"四大症状。

【恶性肠梗阻的诊断与鉴别诊断】

1. 临床表现 MBO大多缓慢发病,常为不全性肠梗阻。常见症状包括恶心、呕吐、腹痛、腹胀、排便排气消失等(表1-1)。初始症状通常为间歇出现可自发缓解的腹痛、恶心、呕吐和腹胀,症状发作时通常仍有排便或排气。症状随病情进展而逐渐恶化为持续性。症状与肠梗阻部位及程度相关。

2. 影像学检查

(1)X 线腹部平片:诊断肠梗阻的常用检查方法。可以显示肠梗阻的一些征象,如肠曲胀气扩大、肠内液气平面。结合临床表现,可以诊断肠梗阻及梗阻部位。

(2)腹部 CT 扫描:推荐在有条件的情况下,作为肠梗阻影像学诊断的首选方法。腹部 CT 可评估肠梗阻部位及程度,还可能评估肿瘤病变范围,为决定进一步治疗方案(如抗肿瘤治疗、手术治疗、支架治疗或药物姑息治疗等)提供依据,同时还可用于术后随访。

(3)胃肠造影:上段小肠梗阻可口服造影和结直肠梗阻采取灌肠造影有助于确定梗阻的位置和范围及伴随的胃肠运动异常。值得注意的是,钡剂虽能提供清晰的对比影像,但因不能吸收,可能导致严重的梗阻,MBO 禁忌使用;推荐使用水溶性碘对比剂,该造影剂可提供与钡剂相似的影像,并且在某些情况下对一些可逆性梗阻可能有助于恢复肠道正常运动;鉴于腹部 CT 的广泛使用,目前临床较少使用胃肠造影技术诊断 MBO。

(4)MRI:肠梗阻为无肠道准备检查提供了天然的充盈状态。磁共振具有较高软组织分辨率,MRI 多序列成像肠梗阻积液信号对比明显,无须注入造影剂,尤其是磁共振弥散加权成像序列,有助于肠梗阻病因的良恶性判定。

3. 诊断要点 MBO 的诊断标准依据《晚期癌症患者合并肠梗阻治疗的专家共识(2007 年版)》列出以下诊断要点。

(1)恶性肿瘤病史。

(2)既往未行或曾行腹部手术、放疗或腹腔内灌注药物治疗。

(3)间歇性腹痛、腹胀、恶心、呕吐等症状,伴或不伴肛门排气或排便。

(4)腹部体检可见肠型、腹部压痛、肠鸣音亢进或消失。

(5)腹部 CT 或 X 线腹部平片可见肠腔明显扩张和多个液平面。

4. 鉴别诊断　临床上需与急性胰腺炎、胆绞痛、溃疡病穿孔、肾输尿管结石相鉴别,诸病均有腹部剧烈疼痛或呕吐等相似症状,影像学检查可鉴别清楚。

【治疗】

(一)西医治疗

治疗目标:改善生活质量。

治疗原则:个体化姑息治疗。应该根据患者疾病的阶段、预后、进一步接受抗肿瘤治疗的可能性、全身状况及患者意愿决策治疗方案。

治疗方法:手术治疗、药物和其他姑息治疗。

1. 手术治疗　手术治疗仍然是 MBO 主要的治疗方法之一,但应严格掌握手术指征。仅适用于机械性梗阻和(或)肿瘤局限、单一部位梗阻,并且有可能对进一步化疗及抗肿瘤治疗获益的患者。对于癌性病因梗阻部位可以考虑行姑息性手术。对于经过选择的适宜患者,手术可以达到最佳的缓解症状、提高生活质量和延长生存时间的目的。但对一些不适于进行手术治疗的 MBO 患者,手术不但没有治疗作用,反而会给患者带来额外的痛苦和负担,应该选择其他治疗方法控制症状。

(1)手术治疗适应证:粘连引起的机械性梗阻;局限肿瘤造成的单一部位梗阻;对进一步化疗可能会有较好疗效的患者(化疗敏感者)。

(2)手术治疗绝对禁忌证:近期开腹手术证实无法进一步手术;既往腹部手术显示肿瘤弥漫性转移;累及胃近端;影像学检查证实腹腔内广泛转移,并且造影发现严重的胃运动功能障碍;触及弥漫性腹腔内肿物;大量腹水,引流后复发。

(3)手术治疗相对禁忌证:有腹腔外转移产生难以控制的症状(如呼吸困难);腹腔外疾病(如广泛转移、胸腔积液);一般情况差;营养状态较差(如体重明显下降,甚至出现恶病质,明显低蛋白血症);高龄;既往腹腔或盆腔放疗。

(4)手术方案:松解粘连;肠段切除;肠段吻合;旁路手术、腹腔镜姑息气孔创造等。

目前手术治疗的疗效仍有争议,且术后生活质量的改善率不确切。多数学者认为,术后生存时间>60d,可以作为姑息手术治疗有效的标志之一。据报道,在手术治疗获益的患者中,手术治疗的无梗阻生存略优于药物治疗。

2. 药物治疗

(1)治疗目标:不使用减压装置或在使用胃肠减压装置的同时,控制恶心、呕吐、腹痛和腹胀等症状。

(2)药物种类:镇痛药(主要为阿片类镇痛药)、止吐药、激素类药及抗分泌药。用药要点:药物治疗的剂量和给药途径需个体化。大多数 MBO 患者不能口服给药;静脉给药最好经中心静脉置管给药;可选择皮下注射、经直肠或舌下途径给药。

镇痛药

①阿片类药:阿片类药物为阿片受体激动药,作用于中枢阿片受体产生镇痛作用。阿片类镇痛药是控制 MBO 腹痛最有效的药物,对持续性疼痛和绞痛均有效。可根据病情选择吗啡、芬太尼等强阿片类镇痛药。对于无法口服用药的患者,首选芬太尼透皮贴剂,或吗啡皮下、肌内或静脉注射。哌替啶因镇痛作用时间短,其代谢产物易产生严重不良反应,故不推荐使用。阿片类镇痛药的临床用药应遵循 WHO 癌症疼痛治疗指南,规范化、个体化用药。强阿片类药治疗时,应重视个体化滴定用药剂量,防止恶心、呕吐、便秘等药物不良反应。

②抗胆碱类药:抗胆碱类药包括氢溴酸东莨菪碱、山莨菪碱等。外周胆碱能受体阻滞药,缓解胃肠道平滑肌痉挛和抑制蠕动,可用于阿片类药单药控制不佳的腹部绞痛。抗胆碱类药不能透过血脑屏障,因此中枢性不良反应(如失眠和欣快)较阿片类

药少。

止吐药

①促动力药：加强胃和上部肠道的运动，促进胃蠕动和排空，提高肠内容物的通过率；同时也具有中枢性镇吐作用。甲氧氯普胺（胃复安）适用于肠梗阻早期、不完全性梗阻。由于促动力类止吐药可能会引发腹部绞痛，故不推荐用于完全性机械性肠梗阻。

②中枢止吐药：通过作用于与呕吐反应相关的中枢化学感受器，而达到中枢性止吐作用。根据病情选择神经安定类药物，如氟哌啶醇、氯丙嗪和丙氯拉嗪等；或抗组胺药，如苯海拉明、塞克利嗪。

激素类药：地塞米松常用于镇痛或止吐治疗的辅助用药。但糖皮质类激素有致不良反应的风险，因此使用激素治疗 MBO 时需要权衡其利弊风险。

抗分泌药

①抗胆碱类药：如氢溴酸东莨菪碱、山莨菪碱等。相对于抑制平滑肌的蠕动作用，抗胆碱类药对胃肠道腺体分泌的抑制作用较弱。由于抗胆碱类药具有抑制消化液分泌的作用，因此即使无腹部绞痛的 MBO 也可以选择使用。可引起口腔干燥、口渴等不良反应。

②生长抑素类似物：奥曲肽通过抑制消化道分泌、抑制消化道运动、降低消化道血流、增加胃肠道吸收，控制恶性肠粘连（肠梗阻）的恶心、呕吐症状，甚至可以逆转早期恶性肠粘连（肠梗阻）的"分泌-扩张-运动"，是目前国际公认的恶性肠粘连（肠梗阻）治疗的主要内容。在 MBO 早期，奥曲肽与促胃肠动力药联用，可能逆转 MBO 恶性进展，其与促胃肠动力药、中枢止吐药等联用安全有效。对于丁溴东莨菪碱治疗失败的上部肠道梗阻，奥曲肽仍然有效。同时早期联用甲氧氯普胺、地塞米松，不仅可缓解症状，而且可协同促进肠运动功能快速恢复，逆转肠梗阻。

如长效奥曲肽：单次肌内注射，每月 1 次，用药后的血浆药物浓度持续稳定,克服了奥曲肽作用时间短、必须每日注射、注射间期药物浓度波动的缺点。长效奥曲肽可更有效地持续控制 MBO 症状,增强患者用药的依从性。推荐用于奥曲肽治疗有效、预期生存期>1 个月的 MBO 患者。

3. 其他治疗

(1)补液:补液适用于存在脱水症状的 MBO 患者。MBO 患者的口干、口渴症状有时可能与静脉或口服补液量无关。口腔护理和反复吸吮冰块、液体或涂唇膏等措施,可能减轻口干、口渴症状。静脉或皮下输液,一般每日补液量为 1~1.5L 时,可显著减轻恶心症状,但补液过多可能导致胃肠道分泌量增加。

(2)扩张性金属支架:对于癌性病因梗阻部位可以考虑进行姑息性手术,而多数 MBO 患者无手术指征,常需要进行内镜下支架治疗、胃肠减压和药物治疗等非手术治疗。由于癌症患者体质较差,部分患者不能耐受手术,对于晚期及手术风险较大的患者扩张金属支架是一种合理的选择,支架置入多用于幽门近端小肠和结肠梗阻的治疗。文献报道其在不全及完全性大肠梗阻中有效率达 64%~100%,在包括幽门、十二指肠、空肠等高位梗阻中有效率超过 70%。可扩式支架治疗肠梗阻于 1991 年开始推广应用,有研究称内镜下支架置入术的临床有效率很高,可改善患者体质,减少手术病死率和并发症。

(3)全胃肠外营养(TPN):TPN 的主要目的是维持或恢复患者的营养,纠正或预防与营养不良相关的症状。TPN 在 MBO 治疗中的作用存在争议,其一方面可延长患者的生存时间,另一方面可导致并发症,延长不必要的住院时间。TPN 不应作为 MBO 患者的常规治疗,仅选择性用于某些 MBO 患者(肿瘤生长缓慢、可能因为饥饿而非肿瘤扩散而死亡者)。Cozzagliao 等的研究结果显示,TPN 适用于 Karnofsky 行为状态(KPS)评分>50%,而且预期生存时间>2 个月的 MBO 患者及准备择期手术的患者。

(4)鼻胃管引流(NGT):NGT 仅推荐用于需要暂时性减少胃

潴留的 MBO 患者。长期使用 NGT 仅限于药物治疗不能缓解症状而又不适于行胃造口手术的患者。NGT 可产生严重明显不适感,引起鼻咽部刺激、鼻软骨腐蚀、出血或换管或自发性脱出等并发症。鼻-肠梗阻导管与鼻胃管的对照性研究显示鼻-肠梗阻导管置入治疗术后粘连性小肠梗阻具有全程减压快速缓解症状的优势有效率可达 80%～88%。经鼻插入型肠梗阻导管引流对低位恶性肠梗阻是一种安全可靠的治疗方法,可有效缓解腹胀、腹痛等症状,促进肠梗阻的恢复。

(5)胃造口:胃造口适用于药物治疗无法缓解呕吐症状的MBO 患者,慎用于既往多次腹部手术、肿瘤广泛转移、合并感染、门脉高压、大量腹水及出血风险的患者。胃造口方法包括手术胃造口和内镜引导下经皮胃造口(PEG)。PEG 创伤小,是首选的胃造口方法。83%～93%的胃造口患者恶心、呕吐症状可能明显缓解。胃造口及间歇减压后,还可允许患者少量进食,让患者"恢复"胃肠道的积极功能状态,从而避免使用 NGT 所致的身心痛苦。

(二)中医治疗

恶性肠梗阻其临床表现属于中医肠结范畴,中医学认为,肠结的发生主要病机在于气滞血瘀,腑气不通。应根据辨证的虚实寒热,在气在血,确立相应的治法,在通法基础上,结合审证求因,标本兼治。梗阻早期,以实证为主,治则重在通里攻下,兼以扶正,梗阻晚期,虚实夹杂,以本虚为主,治则以扶正培本,兼以通下。

1. 痰浊阻滞证

主证:脘腹胀满,疼痛拒按,恶心呕吐,纳呆,大便秘结,无矢气,舌淡红,苔厚腻,脉滑。

证机:痰浊内阻,气机壅滞,腑气不通。

治法:祛痰化浊,通里攻下。

方药:二陈汤合小承气汤加减。

2．肝郁气滞证

主证：腹痛胀闷，痛无定处，痛引少腹，或痛窜两胁，时作时止，得嗳气则舒，恶心呕吐，大便秘结，无矢气，舌红苔薄白，脉弦。

证机：肝气郁结，气机不畅，腑气不通。

治法：疏肝解郁，行气导滞。

方药：柴胡疏肝散合六磨饮加减。

3．血瘀内停证

主证：腹痛剧烈，痛处固定，经久不愈，入夜加重，恶心呕吐，大便秘结，无矢气，舌质紫暗，脉细涩。

证机：血瘀内停，气机阻滞，腑气不通。

治法：活血化瘀，通下镇痛。

方药：少腹逐瘀汤加减。

4．中虚脏寒证

主证：腹痛绵绵，时作时止，形寒肢冷，神疲乏力，气短懒言，恶心呕吐，大便秘结，无矢气，舌质淡，苔薄白，脉沉细。

证机：中阳不振，气血不足，失于温养，腑气不通。

治法：温中通腑，缓急镇痛。

方药：温脾汤加减。

【中西医结合治疗策略】

晚期癌症的恶性肠梗阻，多数已无法治愈，就其治疗的目标而言，改善生活质量是第一位的，延长生存是第二位的。应遵循个体化姑息治疗的原则。治疗前首先分析梗阻的原因。如果引起梗阻的原因可以逆转，属于肠粘连、放射性狭窄、内疝等良性原因，应选择手术或内镜下放置支架等积极的治疗手段。如果是肿瘤原发灶和转移灶引起的，应积极寻找有效的抗肿瘤药物对肿瘤进行治疗。如果患者预期寿命不足 1 个月，建议非手术治疗。

恶性肠梗阻患者要禁食，同时给予肠外营养、补液等支持治疗，对于上腹胀痛、呕吐的患者，要予胃肠减压管引流减压，药物治疗以奥曲肽150～300mg皮下注射每天2次治疗为主,适当选用吗啡、芬太尼镇痛;如阿片类药物效果不佳的腹部绞痛可选用抗胆碱药东莨菪碱、山莨菪碱;如果治疗不理想,可用加地塞米松治疗。

1. 中药保留灌肠 以复方大承气汤加减:厚朴25g,炒莱菔子15～30g,枳实15g,桃仁9g,赤芍15g,大黄15g(后下),芒硝粉3g;病久体虚明显而津液明显不足者可加柏子仁20g,麻仁20g,将药浓煎后缓慢流入肠腔,时间20～30min,每日灌肠2次。

2. 中药敷脐 木香20g,生大黄20g,姜厚朴20g,炒紫苏子20g,冰片3g。

研细末,用麻油混合成膏体,每次取适量外敷于脐,用3M公司的贴膜固定,每日1次。诸药合用,行气通下。

3. 针灸疗法 取穴:攒竹、内关、中脘、气海、足三里。各穴均施以平补平泻手法,待出现酸麻重胀的针感后连接电麻仪,留针30min,每日2次,可理气健脾通下。

4. 推拿疗法 适用于早期肠扭转,先在腹部涂以滑石粉,后按扭转的反方向进行推拿,推拿的时间10～20min。

晚期癌症的恶性肠梗阻是需要姑息性支持治疗的临床征象之一,中位生存时间只有4～9个月,需要肿瘤外科、肿瘤内科和消化内科等的多学科治疗,许多患者面临放弃临床治疗的危险。而现有的治疗手段确实可以使许多这样的患者受益,为恶性肠梗阻患者减轻生命之旅最后一程的痛苦。

(孙校男)

参 考 文 献

成红艳,李苏宜.2014.恶性肠梗阻的诊治进展.肿瘤学杂志,20(8):624-629
孙雪菊.2010.癌性不全肠梗阻的中医治疗.中国实用医药,5(8):141-142
王道坤.2008.新脾胃论.北京:科学出版社

于世英,王杰军,王金石,等.2007.晚期癌症患者合并肠梗阻治疗的专家共识.2007 版中华肿瘤杂志,29(8):637-640

第八节　癌症相关性疲劳

【概述】

癌症相关性疲劳(cancer related fatigue,CRF)是指一种肿瘤本身或肿瘤治疗引发的持久的一系列主观感觉,如乏力、肢体沉重感、不能集中注意力、兴趣减少等,与近期活动不成比例,不能通过休息或睡眠缓解,常伴有功能障碍。它往往在肿瘤的康复和治疗中长期存在,与常人的疲劳相比难以缓解,严重影响患者的身心健康和生活质量。癌症相关性疲劳的发生率在接受化疗的患者中为 65%～100%,接受放疗的患者中为 82%～96%,转移患者中可超过 75%。有超过 40%的患者在治疗后疲劳症状可持续多年。是癌症患者最常描述的症状。

【病因及发病机制】

癌症相关性疲劳是多种因素共同作用的结果,主要包括肿瘤细胞高代谢高耗能、相关并发症、治疗不良反应、社会心理因素等。在不同的疾病阶段和治疗阶段有不同的引发因素。它很少是孤立的症状,常伴随其他症状以症状群方式出现。最常伴随的症状有活动力降低、情绪异常(如焦虑、抑郁、兴趣减少)、身体外形变化(如体重增加、消瘦)、疼痛、营养不良、睡眠障碍等,是身体在对抗过度负荷及所造成组织损伤的一种反应。目前对癌症相关性疲劳的发病机制无确切的定论。近年来,相关研究表明其生理病理机制主要包括:下丘脑-垂体-肾上腺轴功能失调,5-羟色胺代谢失调,迷走神经兴奋,生物节律紊乱,肌肉代谢异常,炎症因子失调等。初步发现转化生长因子 β_1、肿瘤坏死因子 α 上调与肺癌、胃癌患者癌症相关性疲劳发生相关。而接受化疗患者中所产生的严重贫血及白细胞减少;晚期患者恶病质、多器官功能障碍、负面情绪;老年患者的多疾病共存也都与癌症相关性疲劳有联系。

【评估与诊断】

NCCN 癌症相关性疲劳指南指出对癌症相关性疲劳的处理包括筛查、初步评估、干预、再评估 4 个步骤,建议所有患者首次就诊时都接受乏力筛查。癌症相关性疲劳为一种主观的感觉,医务人员很难通过观察对疲劳做出准确的定量评估,应该系统地结合患者自我评分表与其他症状相关的评分表综合分析诊断。近年来出现很多综合性的多维自我评估表,如 Piper 疲劳评估量表(PFS)、多维疲劳问卷(MFI-20)、简短疲劳评估量表(BFI)、疲劳症状量表(FSI)。NCCN 指南建议的自我评分表对于 12 岁以上患者,采用 0～10 级分表格,以 0 分代表不感觉疲劳,10 分代表患者所能想象最难以忍受的疲劳状态;7～12 岁患者采用 1～5 级分表格,1 分代表不感觉疲劳,5 分代表患者所能想象的最难以忍受的疲劳状态;5～6 岁患者则采用二分法,以疲劳感的有无来表示。其分级见表 1-2。

表 1-2　针对不同年龄段患者不同评分表的疲劳程度分级

	轻度疲劳	中度疲劳	重度疲劳
12 岁以上(0～10 级分)	0～3	4～6	7～10
7～12 岁(1～5 级分)	1～2	3	4～5
5～6 岁(不疲劳、感觉疲劳)	(无此分级)	感觉疲劳	

第 10 次国际疾病分类修订会议将其作为一种疾病并提出诊断标准:疲劳症状反复出现,持续时间 2 周,同时伴有以下 5 个或 5 个以上的症状表现:①虚弱或肢体沉重;②不能集中注意力;③缺乏激情、情绪低落、精力不足;④失眠或嗜睡睡眠后感到精力未能恢复;⑤活动困难;⑥出现以下情绪反应如悲伤、挫折感或易

激惹；⑦不能完成原先能胜任的日常活动；⑧短期记忆力减退；⑨活动后经过休息疲劳症状持续数小时不能缓解。

　　由于癌症相关性疲劳很少是孤立的症状，常伴随其他症状以症候群的方式出现，包含生理范围及心理方面，症状复杂多样，且各个伴随症状均可以是引发因素，反过来引发或加重病情，但在不同阶段的病程中致病因素有所区别，因此较难与其他疾病做明确的鉴别。

　　【辨证分型】

　　1. 中医病因病机　　正气不足是肿瘤发生的内在根本原因。癌症相关性疲劳是正气不足的表现，在中医学中属于"虚劳"范畴。虚劳是以脏腑元气亏损、精血不足为主要病理过程的一类慢性虚衰性病证的总称。而在众多引起癌症相关性疲劳的病因主要有因病致虚、医药饮食虚损、病后劳损、情志内伤 4 项。

　　(1)因病致虚：癌症本身病邪不同于其他外感六淫邪气或内生邪气，其性暴烈顽固，缠绵难愈，具有易耗损正气、痰瘀互结、善行流窜等特性。造成五脏六腑精气消耗，阻碍气机升降运化，水谷精微、气血津液输布无权，无法濡润滋养机体，机体自然消瘦虚损。

　　(2)医药饮食虚损：恶性肿瘤患者行治疗时，刀圭术可直接损伤机体气血；放化疗为热毒之邪，灼伤津液，耗伤阴气，使阴虚火旺，壮火食气，令脾气虚，导致脾土运化之功失职，不能腐熟水谷及转输其精微。且脾在体合肉，主四肢，气血不荣不达，肢体自感疲累或麻木乏力。此外药物饮食过于燥烈寒凉、攻伐太过，导致正气耗散。或过食滋补之品，厚腻碍胃，反增负担，脾胃劳损影响运化吸收。

　　(3)病后劳损：肿瘤患者久病之后正气呈现不足，气血减耗，脏腑未和，精气亏虚，卫外无权，防护不力，外感六淫，增添损耗。作息方面如起居无节，劳逸无度，房事不节，必伤及脾肾二脏，使虚更虚。脾伤则水谷不能运化，生化之源匮乏，令气血不足。肾伤则精气不足,髓海亏虚,神志衰退。

(4)情志内伤:久病抑郁,情志失畅,致使肝失疏泄、条达失司,令气机运行不畅;脾在志为思,过度思虑伤脾;心为藏神之脏,五脏六腑之大主,情志所伤,首伤心神,致心气血虚。怒、喜、忧、思、悲、恐、惊七情太过,均可伤及相应脏腑,使五脏失和,都会引发或加重虚劳症状。

癌症相关性疲劳是患者在临床治疗过程中,病情本身或放化疗药物及其他多种因素作用于机体,引起脏腑气血阴阳的亏虚,日久不复而成。其中医发病机制主要是正气不足,气血阴阳亏损,脏腑虚损而为病,同时或夹痰夹湿,或气血瘀滞。

2. 中医证型

(1)气虚:面色㿠白或萎黄,气短懒言,语声低微,头晕神疲,肢体无力,舌苔淡白,脉细软弱。

①肺气虚证

主证:咳嗽无力,痰液清稀,短气自汗,声音低却,时寒时热,平时易于感冒,面白。

证机:肺气不足,表虚不固。

②心气虚证

主证:心悸,气短,劳则尤甚,神疲体倦,自汗。

证机:心气不足,心失所养。

③脾气虚证

主证:饮食减少,食后胃脘不舒,倦怠乏力,大便溏薄,面色萎黄。

证机:脾虚使健,生化乏源。

④肾气虚证

主证:神疲乏力,腰膝酸软,小便频数而清,白带清稀。

证机:肾气不充,腰督失养,固摄无权。

(2)血虚:面色淡黄或淡白无华,唇、舌、指甲色淡,头晕目花,肌肤枯燥,舌质淡红苔少,脉细。

①心血虚证

主证:心悸怔忡,健忘,失眠,多梦,面色不华。

证机:心血亏虚,心失所养。

②肝血虚证

主证:头晕,目眩,胁痛,肢体麻木,筋脉拘急,筋惕肉润,月经不调或闭经,面色不华。

证机:肝血亏虚,筋脉失养。

(3)阴虚

面颧红赤,唇红,低热潮热,手足心热,虚烦不安,盗汗,口干,舌质光红少津,脉细数无力。

①肺阴虚证

主证:干咳,咽燥,甚或失音,咯血,潮热,盗汗,面色潮红。

证机:肺阴亏虚,肺失清润。

②心阴虚证

主证:心悸,失眠,烦躁,潮热,盗汗,或口舌生疮,面色潮红。

证机:心阴亏虚,心失濡养。

③脾胃阴虚证

主证:口干唇燥,不思饮食,大便燥结,甚则干呕呃逆,面色潮红。

证机:脾胃阴伤,失于濡养。

④肝阴虚证

主证:头痛,眩晕,耳鸣,目干畏光,视物模糊,急躁易怒,或肢体麻木,筋惕肉润,面潮红。

证机:阴虚阳亢,上扰清空。

⑤肾阴虚证

主证:腰酸,遗精,两足痿弱,眩晕,耳鸣,甚则耳聋,口干,咽痛,颧红。

证机:肾精不足,失于濡养。

(4)阳虚:面色苍白晦暗,怕冷,手足不温,出冷汗,精神疲倦,气息微弱,或有水肿,下肢为甚,舌质胖嫩,边有齿痕,苔淡白而润,脉细微、沉迟或虚大。

①心阳虚证

主证:心悸,自汗,神倦嗜卧,心胸憋闷疼痛,形寒肢冷,面色苍白。

证机:心阳不振,心气亏虚,运血无力。

②脾阳虚证

主证:面色萎黄,食少,形寒,神倦乏力,少气懒言,大便溏薄,肠鸣腹痛,每因受寒或饮食不慎而加剧。

证机:中阳亏虚,温煦乏力,运化失常。

③肾阳虚证

主证:腰背酸痛,遗精,阳痿,多尿或不禁,面色苍白,畏寒肢冷,下利清谷或五更泄泻。

证机:肾阳亏虚,失于温煦,固摄无权。

【治疗方案】

(一)治疗原则

癌症相关性疲劳的治疗需在全面评估的基础上,给予个体化的治疗方案。筛查后为中重度患者,应进行针对性的病史采集和体格检查,评估包括乏力评估,常与乏力伴随出现的能够先得到处理的症状评估。评估后予有力的干预措施,对于中重度疲劳患者则应从病程与治疗(复发、进展与否,用药种类、方式、剂量的变化,非处方药及补给品)、系统的回顾、疲劳史的回顾(症状的产生及变化,开始发病时间及其模式、持续时间、减轻因素、受干扰波及的功能)等方面进行观察分析;同时评估其可治疗因素,如疼痛、情绪压力(抑郁,焦虑)、贫血、睡眠障碍、营养评估(体重/热量摄取变化、体液电解质的平衡:钠、钾、钙、镁)、活动力评估、药物不良反应情况、乙醇等物质干扰及合并症(感染,心功能不全,肺功能障碍,肾功能不全,肝功能不全,神经功能障碍,内分泌等),再根据相关症状对症治疗,以求减缓疲劳状态。对于轻度疲劳患者,主要予宣导教育及一般的疲劳相关护理。

药物性干预有中枢兴奋剂哌甲酯、促红素、皮质醇类、营养剂、中药、5-HT 再摄取抑制药等,通常为多药物联合治疗,其他抗抑郁药不作为推荐使用。而在非药物治疗研究中发现中等强度的有氧运动、自然光、心理干预、睡眠疗法、针刺疗法能明显改善抑郁、疲劳及认知功能。单纯药物治疗效果较差,现阶段对于癌症相关性疲劳的治疗方案应包含药物与非药物手段进行联合干预治疗。

(二)辨证施治

1. **施治特点** 虚劳的证候虽多,但总不离五脏,而五脏之辨,不外乎气、血、阴、阳。故虚劳辨证应以气、血、阴、阳为纲,五脏虚候为目。由于气血同源,阴阳互根,五脏相关,各种因素所致的虚损互相影响,可由一虚渐致两虚,一脏累及别的脏,使病情趋于复杂严重。治疗时还应注意有无兼夹病证,如因虚致实如气虚运血无力,形成瘀血;脾气虚不能运化水湿,造成水湿痰饮内停;或卫外不固,易感外邪;因瘀结致虚者,需辨明原发疾病是否治愈或进展。都应在虚劳基础上针对性用药。

2. **治疗原则** 虚劳治则同时需注意以下 3 点:①治虚之道更应重视调理"肺""脾""肾"三脏。肺主气,为自然清气与机体内外交换之所,为水之上源,通调水道,百脉所宗,是气血津液输布必经之所。脾为后天之本,气血生化之源,脾胃健运,四肢百骸方能得到滋养。肾为先天之本,寓元阴元阳,为生命的本源。②癌症相关性疲劳是以"虚劳"为主,可兼有脏躁、百合病,或夹湿夹郁,当补中有泻,扶正祛邪。③虚劳既可因虚致病,亦可因病致虚,治疗时因辨证结合辨病,立足于肿瘤本身,注意有形肿块的消散。

3. **辨证论治**

(1)气虚:面色㿠白或萎黄,气短懒言,语声低微,头晕神疲,肢体无力,舌苔淡白,脉细软弱。

①肺气虚证

主证:咳嗽无力,痰液清稀,短气自汗,声音低却,时寒时热,平时易于感冒,面白。

证机:肺气不足,表虚不固。

治则:补益肺气。

方剂:补肺汤加减。

②心气虚证

主证:心悸,气短,劳则尤甚,神疲体倦,自汗。

证机:心气不足,心失所养。

治则:益气养心。

方剂:七福饮加减。

③脾气虚证

主证:饮食减少,食后胃脘不舒,倦怠乏力,大便溏薄,面色萎黄。

证机:脾虚失健,生化乏源。

治则:健脾益气。

方剂:加味四君子汤加减。

④肾气虚证

主证:神疲乏力,腰膝酸软,小便频数而清,白带清稀。

证机:肾气不充,腰督失养,固摄无权。

治则:益气补肾。

方剂:大补元煎加减。

(2)血虚:面色淡黄或淡白无华,唇、舌、指甲色淡,头晕目花,肌肤枯燥,舌质淡红苔少,脉细。

①心血虚证

主证:心悸怔忡,健忘,失眠,多梦,面色不华。

证机:心血亏虚,心失所养。

治则:养血宁心。

方剂:养心汤加减。

②肝血虚证

主证:头晕,目眩,胁痛,肢体麻木,筋脉拘急,或筋惕肉润,月经不调或闭经,面色不华。

证机:肝血亏虚,筋脉失养。

治则:补血养肝。

方剂:四物汤加减。

(3)阴虚:面颧红赤,唇红,低热、潮热,手足心热,虚烦不安,盗汗,口干,舌质光红少津,脉细数无力。

①肺阴虚证

主证:干咳,咽燥,甚或失音,咯血,潮热,盗汗,面色潮红。

证机:肺阴亏虚,肺失清润。

治则:养阴润肺。

方剂:沙参麦冬汤加减。

②心阴虚证

主证:心悸,失眠,烦躁,潮热,盗汗,口舌生疮,面色潮红。

证机:心阴亏虚,心失濡养。

治则:滋阴养心。

方剂:天王补心丹加减。

③脾胃阴虚证

主证:口干唇燥,不思饮食,大便燥结,甚则干呕呃逆,面色潮红。

证机:脾胃阴伤,失于濡养。

治则:养阴和胃。

方剂:益胃汤加减。

④肝阴虚证

主证:头痛,眩晕,耳鸣,目干畏光,视物模糊,急躁易怒,或肢体麻木,筋惕肉润,面潮红。

证机:阴虚阳亢,上扰清空。

治则:滋阴养肝。

方剂:补肝汤加减。

⑤肾阴虚证

主证:腰酸,遗精,两足痿弱,眩晕,耳鸣,甚则耳聋,口干,咽痛,颧红。

证机:肾精不足,失于濡养。

治则:滋补肾阴。

方剂:左归丸加减。

(4)阳虚:面色苍白晦暗,怕冷,手足不温,出冷汗,精神疲倦,气息微弱,或有水肿,下肢为甚,舌质胖嫩,边有齿痕,苔淡白而润,脉细微、沉迟或虚大。

①心阳虚证

主证:心悸,自汗,神倦嗜卧,心胸憋闷疼痛,形寒肢冷,面色苍白。

证机:心阳不振,心气亏虚,运血无力。

治则:益气温阳。

方剂:保元汤加减。

②脾阳虚证

主证:面色萎黄,食少,形寒,神倦乏力,少气懒言,大便溏薄,肠鸣腹痛,每因受寒或饮食不慎而加剧。

证机:中阳亏虚,温煦乏力,运化失常。

治则:温中健脾。

方剂:附子理中汤加减。

③肾阳虚证

主证:腰背酸痛,遗精,阳痿,多尿或不禁,面色苍白,畏寒肢冷,下利清谷或五更泄泻。

证机:肾阳亏虚,失于温煦,固摄无权。

治则:温补肾阳。

方剂:右归丸加减。

【中西医结合治疗策略】

癌症相关性疲劳是多种因素交结产生的一种以乏力为主的

症状,疲劳可以是致病因素也可以是伴随症状,可以是首发症状,也可以是继发症状,肿瘤初期就可产生,甚而贯穿整个病程,严重时症状与恶病质相符合。疲劳程度可能与其病理分型、预后相关。

治疗方法随着不同病程阶段引发因素不同而调整,首先应先针对基础疾病进行治疗,肿瘤细胞的高代谢及高耗能是贯穿整个病程导致疲劳的主要因素,因此,医疗人员肿瘤患者应在初诊、治疗前后、定期复查期间进行评估并且记录分析。治疗期间,对于各种治疗方法及药物的不良反应要提早予以纠正。对于随访期各项检查结果也应评估有无介入干预的必要。全程安排心理咨询及对于疾病认知的教育宣导,中等强度的运动与适度的社交活动都对疲劳症状有所助益。早期联合介入治疗可减缓症状恶化。

过去癌症相关性疲劳缺乏重视,随着医疗模式的改变,患者的生活质量愈加引起关注,但仍有许多诊治上的不足,如诊断量表不能个体化,常受职业、文化水平等因素的影响,治疗手段有限且疗效不明确,有待于继续研究。

(郑　翔)

参 考 文 献

陈凤菊,邱红,于世英,等.2009.以抗肿瘤治疗为主的住院患者自评症状调查分析.中国肿瘤临床与康复,16(2):187-191

陈娟,鲁宁.2013.癌性疲劳的相关研究进展.现代肿瘤医学,21(11):2612-2614

成远,陈映霞.2015.癌症相关性乏力的治疗进展.医学综述,20(16):2943-2944

胡昆卓,林少霖,夏照华.2009.乏力与肺癌临床和病理特征关系研究.肿瘤基础与临床,22(3):248-249

Ahlberg K,Ekman T,Johansson FG,et al.2003.Assessment and management of cancer-related fatigue in adults.Lancet,(362):640-650

NCCN.2010.Clinical Practice Guidelines in Oncology Cancer-Related Fatigue

第九节　恶病质

【概述】

继 2009 年 ESPEN 指南对癌症患者的肠外营养支持达成共识之后,癌症恶病质可以在临床上定义为严重的、慢性的、非主观意愿的、进行性体重丢失为特征的一类复杂综合征。癌症恶病质通常对常规营养支持不敏感,并可能产生食欲缺乏、乏力和早期厌食。在超过 80% 的晚期肿瘤患者中都存在恶病质,而以胰腺癌与胃癌的发生率最高。

Bozzetti 和 Mariani 最近提出将癌症恶病质定义为体重丢失≥10%,伴有或不伴有下列情况之一:食欲缺乏、早期厌食和疲劳。体重丢失≤10%定义为前期恶病质。

此外,恶病质诸多症状表现属中医学"虚劳"范畴。据载,虚劳多由积渐成,大抵病久体羸叫"虚",久虚不复叫"损",损极不复谓"劳"。恶病质乃是由于患者久病不愈,气血阴阳不足,脏腑功能衰竭,脾失运化,肌肤失于濡养所致。癌症一旦发展到恶病质,手术、放射、化疗都难以施行。中医学认为邪毒鸱张,正气亏损,攻之不得,补之不受。

【病因及发病机制】

癌症恶病质大多发生在肿瘤进展期,但也可见于肿瘤早期。许多研究发现,恶病质与肿瘤负荷、疾病进程、细胞类型之间无恒定关系。恶病质的发生机制很复杂,没有一个单一理论可以满意地解释恶病质状态。事实上,有许多因素可能同时或相继作用,从而引起恶病质。一般认为与肿瘤能量消耗增加、摄入不足、中间代谢紊乱、谷氨酰胺、细胞因子等有关。

1. 消耗增加　肿瘤细胞超常增生需要大量的原料和能量;肿

瘤细胞又以糖酵解为主要供氧形式而导致乳酸增加,肝需将乳酸转化成糖以便肿瘤利用,如此恶性循环,造成大量的能量消耗和糖的低效利用;另外,恶病质的癌症患者代谢异常,脂肪、蛋白质分解增加。

2. 摄入不足　由于肿瘤性、治疗性厌食的影响,机体对营养摄取不足。因肿瘤本身的局部作用、味觉改变、食欲缺乏、下丘脑功能不良、饱感调节机制异常及条件反射而引起厌食;许多化疗药物引起恶心、呕吐、黏膜炎症及胃肠功能不良;放疗可产生类似的急性期不良反应,还可造成肠道狭窄;围术期由于术前准备的需要;手术后可出现肠梗阻、败血症所致的高代谢症候群;还有因住院患者经常被限制进食足够的营养物质(医源性营养不良)。

3. 中间代谢紊乱　肿瘤恶病质常出现葡萄糖、脂肪、蛋白质三大物质的代谢异常。恶性肿瘤患者葡萄糖和蛋白质转化增加,脂肪分解作用增强,糖原合成加速等耗能过程是恶性肿瘤患者机体代谢率增高的病理基础。

4. 谷氨酰胺　谷氨酰胺是许多肿瘤赖以生长的主要原料,为肿瘤线粒体极好的氧化底物,肿瘤对循环中谷氨酰胺的摄取率比相应正常器官高 50%。因为瘤体必须与宿主竞争氨基酸,而瘤体内血管较少,故它们必须建立高效的机制以摄取营养,特别是在较血浆的营养水平低的环境中(如瘤体内)。

5. 细胞因子　人类癌症细胞中表达的各种促炎症细胞因子(TNF)、IL-2、IL-8、INF-Y、MTF 和 PTHrR,这些炎症介质不仅可引起机体全身应激反应,能量消耗增加,而且可诱导身体脂肪、肌肉蛋白等组织的降解,从而造成机体自身组织消耗和营养不良。

【辨证分型】

肿瘤恶病质的病机是久病不愈,气血阴阳不足,脏腑功能衰竭,脾失运化,肌肤失于濡养所致。

1. 气虚痰湿

主证:消瘦,咳嗽痰多,胸闷气短。

次证:神疲乏力,懒言少语。

舌脉:舌质淡胖有齿痕,舌苔白腻,脉濡缓或濡滑。

2. 阴虚内热

主证:形体消瘦,咳嗽无痰,咽干舌燥,五心烦热。

次证:五心烦热,或午后低热,心烦失眠。

舌脉:舌质红,舌苔花剥,或光绛无苔,脉细数。

3. 气阴两虚

主证:形削骨瘦,咳声低微,气短懒言,口燥咽干。

次证:气短懒言,五心烦热。

舌脉:舌质或胖大有齿痕,红苔或白厚腻,或苔厚而燥,脉细弱。

4. 气滞血瘀

主证:日渐消瘦,胸背疼痛,舌质紫暗。

次证:胸胁或肩背疼痛,痛有定处。

舌脉:舌质有瘀斑或紫暗,舌苔薄白,脉弦或涩。

【治疗方案】

癌性恶病质是晚期肿瘤患者常见的一种综合征,由于目前尚无法完全阻止恶病质的进展,所以治疗目的主要是改善患者的生活质量,以及延长患者的生存期。主要包括药物、营养支持。

(一)辨证施治

1. 汤剂

①气虚痰湿证

治则:益气健脾化湿。

方药:香砂六君子汤加减。党参 12g,白术 12g,茯苓 12g,炒薏苡仁 15g,炒淮山药 12g,鸡内金 6g,大枣 15g,陈皮 6g,半夏 12g,神曲 9g,鸡内金 6g。

②阴虚内热

治则:养阴清热。

方药:六味地黄丸加减。山药 12g,泽泻 15g,茯苓 15g,牡丹皮 15g,熟地黄 12g,山茱萸 15g,神曲 9g,鸡内金 6g。

③气阴两虚

治则:养阴益气。

方药:参麦饮加减。党参 15g,麦冬 15g,五味子 15g,南沙参 12g,北沙参 12g,陈皮 9g,神曲 9g,鸡内金 6g。

④气滞血瘀

治则:疏肝理气。

药用:丹栀逍遥散加减。牡丹皮 9g,栀子 12g,当归 9g,芍药 12g,柴胡 9g,茯苓 12g,白术 15g,甘草 9g,生姜 6g,薄荷 6g,谷芽 12g,麦芽 12g。

2. 中成药 静脉制剂中成药。

①康莱特注射液:200ml 静脉滴注,1/d,连用 21d。

②参芪注射液:250ml 静脉滴注,1/d,连用 21d。

③参麦注射液等:30~60ml 静脉滴注,1/d,连用 14d。

(二)药物治疗

促进食欲、抗分解代谢(抗细胞因子)和同化激素类药物为主,以改善患者生活质量和延长生存期。这类药物除了孕激素和皮质醇激素之外,还包括细胞因子拮抗药、沙利度胺、己酮可可碱、鱼油、褪黑激素、支链氨基酸、中药等。

1. 促进食欲药

孕激素:醋酸甲地孕酮(MA)和醋酸甲羟孕酮(MPA)是人工合成的口服孕激素药物,它们目前被认为是治疗癌性厌食——恶病质综合征的最有效和最安全的药物。

皮质激素:糖皮质激素广泛用于与癌症恶病质相关的治疗。作用机制主要是抑制前列腺素活性及白细胞介素-1(IL-1)和肿瘤坏死因子(TNF)的产生。

2. 细胞因子拮抗药 细胞因子在不同靶器官的特殊受体上发挥协同作用,细胞因子可能通过自身分泌或旁分泌机制,影响宿主代谢,最终产生恶病质。基于该理论基础,提出一系列新的防治措施,有目的、选择性地抑制细胞因子的合成和作用,或者纠正细胞因子所造成的代谢异常。

(1)TNF-α:TNF-α是由巨噬细胞分泌的蛋白分子,也可由肿瘤细胞产生,是最早证实与肿瘤恶病质有关的因子。TNF-α可通过抑制脂蛋白脂酶(LPL)而参与癌症恶病质的诱导,LPL可促使脂肪细胞从血浆脂蛋白中摄取脂肪酸,并转变为脂肪。

(2)IL-6:巨噬细胞和成纤维细胞产生,亦可由肿瘤细胞自身分泌。它是一种多功能细胞因子,在各种肿瘤中主要调节细胞生长和凋亡。IL-6可降低LPL的活性,刺激巨噬细胞产生IL-1,后者可使IL-6的浓度增加。IL-6免疫单抗可抑制恶病质的发展。

(3)沙利度胺:是TNF-α的抑制药,在晚期肿瘤患者中,它可以改善失眠,抑制恶心,增加食欲。美国FDA在1995年批准了沙利度胺用来治疗AIDS相关的厌食症,并随后准予其用于癌性厌食——恶病质。

3. 同化激素类药物 这些药物包括生长激素、胰岛素样生长因子(IGF-1)、睾酮、二氢睾酮和睾酮类似物,它们都能够促进蛋白质合成或者抑制蛋白质分解。

4. 其他药物 EPA是一种重要的ω-3多不饱和脂肪酸,在鱼油中含量丰富。它可以通过抑制NF-κB而抑制IL-6基因启动子,从而减少IL-6的产生。在胰腺癌患者中,发现其可以抑制IL-6的产生及减少肝细胞产生急性相蛋白,而且可以稳定体重。

(三)营养治疗

PN在肿瘤患者中应用广泛,但效果不理想,并发症较多。并且PN是否可以促进肿瘤生长还存在争议。但在某些特定情况下使用PN是有效的。当患者营养状况极差而无法耐受抗肿瘤治疗时,给予一定的PN是适当的。如在严重营养不良的胃肠道肿瘤患者术前给PN,可以减少并发症及病死率。而术后可以维持或改善营养状况,促进伤口愈合,降低感染率。对于某些无法根治的癌性肠梗阻患者,PN 往往是维持生命的唯一方法。据报道,其平均生存期为 17d 至 3.7 个月。此外,在肠内营养治疗期间合理地补充肠外营养,满足患者的能量需求以改善患者营养状况称为补充性肠外营养(EPN),Heidegger 等 2013 年在《柳叶刀》报道的研究结果表明:通过对 ICU 患者临床观察发现,合理施行 SPN 支持治疗可改善患者免疫功能,降低感染发生率。但如何合理规范地施行 SPN 支持治疗仍是临床营养界关注的焦点,目前大部分学者认为需要营养支持治疗的危重症患者在肠内营养无法需要营养支持治疗的危重症患者在肠内营养无法达到目标量(少于总能量需求的 60%)＞3d 时,推荐施行 SPN 支持治疗。

目前,含有特殊底物如精氨酸、谷氨酰胺、ω-3 脂肪酸和支链氨基酸的免疫营养制剂已投入临床,但其对于癌性恶病质的疗效,仍有待于大型临床试验证实。尽管有针对癌性恶病质的各种治疗方法,其总体的治疗效果不佳,均不能逆转其进展。但随着对癌性恶病质发病机制的深入了解,在肿瘤持续存在的基础上,阻断癌性恶病质的发展是有可能实现的。

【中西医结合治疗策略】

癌性恶病质是晚期肿瘤患者常见的一种综合征,由于目前尚无法完全阻止恶病质的进展。针对癌性恶病质的治疗是多方面的,包括药物、手术、营养支持、物理、社会心理等。但最为常用的还是药物和营养支持治疗。因无法治愈,所以治疗目的主要是改善患者的生活质量,以及延长患者的生存期。

1. 药物治疗　现在针对肿瘤恶病质较为成熟的药物治疗主要是食欲刺激药和一些控制症状药物,而许多代谢调节药正在研究中或初步应用于临床。药物主要包括食欲刺激药和代谢调节药。食欲刺激药增加患者的食欲以增加进食量是维持其营养状况的有效方法,同时也能明显提高其生活质量。目前,广泛使用而且疗效确切的食欲刺激药主要是糖皮质激素和醋酸甲地孕酮。癌性恶病质患者代谢改变是最为重要的病因之一,所以逆转这些代谢改变的药物成为研究的热点。这些药物主要的作用机制包括下调转录因子、阻断细胞因子、促进合成代谢等。

2. 营养支持治疗　2009 年美国肠外肠内营养学会(ASPEN)指南标题已采用"营养支持治疗"来凸显临床营养的重要性。目前认为,肿瘤患者营养支持的目的,在于维持患者的营养和功能状况,耐受各种抗肿瘤治疗的打击,预防或延缓癌性恶病质的发生;而对于胃肠道功能严重受损的患者,它将是维持生命的唯一方法。如果肠道功能存在,则肠内营养支持的效果最好,尤其对于那些无法吞咽的头、颈或食管癌患者,它可以维护肠黏膜屏障和免疫功能。

3. 中药应用要点　恶病质是癌症晚期大多数患者表现出的机体功能衰退、营养代谢紊乱的一系列症候群,病情复杂,治疗时应掌握辨证与辨病相结合、扶正与祛邪相结合、局部与整体相结合三要点,从复杂的病情中找准平衡点,在注重调理后天脾胃的基础上,调节阴阳、寒热、虚实。中药治疗像一把钥匙,透过错综复杂的黑箱,拨动晚期癌症患者之枢纽,平衡协调内环境,提高机体的免疫功能,从而控制或杀灭癌细胞。

(1)局部与整体相结合:由于恶病质患者正气虚弱,食欲缺乏,消瘦乏力,气血、阴阳、脏腑等多方面不平衡,所以即使采用调治,也必须非常谨慎。用温则伤阴,用凉则亡阳,补则碍胃,泻则伤正。对于恶病质的患者,必须从整体调整,创造一个良好的内环境,增强免疫功能,达到延长生命、提高生活质量的目的。

(2)辨证与辨病相结合:中医的辨证与西医的辨病相结合,可以取长补短。西医辨病,可以了解肿瘤生长的部位,细胞良恶程度,癌症的发展及预后,找出产生恶病质的原因,为中医辨证提供一定的依据。中医学认为肿块是痰、血瘀、热毒相结合而成,但到恶病质时,由于体质不能耐受,攻痰、化瘀、清热解毒有时难以下手。根据辨证施治的原则,不应急图攻癌,而应调和气血,扶正固本,特别是健运中州,建立一个良好的内环境。

（3）扶正与祛邪相结合："邪之所凑,其气必虚",患癌后,邪气亢盛,正气虚损。虚损的结果是免疫功能下降,加速癌症扩散,形成恶性循环。恶病质的患者为正不胜邪,故扶正固本,保护机体免疫功能至关重要。在这一点上,无论中医还是西医,都已形成共识。

【疗效评价】

1. 临床症状　临床症状分级见表 1-3。

表 1-3　临床症状分级表

症状	0	Ⅰ度	Ⅱ度	Ⅲ度	Ⅳ度
咳嗽	无	偶咳	间断咳嗽	咳嗽频作	咳嗽剧烈
咯血	无	晨起痰中偶有血丝	痰中有血丝	痰中带血,量少	咯血,量多
胸痛	无	偶有胸痛,不需服药	胸痛轻微,服用Ⅰ级镇痛药	胸痛明显,服用Ⅱ级镇痛药	胸痛剧烈,服用Ⅲ级镇痛药
发热	无	<37.5℃	<38.5℃	<39.5℃	≥39.5℃
气短	无	稍感气短	活动后气短	动则气促	卧床也气促
乏力	正常	活动后乏力	活动后乏力不易恢复	休息时感乏力	需卧床
胃纳	正常	饭量稍少	饭量为原来的2/3	饭量为原来的1/2	饭量为原来的1/3
口干	无	轻微	口干喜饮	口干喜饮	口干喜饮,饮后难解

本研究采用肺癌症状分级法,每个症状的得分合计后乘以 1/8 即折算为百分制得分

显效:治疗后比治疗前提高 70%

有效:治疗后比治疗前提高 30%～70%

无效:治疗后比治疗前提高小于 30%

2. 体力状况　按 Karnofsky 分级标准。

显效:治疗后比治疗前提高 20 分以上(100 分)。

有效:治疗后比治疗前提高 10 分以上(50 分)。

稳定:治疗后比治疗前提高不足 10 分或没有变化(25 分)。

无效:治疗后比治疗前下降(0 分)。

(姚庆华)

参 考 文 献

黄琦,江志伟,黎介寿.2004.癌性恶病质的药物治疗与营养支持.肠外与肠内营养,11(6):377-379

吴建斌.1994.癌肿恶液质病人的营养支持.普外临床,9(3):169-170

吴俊杰.1999.癌症恶病质的药物治疗.国外医学·药学分册,26(2):76-79

赵东利.1997.癌症恶病质及营养支持研究进展.国外医学·护理学分册,16(5):205-207

Bozzetti F, Mariani L. 2009. Defining and classifying cancer cachexia: a proposal from SCRINIO Working Group.JPEN,33: 361-367

Fearon KC, Voss AC, Hustead DS for the Cancer Cachexia Study Group. 2006.Definition of cancer cachexia :effect on weight loss,reduced food intake,and systemic inflammation on functional status and prognosis.Am J Clin Nutr,(83):1345-1350

Heidegger CP, Berger MM, Graf S, et al. 2012. Optimisation of energy provision with supplemental parenteral nutrition in critically ill patients: a randomised controlled clinical trial.Lancet,381(9864):385-393

Ozzerti F,Bozzetti F,Arends J,et al.2009.Guidelines on parenteral nutrition in oncology,Clin Nutr,(28):445-454

第十节　静脉血栓栓塞症

【概述】

静脉血栓栓塞症(VTE)为肿瘤患者的主要并发症,发生率为

4%～20%,并且为导致死亡的原因之一。静脉血栓栓塞症是包括深静脉血栓(deep venousthrombosis,DVT)和肺栓塞(pulmonary embolism,PTE)在内的一组血栓栓塞性疾病。DVT 好发于下肢深静脉,发生于腘静脉以上部位的近端 DVT 是肺栓塞栓子的重要来源。PE 指来自静脉系统或右心的血栓阻塞肺动脉或其分支所致疾病,以肺循环和呼吸功能障碍为其主要临床和病理生理特征。恶性肿瘤本身即为 VTE 的重要高危险因素。恶性肿瘤细胞及其产物与宿主细胞相互作用产生高凝状态,引起机体防御血栓形成的功能减退。

本病属中医"血瘀"范畴,凡离经之血不能及时排出和消散停留于体内,或因气虚、气滞、痰湿等病因所致的血行不畅,塞遏于经脉之内,以及淤积于脏腑组织器官的,均称为血瘀,从而导致静脉血栓栓塞的发生。

【发病机制】

恶性肿瘤患者血栓性疾病增加的病理学发病机制主要包括高凝状态、血管损伤和血流淤滞等。肿瘤细胞可直接活化凝血系统、促进血栓形成,或通过与机体细胞相互作用而产生或表达促凝血因子。肿瘤细胞可直接侵犯血管或通过分泌血管穿透性因子而损伤内皮细胞。另外,血液流变学的异常和留置导管也容易对血管内皮细胞产生损伤。化疗药物也可直接损伤内皮细胞。行动障碍者、接受外科治疗后卧床者或者肿瘤组织压迫血管者均可导致血流淤滞,易于引起血栓形成。血流淤滞导致的缺氧也直接引起内皮细胞的损伤。

1. 肿瘤本身与血栓形成的危险因子 肿瘤通过促凝血因子的产生触发凝血系统的级联反应,其中组织因子和肿瘤促凝血因子是最重要的两个促凝血因子。TF 在肿瘤细胞上呈活化状态,TF 的激活是启动外源性凝血途径的第一步。CP 则仅见于肿瘤细胞和胚胎羊膜绒毛膜细胞,它无须 TF 存在的情况下可直接激活 X 因子。这样肿瘤分别在两个不同的点参与触发凝血反应。

肿瘤亦可诱导单核吞噬细胞产生 TNF、IL-1、IL-6 等因子,这些因子直接损伤内皮细胞、导致内皮细胞的脱落,粗糙血管的内表面为血栓形成提供了条件。单核吞噬细胞在与肿瘤细胞接触后可活化血小板、Ⅻ因子和Ⅹ因子,后者导致凝血酶的产生和血栓的发生。肿瘤产生的促凝血因子也可导致 DIC。由于凝血因子和血小板的大量消耗,纤维蛋白的沉淀而导致 DIC 的产生。DIC 的表现可以是亚临床或有明确临床诊断,临床可表现为出血性或血栓性疾病。

2. 肿瘤治疗相关性血栓性疾病

(1)外科治疗是血栓形成的危险因子,肿瘤患者接受手术后产生血栓的危险性明显高于非肿瘤患者,其中增加 DVT 危险约 2 倍,增加 EP 危险约 3 倍。

(2)抗肿瘤药物治疗相关性血栓性疾病化疗药物的应用也增加血栓发生的危险性,其发病机制包括:①对血管内皮的急性损伤,如博来霉素、卡莫司汀、长春碱类等;②对血管内皮的非急性损伤,如阿霉素等;③降低生理性抗凝因子,如 L-门冬酰胺酶(L-ASP)降低抗凝血酶Ⅲ水平;④其他机制。

(3)中心静脉导管(central venous catheters,CVC)相关血栓性疾病包括导管堵塞和静脉内导管周围血栓形成。CVC 相关血栓的病理原因包括穿刺对血管的损伤、CVC 引起静脉血流滞缓等。

(4)凝血因子突变凝血因子 Vleiden 突变(factorV,FV Leiden mutation)是引起血栓的高危因素。

3. 恶性肿瘤患者 VTE 的危险因素 恶性肿瘤患者发生 VTE 的危险因素因肿瘤的种类及自然病史的不同而异。恶性肿瘤诊断初期 VTE 的风险最高。某些部位的肿瘤,如胰腺、胃、脑、卵巢、肾、肺的肿瘤及已出现转移的肿瘤与 VTE 发生相关。最新研究提示恶性血液系统疾病,特别是淋巴瘤与 VTE 发生极度相关。恶性肿瘤患者接受活性药物治疗者 VTE 发生风险明显增加。使用新的抗肿瘤药物特别是抗血管再生的药物 VTE

发生率较高。激素治疗特别是他莫昔芬的应用及红细胞刺激因子等可增加 VTE 的风险。恶性肿瘤患者住院时 VTE 的风险明显增加。与非恶性肿瘤患者相比,恶性肿瘤患者接受外科手术,术后 DVT 风险增加 2 倍,致命性 PE 风险增加 3 倍。其他可能的危险因素包括:化疗前血小板数量 $>35\,000/\mu l$ 和存在致血栓的基因突变。恶性肿瘤患者 VTE 的危险因素见表 1-4。

表 1-4　恶性肿瘤患者 VTE 的危险因素

患者相关因素

　高龄

　种族

　并存疾病(肥胖、感染、肾疾病、肺部疾病、动脉血栓栓塞)

　既往 VTE 病史

　化疗前血小板数量增加

　遗传性致栓基因突变

肿瘤相关因素

　原发肿瘤的部位(消化道、脑、肺、生殖系统、肾、血液)

　诊断后的最初 3～6 个月

　肿瘤近期转移

治疗相关因素

　近期接受大手术

　正在住院

　接受化疗

　接受激素治疗

　目前或近期接受抗血管再生治疗

　目前接受红细胞刺激因子治疗

　留置中心静脉导管

【辨证分型】

1. 中医病因病机　静脉血栓栓塞属于中医所说的"血瘀",凡离经之血不能及时排出和消散,停留于体内,或因气滞、痰瘀等病因所致血行不畅,塞遏于经脉之内及淤积于脏腑组织器官的,均称为瘀血。

2. 中医证型

(1)肺栓塞

①阳气暴脱

主症:胸痛、胸闷、冷汗淋漓,心慌气喘,口开目合,手足逆冷,神昏遗尿,呈现出一派阳气将亡征象。

舌脉:脉微欲绝。

②气滞血瘀

主症:胸痛,胸闷,走窜疼痛,急躁易怒,胁下痞块,刺痛拒按,妇女可见月经闭止,或痛经,经色紫暗有块。

舌脉:舌质紫暗或见瘀斑,脉涩。

③痰瘀互结

主症:胸痛,胸闷多痰或痰中带紫暗血块等为常见症的证候。

舌脉:舌紫暗或有斑点,苔腻,脉弦涩。

(2)深静脉栓塞

①湿热下注

主证:发病较急,下肢粗肿,局部发热、发红,疼痛,活动受限。

舌脉:舌质红,苔黄腻,脉弦滑。

②血脉瘀阻

主证:患肢肿胀,皮色紫暗,固定性压痛,肢体青筋怒张。

舌脉:舌质暗或有瘀斑,苔白,脉弦。

③脾虚湿阻

主证:患肢肿胀,按之凹陷,纳少、脘腹胀满、食后尤甚,大便溏薄,神倦乏力,少气懒言,面色㿠白或萎黄,或见水肿或消瘦。

舌脉:舌淡苔白,脉缓弱。

【治疗方案】

VTE 的治疗包括即时治疗、长期治疗及预防性抗凝血治疗。治疗药物包括:低分子量肝素(LMWH),如达肝素钠、依诺肝素、亭扎肝素;选择性 Xa 因子抑制药,如磺达肝癸钠;直接纤维蛋白抑制药,如来匹卢定、阿加曲班和比伐卢定;普通肝素;华法林、阿司匹林等。机械装置包括间歇充气静脉压缩装置及腔静脉滤过器。对于浅表性血栓性静脉炎,目前推荐抗炎药物、热敷及抬高患肢作为初期治疗。

1. 治疗对象

(1)住院的恶性肿瘤患者:恶性肿瘤住院患者如果无出血或其他抗凝禁忌证应给予抗凝药物预防 VTE。

(2)全身化疗期间非卧床的恶性肿瘤患者:不推荐常规应用抗凝药物预防 VTE。

接受沙力度胺(thalidomide)或 lenalidomide 化疗药物或者糖皮质激素的患者发生血栓的风险较高,应该给予抗凝治疗预防VTE 的发生。

(3)接受外科手术的围术期恶性肿瘤患者:所有接受恶性肿瘤相关手术的患者都应给予预防血栓栓塞的治疗。

栓塞预防应从手术前开始,术后抗凝血药物的应用持续7~10d。术后有残留病灶、肥胖或既往有 VTE 史的高危患者接受腹部或盆腔大手术,抗凝治疗应延长至 4 周。

接受腹腔镜手术、腹腔镜检查后开胸时间超过 30min 的患者都应接受低剂量普通肝素或 LMWH 治疗,除非患者有活动性出血或出血高风险。

抗凝血治疗应在术前给予,或者术后尽早实施。

非药物治疗可作为药物治疗的辅助手段,但只有患者因活动性出血有抗凝血禁忌证时才能单用非药物手段预防 VTE。

联合应用非药物方法与药物治疗可更有效地预防 VTE,尤其是针对高危患者。

(4)已发生 VTE 的恶性肿瘤患者:LMWH 被推荐用于已确诊的深静脉血栓及肺栓塞在治疗的最初 5~10d,以及长期的二次预防(至少持续 6 个月)。

如果不能应用LMWH,可应用维生素 K 拮抗药长期治疗,使 INR 达 2~3。

对于恶性肿瘤和 VTE 患者,目前不推荐使用新的口服抗凝血药,因为这些药在肿瘤患者中的各项数据尚缺。

腔静脉滤网的置入仅适用于有抗凝禁忌证或尽管经过长期 LMWH 治疗仍反复发生 VTE 的患者。对于中枢神经系统肿瘤的患者,抗凝治疗仅应用于 VTE 的患者。并且应密切监测以减少出血并发症。抗凝的禁忌证为:活动性颅内出血,近期的外科手术,有出血倾向(血小板计数<50 000/μl)或有凝血疾病者。

对于老年患者,仅在发生 VTE 后给予抗凝血治疗,并且应密切监测及调整剂量以避免抗凝血过度及进一步增加出血的风险。

(5)没有确诊 VTE 的恶性肿瘤患者:在未发现肿瘤患者其他指征时,不应使用抗凝血药来延长生存期。对肿瘤患者应定期评估其 VTE 的风险。肿瘤科医师及研究员应对患者普及 VTE 的风险、症状等相关知识。

(6)其他:多发性骨髓瘤患者接受抗血管生成药物联合化疗和(或)地塞米松者应该接受 LMWH 或者低剂量阿司匹林的预防治疗来防治静脉血栓的发生。

2. 药物治疗 见表1-5。

表 1-5 药物治疗

对象	用药	用法用量
预防性抗凝治疗住院的恶性肿瘤患者或者手术的恶性肿瘤患者	普通肝素	每 8 小时 5000U
	达肝素	每 24 小时 5000U
	依诺肝素	每 24 小时 40mg
	璜达肝癸钠	每 24 小时 2.5mg

续表

对象	用药	用法用量
VTE 初发患者	达肝素	每 12 小时 100U/kg
		每 24 小时 200U/kg
	依诺肝素	每 12 小时 1mg/kg
		每 24 小时 1.5mg/kg
	肝素	80U/kg 静脉推注,后 18U/(kg·h)静脉推注
	璜达肝癸钠	<50kg,每 24 小时 5.0mg
		50～100kg,每 24 小时 7.5mg
		>100kg,每 24 小时 10mg
长期性治疗	亭扎肝素	每 24 小时 175U/kg
	达肝素	每 24 小时 200U/kg
		一次持续 1 个月;后每 24 小时 150U/kg
	华法林	每 24 小时 5～10mg 口服;调节剂量致使 INR 稳定为 2～3

3. 非药物治疗　应用物理方法预防血栓栓塞,应用机械方法清除血栓栓塞(通常是指肺循环系统内的栓塞)。对于存在近端深静脉血栓有进一步延伸或栓塞的高度危险性的抗凝禁忌患者,可考虑应用下腔静脉滤器。滤器通常经由颈内静脉或股静脉置入,随后在 X 线透视指引下前进置于下腔静脉。目前滤器在临床应用较为普遍,易于安放,由技术熟练人员操作,较少发生并发症。目前,尽管仅有一些基于非对照病例研究的证据,但对有症状的复发性肺栓塞、出血高危患者(如多发创伤和内脏肿瘤)血栓栓塞的一级预防,可考虑应用下腔静脉滤器。

4. 中医辨证施治

(1)肺栓塞

①阳气暴脱

主证:胸痛、胸闷、冷汗淋漓,心慌气喘,口开目合,手足逆冷,神昏遗尿,脉微欲绝,呈现出一派阳气将亡征象。

治法:回阳救逆。

代表方:参附汤(可以参附注射液代)。

方药:炮附子、人参。

②气滞血瘀

主证:胸痛,胸闷,走窜疼痛,急躁易怒,胁下痞块,刺痛拒按,妇女可见月经闭止或痛经,经色紫暗有块,舌质紫暗或见瘀斑,脉涩。

治法:活血化瘀,行气解郁。

代表方:血府逐瘀汤加减。

方药:红花、桃仁、当归、川芎、生地黄、赤芍、牛膝、桔梗、柴胡、枳壳、甘草。

③痰瘀互结

主证:胸痛,胸闷多痰,或痰中带紫暗血块,舌紫暗或有斑点,苔腻,脉弦涩等为常见症的证候。

治法:清热化痰,活血祛瘀。

代表方:千金苇茎汤合桃红四物汤加减。

方药:苇茎、桃仁、生薏苡仁、冬瓜仁、海蛤壳、红花、川芎、白芍、当归、熟地黄。

(2)深静脉栓塞

①内治法

湿热下注

主证:发病较急,下肢水肿,局部发热、发红、疼痛,活动受限,舌质红,苔黄腻,脉弦滑。

治法:活血化瘀,清热利湿。

代表方:四妙永安汤加味。

方药:金银花、玄参、当归、甘草、赤芍、苍术、黄柏、紫草、牛膝等。

血脉瘀阻

主证：患肢肿胀，皮色紫暗，固定性压痛，肢体青筋怒张，舌质暗或有瘀斑，苔白，脉弦。

治法：活血化瘀，通络镇痛。

代表方：通络活血方加减。

方药：黄芪、地龙、红花、桃仁、川芎、归尾、赤芍等。

脾虚湿阻

主证：患肢肿胀，按之凹陷，纳少、脘腹胀满、食后尤甚，大便溏薄，神倦乏力，少气懒言，面色㿠白或萎黄，或见水肿或消瘦，舌淡苔白，脉缓弱。

治法：益气健脾，化湿消瘀。

代表方：参苓白术散加减。

方药：黄芪、薏苡仁、赤小豆、党参、白扁豆、车前草、茯苓、鸡血藤、忍冬藤、土鳖虫、当归、丹参、白术、川牛膝等。

②外治法

贴敷疗法：备无纺布衬垫，将薄层掀起；取黛柏膏或金黄膏，将膏药用压舌板涂布于衬垫上，厚度 1～2mm；将薄层盖下，折叠备用；将准备好的膏药覆盖于肿疡处，绷带包扎。

熏洗法：选用活血通络的药物，如桃仁、红花、苏木、路路通、丹参、牛膝、防己、三棱、莪术等，煎水趁热熏洗患肢，每天 1～2次，每次 30～60min，可达到活血化瘀通络和促进侧支循环建立的效果。

【中西医结合治疗策略】

1. 一般处理卧床休息、抬高患肢，使用弹力袜或弹性绷带。

2. 抗凝药物的治疗

（1）胃肠外抗凝药物及其应用：VTE 一旦确诊，使用起效较快的胃肠外抗凝药物是非常必要的。目前可用的胃肠外药物包括普通肝素（UFH）和低分子肝素（LMWH）及磺达肝癸钠

(fondaparinux)等。

UFH 治疗因其抗凝效果不能预测,应用其治疗时必须检测活化部分凝血酶时间(APTT)值,每 4～6 小时检测 1 次,使其在正常参考值的 1.5～2.5 倍。对于开始应用静脉注射 UFH 的住院患者,建议根据体重调节来决定初始弹丸式注射剂量及随后的持续用药剂量。对于皮下注射 UFH 治疗的门诊 VTE 患者,建议根据体重进行剂量调节,且不需要监测。

LMWH 与 UFH 相比,分子质量低,抗凝作用更强,且不需要监测 APTT,可 12h 给药 1 次,使用较方便。如临床较常用的依诺肝素(enxoaparin)建议皮下注射 1mg/kg,每日 2 次,或 1.5mg/kg,每日 1 次。LMWH 经肾代谢,故建议有严重肾功能不全(肌酐清除率<30ml/min)接受 LMWH 治疗的患者降低用药剂量。大量临床研究对于合并肿瘤 VTE 患者建议应用 LMWH 3～6 个月,优于口服华法林治疗,可以减少出血的并发症。

磺达肝葵钠在治疗急性 VTE 时,其安全性与 LMWH 相似,对于有肝素诱导的血小板减少症患者是一个很好的选择。由于其半衰期为 15～20h,故每日 1 次皮下注射即可,使用时比较方便。

急性 VTE 患者,如果花费、方便获得性及使用熟悉程度等考虑建议使用 LMWH 或磺达肝葵钠,优于静脉注射或皮下注射 UFH。对于存在肾损害的患者,磺达肝葵钠及 LMWH 的应用受到限制,此时可以考虑 UFH,如果担心皮下注射吸收不完全或计划溶栓的肺栓塞,初始治疗时建议优先选择静脉应用 UFH,优于皮下注射。

(2)关于维生素 K 拮抗药(VKA)代谢的因素及临床应用:VKA 与食物、药物的相互作用 VKA 受许多食物与药物的影响,几乎经肝细胞色素 P450 代谢的酶均与华法林有相互作用。加用或停用任何药物时,应更加注意监测国际标准化比值(INR)。饮食摄入中含维生素 K 食物,是长期服用 VKA 患者的影响因素之一,建议患者保持较为稳定的维生素 K 的摄入,INR 发生明显变化时应加强监测。

某些中草药、非甾体抗炎药(如保泰松)、某些抗生素(如环丙沙星)、抗心律失常药物(如胺碘酮)等可影响维生素 K 的血药浓度。非甾体抗炎药物在临床应用广泛,故对于正在应用 VKA 治疗的患者,建议避免同时应用非甾体类抗炎药物,包括环氧化物酶-2-选择性非甾体类抗炎药物。

对于正在应用 VKA 治疗的患者,避免同时应用抗血小板药物,因共同使用增加出血风险,除非在某些临床情况下,如机械瓣膜置换、急性冠状动脉综合征或是近期进行过冠状动脉支架置入或冠状动脉旁路移植术等,联合应用此类药物的收益明确,或者相对于出血风险而言有更大的收益。

某些疾病状态包括长期呕吐、腹泻、化疗、乏氧状态、发热、甲状腺功能亢进症等可影响 VKA 的代谢,另外肝功能异常及肾功能不全时,VKA 用量也应减量。对于正在应用 VKA 治疗的患者,无出血风险,不建议常规补充维生素 K。

(3)新型口服抗凝药物:新型抗凝药物因其应用方便、起效快、无须监测和剂量调节、不受食物及代谢机制影响、具有很好的生物利用度、耐受性良好等优点,近年来备受关注。目前正在研发或已经上市的新型抗凝药物主要包括直接凝血酶抑制药(directthrombininhibitors,DTIs)、Xa 因子抑制药、IX 因子抑制药、组织因子抑制药及新型 VKA,其代表药物包括直接凝血酶抑制药(达比加群)及直接 Xa 因子抑制药(利伐沙班、阿哌沙班和爱多沙班)等。

3. 抗凝治疗过程中的不良反应的处理　应用抗凝药物最常见的不良反应是出血,出血的发生可能与抗凝强度及初始抗凝还是长期抗凝及是否规律监测凝血有关,此外与患者高龄(>75岁),肝、肾功能不全,合并肿瘤疾病,同时服用干涉止血的药物如阿司匹林、抗凝治疗时间延长等有关。对于出现不良反应出血时,我们应该合理预测,积极预防,妥善处理。

4. 结合中医中药的治疗　大量的研究表明中医中药在静脉血栓栓塞的治疗中具有突出的作用。多项实践证实,中西医结合治疗 DVT 明显优于单纯西医治疗,因此在中医的辨证论治思想指导下,对静脉栓塞进行辨证施治,可以起到很好的作用。中西并举治疗静脉血栓栓塞及肺栓塞是有显著疗效的。

(杨笑奇)

参 考 文 献

蔡霞英,毕研贞,林敏,等.2014.中西医结合治疗下肢深静脉血栓形成的疗效观察.中国中西医结合急救杂志,21(5):364-367

常征,王小平.2014.中西医结合治疗下肢深静脉血栓形成后综合征.中医学报,29(5):743-745

郭丹杰,胡大一.2008.解读美国临床肿瘤学会癌症患者静脉血栓栓塞防治指南.中国医药导刊,10(1):139-141

陆学超,王燕青,闫云霞.2011.中西医结合治疗急性肺栓塞临床观察.中华中医药学刊,29(8):1922-1924

秦前刚.2013.中医辨证治疗下肢深静脉血栓形成 108 例的体会.中国中西医结合外科杂志,19(6):697-698

朱明军,李彬,王永霞.2010.血栓栓塞性疾病中西医药物治疗评述.中华中医药学会血栓病分会.中华中医药学会血栓病分会第四次学术研讨会暨广东省中医药学会血栓病专业委员会首届学术研讨会论文集.中华中医药学会血栓病分会

朱妍妍,翟振国.2013.静脉血栓栓塞症抗凝治疗管理策略.中国实用内科杂志,33(5):355-358

Lyman GH1,Bohlke K1,Khorana AA1,et al.2015.Venous thromboembolism prophylaxis and treatment in patients with cancer: american society of clinical oncology clinical practice guideline update 2014. J Clin Oncol, 33(6):654-656

Lyman GH1, Khorana AA, Falanga A, et al. 2007. American Society of Clinical Oncology guideline: recommendations for venous thromboembolism prophylaxis and treatment in patients with cancer. J Clin Oncol, 25 (34): 5490-5505

第十一节　恶性肿瘤脑转移

【概述】

恶性肿瘤脑转移是指原发于身体其他部位的恶性肿瘤转移到颅内,它不包括起源于颅内各组织的原发性肿瘤。脑转移是恶性肿瘤的常见并发症,也是主要病残和致死的原因。

转移性脑肿瘤是最常见的颅内肿瘤,尤以肺、乳腺来源多见。一方面,随着影像技术的发展,如 MRI 的广泛应用,更多的小转移灶得以明确诊断;另一方面,随着医疗水平的提高,肿瘤患者的生存期不断延长,转移性脑肿瘤的发生率不断升高。转移性脑肿瘤经血行转移,约 80% 发生于大脑半球,仅约 15% 和5% 的转移性脑肿瘤发生于小脑和脑干,且以灰白质交界处及动脉循环的"分水岭"为主,由于此处的血管细小,血流相对缓慢,肿瘤细胞易在此定居形成微小癌栓,侵袭血管内壁,进而形成转移瘤。

转移性脑肿瘤和原发性脑肿瘤中医学统称为"脑瘤"。历代文献对"脑瘤"这一病名并无明确的记载,但在"真头痛""头风""厥逆"等疾病中有类似症状的描述。

【辨证分型】

中医学认为"脑为髓之海",脑瘤即为髓海病变,其病因病机为脏腑虚弱,清阳不升,浊气不降,致气血津液运行不畅,则湿聚为痰,血滞为瘀;另肝为风木之脏,肝肾阴虚,肝阳上亢,化风为火,风、火、痰、瘀互结,避阻脑络;而风、火、痰、瘀日久则会进一步加重肝肾阴亏,因果交错,便生痼疾。其病位在脑,与肝、脾、肾等脏腑相关,痰、瘀、毒、虚为其主要的病理因素。其病性属本虚标实,本虚以肝肾阴虚为主,标实多为痰湿、血瘀、火毒。

1. 肝肾阴虚

主证:头痛隐隐,时作时止,耳鸣眩晕,视物模糊,肢体麻木。

次证:大便干结,小便短赤。

舌脉:舌质红,苔少,脉细数。

2. 痰湿内阻

主证:头痛昏蒙,恶心呕吐痰涎,或伴喉中痰鸣。

次证:身重肢倦,纳差食少。

舌脉:舌淡胖、苔白腻,脉滑。

3. 血瘀凝滞

主证:头痛剧烈呈持续性或阵发性加剧,痛有定处,固定不移。

次证:肢体偏瘫,面色晦滞。

舌脉:舌紫暗或有瘀点、瘀斑,舌底脉络色紫增粗或纡曲,苔薄白,脉沉细而涩。

4. 火毒炽盛

主证:头痛头胀,如锥如刺,烦躁易怒。

次证:呕吐频作,或呈喷射状,面红耳赤,口苦尿黄,大便干结。

舌脉:舌质红,苔黄,脉弦滑。

【发病机制】

血脑屏障的存在和脑组织特定的微环境,使脑转移瘤的形成具有独特的分子机制。早有研究表明,恶性肿瘤脑转移的形成最关键的步骤是肿瘤细胞在微血管中阻滞,能有效穿透血管壁,与血管紧密黏附,形成微转移灶。并且脑转移瘤形成的初期可以依赖原有的血管,从现有的血管获得养分,不一定需要新生血管的形成。

【治疗方案】

转移性脑肿瘤的治疗方法多样,常用的有外科手术、放疗、化疗、生物治疗、中医中药等。通常对于单个脑转移瘤的患者可优先选择手术治疗,以解除病灶对脑组织的压迫,从而缓解症状,改善神经功能状态,提高生活质量,延长生存时间。对于直径小于3cm 的颅内病灶,可考虑行立体定向放射治疗(如伽马刀),其安全性高,治疗效果佳,是一种理想的治疗手段。对于多发性脑转移瘤患者,可选择全脑放疗。对于化疗,作为手术和放疗的辅助手段,既有助于消灭残余病灶,同时又对原发病灶具有治疗作用。对于无法接受手术和(或)放疗的患者,化疗仍是可以考虑的姑息性治疗手段。以上方法对转移性脑肿瘤均有一定的治疗作用,但仍存在一定的复发率,且放、化疗常出现不良反应。中医强调治病求本,转移性脑肿瘤的治疗也必须遵循辨证与辨病相结合的方法,既要注意转移灶的具体情况,也要兼顾原发病灶。西医善于解除转移性肿瘤压迫所引起的症状,中医药则是全身性调节,改善患者体质,提高生活质量。中西医结合治疗可取长补短,标本兼治,使患者获得最佳疗效。

(一)辨证论治

1. 汤剂

(1)肝肾阴虚

治法:滋补肝肾,祛风通窍。

方药:杞菊地黄丸。

枸杞子 9g,菊花 9g,熟地黄 15g,山茱萸 12g,山药 12g,茯苓 9g,牡丹皮 9g,泽泻 9g。

伴头痛甚者,加全蝎、蜈蚣;伴视物模糊者,加服石斛夜光丸;伴大便干结者,加生地黄、何首乌;伴自汗、盗汗者,加煅龙骨、煅牡蛎、五倍子、糯稻根。

(2)痰湿内阻

治法:软坚散结,化痰祛湿。

方药:星夏涤痰汤。

胆南星12g,半夏9g,枳实6g,茯苓6g,橘红6g,石菖蒲6g,川贝母9g,全瓜蒌15g,竹茹3g,甘草6g。

伴呕吐者,加竹沥生姜;伴口苦干渴有热者加炒黄芩、焦山栀。

(3)血瘀凝滞

治法:活血化瘀,通络开窍。

方药:补阳还五汤。

黄芪30g,归尾15g,赤芍12g,地龙9g,川芎9g,桃仁6g,红花6g。

伴呕吐者,加代赭石、旋覆花;伴视物模糊者,加决明子、枸杞子;伴夜寐不安者,加首乌藤、合欢皮、茯神;伴大便干者,加蜂蜜。

(4)火毒炽盛

治法:泻火解毒,清肝散结。

方药:龙胆泻肝汤。

龙胆草9g,黄芩12g,栀子12g,泽泻9g,木通9g,车前子9g,当归9g,生地黄12g,柴胡9g,甘草6g。

2. 其他治法

(1)中成药

①安宫牛黄丸:清热解毒,镇惊开窍。适用于热邪内陷心包,高热惊厥,神昏谵语者。成人每次1丸,1/d;小儿1/2丸,1/d。本品可化开,鼻饲给药,适用于昏迷不能服用时。

②六味地黄丸:滋阴补肾。适用于肾阴亏虚,头晕耳鸣,腰膝酸软,骨蒸潮热者。成人每次5g,每日2次。

③鸦胆子油软胶囊:清热解毒。适用于肺癌,肺癌脑转移,消化道肿瘤及肝癌的辅助治疗。口服,一次4粒,每日2~3次,30d为1个疗程。

④鸦胆子油乳注射液:清热解毒。适用于肺癌,肺癌脑转移,

消化道肿瘤。静脉注射，1 次 10～30ml，每日 1 次(本品须加灭菌生理盐水 250ml，稀释后立即使用)，2～3 周为 1 个疗程。

⑤榄香烯注射液：适用于多种肿瘤脑转移。静脉注射，1 次 0.4～0.6g，每日 1 次，2～3 周为 1 个疗程。

⑥香菇多糖注射液：适用于恶性肿瘤的辅助治疗。静脉注射，1 次 1 瓶，1 周 2 次或遵医嘱。用 2ml 注射用水振摇溶解，加入 250ml 生理盐水或 5%葡萄糖注射液中。

⑦其他：具有扶正抗肿瘤的注射液还有参芪扶正注射液、参麦注射液、黄芪注射液等。

(2)针灸

适应证：脑转移瘤出现偏瘫者。

取穴：百会、头维、风府、合谷、曲池、内关、足三里、三阴交、阳陵泉、环跳、委中、太冲等。方法如下。

①针灸：选上述穴位 5～6 个，毫针刺，平补平泻。每日 1 次，每次留针 20～30min，7～10d 为 1 个疗程，连续 2～3 个疗程。

②电针：获得针感后，连接脉冲电流(2/100Hz)，每次电针 15～20min，7～10d 为 1 个疗程，连续 2～3 个疗程。

(3)穴位注射

适应证：脑转移瘤出现偏瘫者。

取穴：合谷、曲池、足三里、三阴交、阳陵泉、环跳、委中、太冲、昆仑等。

方法：在上述穴位中注射入当归注射液、川芎注射液、丹参注射液等，每穴位注入 0.25～0.5ml，每日 1 次，7～10d 为 1 个疗程，连续 2～3 个疗程。

(4)外治法

①金剪刀草外敷

适应证：各种脑转移瘤。

方法：金剪刀草 120g，清水洗净，加食盐少许捣烂，外敷于肿瘤相应部位，厚度 0.5～1.0cm，24～36h 后换药 1 次。

②新鲜仙人掌外敷

适应证:适用于各种脑转移瘤属热毒蕴结者。

方法:取适量新鲜仙人掌,洗净,捣烂,外敷于肿瘤相应部位,稍厚,每日 1 次。

③三生饼外敷

适应证:适用于各种脑转移瘤痛症。

方法:生白附子、生南星、生乌头各 10g,共为细末,用葱白连根须 7 茎,生姜 15g,切碎捣如泥,入药末拌匀,白布包好笼上蒸透,然后用手拍成薄饼状,外敷在痛处。

④熏鼻法

适应证:适用于脑转移瘤所致头痛者。

方法:冰片、川芎各 20g,白芷 12g,细辛 10g,炒苍耳子、石菖蒲、蛇六谷、夏枯草各 60g,远志 6g。加水 500ml,浸泡 30min 或火煮沸 10min,将药液滤出倒入两个小口杯中,将其置于患者头部两侧,使药气自然吸入。

(二)西医治疗

1. 治疗原则

脑转移瘤的治疗包括针对脑转移灶的治疗,针对原发病灶的治疗和针对并发症的治疗。脑转移瘤是晚期肿瘤的临床表现,常伴随不同程度的脑水肿和颅内高压,甚至伴有全身其他部位的转移,因此治疗方式的选择首先需要对患者的总体预后进行评估。RTOG-RPA 分类系统是目前国际上较为通用的预后系统,其根据预后因素将脑转移瘤患者分为 3 类;Ⅰ类预后较好,Ⅲ类最差。就治疗目的而言,Ⅰ类患者是为了更好地控制肿瘤、延长生命,因此建议接受相对积极的治疗方案;而Ⅲ类则在于缓解脑转移瘤症状及保证脑神经功能(Grade 1B)。

附:RPA 分类系统是 RTOG 通过对 1200 例脑转移瘤患者的预后因子进行分析后建立的分类系统,其分类标准、中位生存期见表 1-6。

表 1-6　脑转移瘤患者 RPA 分类系统及中位生存期

RPA 分类	预后因素	中位生存期(月)
RPA-Ⅰ类	KPS≥70 分	7、1
	年龄＜65 岁	
	原发肿瘤可控制	
	无颅外转移	
RPA-Ⅱ类	不满足Ⅰ类和Ⅲ类的所有其他患者	4、2
RPA-Ⅲ类	KPS＜70 分	2、3

2. 一般药物治疗

(1)脱水剂＋糖皮质激素:若颅内压增高,应立即给予脱水剂和糖皮质激素,减轻肿瘤周围脑组织的水肿程度,降低颅内压,防止神经功能的进一步恶化。临床上多予 20％的甘露醇 125ml＋地塞米松 5mg 快速静脉滴注,1 天 1 次。

(2)抗癫痫药物:10％～20％的脑转移瘤患者出现癫痫发作。既往有癫痫发作史的患者,建议常规抗癫痫药物单药治疗,如苯妥英钠、卡马西平等。既往无发作史的患者,则不推荐预防性用药。倘若患者拟行手术治疗,建议术前予抗惊厥药物,若术后仍无癫痫发作,可逐步减量撤药。

3. 手术(Surgery)　手术指征如下。

(1)可控制的原发性肿瘤。

(2)孤立性脑转移瘤或＜3 个转移病灶的患者。

(3)转移性肿瘤病灶可切除。

(4)KPS 评分状态好。

(5)年龄相对较小(＜60 岁)。

(6)多发性或复发性脑转移瘤,但病灶较大或压迫周围脑组织引起脑疝甚至危及患者生命的。

4. 立体定向放疗外科(stereotactic radiosurgery,SRS)
SRS 是指利用计算机三维程序,将直线加速器产生的高能 X 线或

伽马刀的 γ 射线引导至病灶所在部位,从而对病灶所在区域实行定点式大剂量放射的远距离放疗技术。临床上,对于单个脑转移病灶且直径小于 3cm,肿瘤部位无法完整切除或拒绝手术的患者,尤其是对放疗敏感的肿瘤,SRS 为首选治疗方案。SRS 在肿瘤区域可达高剂量,且对周围组织损伤小,可在一天内完成,能避免多次照射,对神经功能损害较轻。

5. 全脑放疗(whole brain radiation therapy,WBRT) 全脑放疗可以改善生存期并降低局部复发率,其治疗目的包括以下几个方面。

(1)术后辅助放疗或 SRS 后辅助放疗,以预防脑转移瘤复发。

(2)联合化疗以缩小肿瘤体积。

(3)多发转移瘤的放射治疗以缓解相关症状。

(4)预防性放疗,如小细胞肺癌患者,因其脑转移率高,需进行预防性脑部放疗。

临床治疗上,对多发脑转移(转移病灶≥5 个),或脑弥散广泛转移,或有症状的脑膜转移,WBRT 为标准治疗。

6. 全身治疗(systematic therapy) 全身治疗包括化疗和靶向药物治疗。

针对无症状的同期小的 EGFR 基因突变的非小细胞肺癌脑转移患者,因其通常对化疗敏感,全身治疗可作为首选。由于化疗药物多数不能通过血脑屏障,其作用效果有限。相关研究表明,部分靶向药物可通过血脑屏障,使其在脑转移灶内的浓度明显高于正常周围脑组织,这可能是由于脑转移致使血脑屏障受损,血管通透性增加所致。对于大多数肿瘤而言,全身治疗通常仅作为手术、SRS 或 WBRT 失败后的二线治疗,且其药物的选择需同时考虑原发肿瘤的病理类型及药物通过血脑屏障的能力。

【预防与调护】

1. 预防 恶性肿瘤脑转移的防护,首先应积极规范化地治疗原发病灶,再结合中医学"治未病"的理论,既病防变。其主要原因是癌毒,而正虚之处,便是邪留之所。因此,在抗肿瘤时致邪去正自安,同时益肾填精养正先安未受邪之脑窍,防患于未然。

2. 调护

(1)畅饮食:清淡饮食,均衡营养。

(2)调情志:心态乐观,树立信心。

(3)慎起居:起居有时,劳逸结合。

【疗效评价】

恶性肿瘤脑转移的治疗效果可根据症状的缓解,肢体恢复的功能,生活质量的提高,生存期的延长等指标来进行综合评价。

(郑丽丹)

参 考 文 献

郭勇.2014.恶性肿瘤及并发症中西医结合治疗.2 版.北京:人民军医出版社

石远凯,孙燕.2015.临床肿瘤内科手册.北京:人民卫生出版社

吴万银,刘伟胜.2013.肿瘤科专病中医临床诊治.3 版.北京:人民卫生出版社

吴一龙,秦叔逵,马军.2015.中国临床肿瘤学进展.北京:人民卫生出版社

第十二节　呼吸衰竭

【概述】

呼吸衰竭(respiratory failure,RF)是由于肺通气不足、弥散功能障碍和肺通气/血流比例失调等因素,使静息状态下呼吸时出现低氧血症和(或)二氧化碳潴留,引起一系列生理功能和代谢紊乱的临床综合征。晚期肺癌及其他肿瘤合并肺部广泛转移时常易并发呼吸衰竭,部分肺癌患者术后也会出现呼吸衰竭,也有肺癌患者使用表皮生长因子受体酪氨酸激酶抑制药后出现急性呼吸衰竭的报道,并威胁患者生命。

【病因及发病机制】

引起呼吸衰竭的病因主要为呼吸道和肺部疾病、影响呼吸泵的疾病两大类。肿瘤患者合并呼吸衰竭可由感染诱发,以细菌性感染或真菌性感染为主,部分患者为混合感染。非感染因素包括肿瘤引起大量胸腔积液,致使肺限制性通气障碍,继而发生呼吸衰竭,其他如放射性肺炎、副肿瘤综合征引起重症肌无力、肺栓塞、心脏压塞致梗阻性休克、大咯血、气道阻塞并严重上腔静脉阻塞综合征等也可引起呼吸衰竭。

1. **呼吸道和肺部疾病**

(1)中心呼吸道阻塞:声门下狭窄、气管软化、急性喉炎、声带麻痹、异物吸入、扁桃体腺样体肥大等。

(2)外周呼吸道阻塞:毛细支气管炎、异物吸入、支气管哮喘等。

(3)肺实质病变:肺炎、肺水肿、肺栓塞、肺挫伤、急性呼吸窘迫综合征、脓毒症等。

2. **影响呼吸泵的疾病**

(1)脑干病变:中毒、创伤、中枢神经系统感染、中枢性低通气、睡眠窒息。

(2)脊髓病变:脊髓灰质炎、脊髓性肌萎缩、创伤。

(3)胸廓畸形:脊柱后侧凸、连枷胸、窒息性胸廓萎缩、膈疝、膈膨升。

(4)神经肌肉病:吉兰-巴雷综合征、肌营养不良、手术后膈神经损伤、产伤、重症肌无力等。

【病理类型】

1. **Ⅰ型呼吸衰竭** 又称低氧血症性呼吸衰竭或非通气性呼吸衰竭,其病理生理基础主要为通气/血流灌注(V/Q)比例失调,重症时可出现从右至左的肺内分流增加,弥散障碍只在 $PaO_2 <$ 8.0kPa 或 60mmHg 时才有影响,肺泡总通气量正常或增加。常见于支气管炎、哮喘、肺水肿及肺炎等。

2. Ⅱ型呼吸衰竭　又称通气性衰竭(ventilatory failure),其病理生理基础主要为有效肺泡通气不足,V/Q比例失调,弥散障碍有时也起重要作用。常见病因为慢性阻塞性肺疾病、呼吸中枢功能障碍或神经肌肉疾病。

【中医病因病机】

呼吸衰竭在肿瘤晚期患者中较为多见。慢性呼吸衰竭属于中医学的"肺胀""喘病""喘脱"等范畴。中医学认为,呼吸衰竭是内外因共同作用的结果,由外邪侵袭、饮食劳倦、情志所伤、劳欲久病、手术及放化疗治疗后所致肺气衰竭等导致。病位主要在肺,继而影响脾肾,后及于心。肺脾亏虚、肾精不足、心失所养为其根本病机。

【诊断与鉴别诊断】

1. 临床表现　呼吸改变往往是呼吸衰竭最直接的临床表现,可出现潮式呼吸、间歇呼吸、点头呼吸、下颌呼吸、双吸气及抑制性呼吸等呼吸节律改变。呼吸衰竭早期常表现为呼吸做功增加,晚期则呼吸做功减少、呼吸频率减慢、呼吸动度变浅,出现矛盾呼吸、打鼾、发音困难和吞咽困难等呼吸肌疲劳或肌力异常表现提示呼吸功能失代偿,为呼吸停止的前兆。发绀是间接反映低氧血症的突出表现之一,以口唇、舌、颜面部、指(趾)端、甲床等血液循环丰富的末梢部位显著,贫血时发绀可不明显。

2. 脉血气分析　呼吸衰竭的确诊往往依靠血气分析,患者在海平面,平静状态下,呼吸室内空气时,动脉氧分压 $PaO_2<$ 8.0kPa(60mmHg), $PaCO_2>8.0kPa$。按 PaO_2 和 $PaCO_2$ 变化特点,进一步分为Ⅰ型呼吸衰竭和Ⅱ型呼吸衰竭。Ⅰ型呼吸衰竭 $PaO_2<8.0kPa$, $PaCO_2$ 可正常或降低,提示功能障碍主要来自气体交换器官或组织,导致氧气不能有效通过呼吸膜进入血液循环。Ⅱ型呼吸衰竭 $PaO_2<8.0kPa$,同时伴 $PaCO_2>8.0kPa$,提示氧合障碍和肺泡通气不足,既不能有效地摄入氧气,也不能有效地排出 CO_2。低氧血症和高碳酸血症一定条件下可互相影响,一方面呼吸泵衰竭和高碳酸血症可加重低氧血症,另一方面严重低氧血症可加重肺实质损伤,致 CO_2 潴留增加。

3. **胸部 X 线**　胸部 X 线检查有助于明确呼吸衰竭发生的原因和病变范围、程度,可了解心脏及气管的状态,有无骨折、气胸或血胸的存在,以及肺水肿、肺炎、肺不张等改变。

4. **其他检查**　胸部 CT 检查较普通 X 线摄片更为灵敏,纤维支气管镜可对支气管阻塞、气管内出血、气道灼伤或肺不张等进行诊断,也是一种治疗手段之一。心电图、血常规等有助于心脏病变、感染等疾病的判断。

5. **诊断要点**　根据病史、临床表现和动脉血气分析等来诊断,肿瘤合并呼吸衰竭的诊断要点包括以下几个方面。

(1)肺部原发或继发恶性肿瘤病史,有呼吸衰竭的诱发因素。

(2)呼吸节律和呼吸做功改变;口唇、舌、颜面部、指(趾)端等末梢部位发绀;出汗、烦躁、瞳孔缩小、血压升高、心率增快、昏睡、意识障碍、呼吸抑制等。

(3)动脉血气分析提示 PaO_2 下降或伴有 $PaCO_2$ 升高。

6. **鉴别诊断**　临床上需与急性心力衰竭、肺栓塞及呼吸窘迫综合征等相鉴别,需结合病史、临床表现、影像学检查、心功能检查及血气分析等。

【治疗】

治疗目标:改善生活质量。

治疗原则:个体化姑息治疗,根据患者疾病的类型、阶段、预后、接受抗肿瘤治疗的可能性、全身状况及患方意愿,决策治疗方案。

治疗方法:基础疾病的治疗、氧气治疗、机械通气治疗、呼吸兴奋药的应用、营养支持治疗、激素治疗等。保持气道通畅是进行各种呼吸支持治疗的必要条件,是最基本、最首要的治疗措施。

1. **基础疾病的治疗**　肿瘤合并呼吸衰竭患者往往无法耐受化疗,但可根据具体实际情况酌情考虑分子靶向治疗,同时注意有无须紧急处理的急症,如张力气胸、大量胸腔积液、大片肺不张等。肿瘤患者常合并肺部感染,需根据药敏试验结合临床实际选用合适的抗生素或抗真菌药物。保持呼吸道通畅,解除支气管痉挛,促进排痰,口、鼻、咽部的黏痰可用吸痰管吸出,气管深部黏痰需配合湿化与雾化吸入,翻身拍背,甚至气管插管。昏迷患者头部应尽量后仰,以免舌根后坠。容易呕吐的患者应侧卧以避免发生误吸和窒息。

2. 氧气治疗　合理氧疗,可以纠正低氧血症,降低呼吸及心脏负荷,$PaO_2<60mmHg$ 是氧疗的绝对适应证。给氧装置和方法:鼻导管或鼻塞给氧简便、易行,不影响咳痰、进食、说话,适于持续给氧,但吸氧浓度不恒定;当鼻导管或鼻塞吸氧流量 $>5L/min$ 时,宜改用面罩吸氧,面罩吸氧的氧浓度较恒定且可调节,但对咳痰、进食有一定影响;面罩吸氧仍不能解决问题时可用呼吸道持续正压给氧,主要原理是利用呼吸道保持的正压,使功能残气增加,避免肺泡早期闭合,减少肺内分流,改善氧的交换;通气不足的患者还可同时挤压橡皮囊进行辅助通气。慢性呼吸衰竭时吸入高浓度氧可引起 CO_2 潴留,改善缺氧的同时须注意改善通气功能。

3. 机械通气治疗　根据呼吸衰竭的不同病因及其不同的病理生理变化,正确选用机械通气治疗的策略和技术,及早防治各种并发症。机械通气治疗是把双刃剑,应用不当可引起机械通气相关性肺损伤。肺保护策略机械通气治疗(小潮气量通气)是循证医学中 A 级的推荐意见。"开放肺"通气策略,所谓"开放肺"是让有萎缩趋势的肺复张,并在整个呼吸周期保持复张状态,以肺内分流 $<10\%$ 为理想水平,同时能在较低呼吸道压情况下保持理想的气体交换。无创伤性正压通气最适合于慢性肺部疾病急性加重出现Ⅱ型呼吸衰竭的患者,可改善氧合、减少二氧化碳潴留、纠正酸中毒和减少机械通气。如患者治疗前 pH 很低,神志情况较差,基础疾病多时,往往不适合无创正压通气治疗。气管插管简单易行,不仅能较方便地湿化吸痰,还可以辅助呼吸,是建立人

工气道最常用方法。经口插管操作较简单,但插管较易活动,且进食不便。经鼻插管便于固定、脱管机会少、便于口腔护理,但插管操作和吸痰不如经口插管方便,可压迫鼻腔造成损伤。气管切开可减少呼吸道解剖无效腔,便于吸痰,可长时间应用,不影响经口进食,但手术创伤较大,增加呼吸道二重感染的机会,并发症增多。气囊可防止气体从口、鼻腔漏出,同时阻止咽部积痰流入气管。

4. 呼吸兴奋药的应用　呼吸兴奋剂根据其作用机制可分为两大类:一类直接兴奋呼吸中枢的药物,如尼可刹米,除了刺激呼吸中枢,增加通气量外,还有一定的苏醒作用。另一类为兴奋外周化学感受器的药物,能刺激周围化学感受器,增强呼吸驱动,改善通气,并能使通气不良肺区血管收缩,血流向通气较好区域灌注,从而改善 V/Q 比例,如山梗茶碱和都可喜。呼吸兴奋药作用时间较短,不可无限制地加大剂量,剂量过大可引起惊厥等不良反应,随着呼吸机的普遍应用,呼吸兴奋剂已较少使用,仅作为辅助治疗手段。

5. 积极处理并发症　纠正水、电解质紊乱和酸碱失衡,积极预防上消化道出血、心力衰竭、多脏器衰竭等并发症。呼吸性酸中毒主要应从改善通气功能入手,合并代谢性酸中毒且血液 pH 低于 7.20 时,可应适当应用 4%～5%碳酸氢钠溶液,用量为每次 2～5ml/kg,必要时可重复 1 次。

6. 营养支持治疗　营养不良可使机体免疫力下降,呼吸肌疲劳、萎缩,呼吸动力不足,并增加合并感染的机会。每日补给的营养除了应达到患者基础能量的需要,还需考虑患者的应激因素。若欲达正氮平衡和增加患者体重,需另外增加 500～1000kcal/d (1cal＝4.185J)。每日能量的补充糖类占 40%～60%,其余为脂肪、氨基酸或蛋白质,糖类补充过多会增加 CO_2 产量,从而加重呼吸负荷。

7. 激素治疗　激素具有抗炎、减少毛细血管渗出和抑制肺纤维化形成的作用,可减轻气道病变、通畅气道及提高应激能力,使肺功能得到快速的改善。

【辨证施治】

治疗肿瘤患者所合并的呼吸衰竭,应先了解其治疗过程、相关用药史,通过望、闻、问、切分辨阴阳虚实,在治疗呼吸衰竭的同时兼顾对肿瘤原发灶、转移灶的控制。

1. 痰浊壅肺

主证:咳嗽,喘息,气急,痰多,白黏或呈泡沫,舌苔白腻。

次证:胸闷,胃脘痞满,纳呆,食少,舌质淡、胖大,脉滑弦。

治法:燥湿化痰、宣降肺气。

方药:半夏厚朴汤合三子养亲汤加减。姜半夏、厚朴、橘红、薤白、茯苓、枳壳、白芥子、苏子、莱菔子、白蔻仁、生姜等。

2. 痰热壅肺

主证:咳嗽,喘息,气急,痰多、色黄、白黏,咳痰不爽,胸闷,舌质红,舌苔黄、腻,脉滑数。

次证:胸痛,发热,汗出,口渴,面红,大便干结。

治法:清肺化痰、降逆平喘。

方药:清气化痰丸合贝母瓜蒌散加减。全瓜蒌、法半夏、川贝母、栀子、桑白皮、黄芩、杏仁、白头翁、鱼腥草、麦冬、陈皮等。

3. 痰蒙神窍

主证:喘息,气促,神志恍惚、嗜睡、昏迷、谵妄,舌苔白、腻、黄。

次证:咳嗽,痰鸣,肢体抽动甚抽搐,舌质暗红、绛、紫,脉滑数。

治法:豁痰开窍息风。

方药:涤痰汤加减。法半夏、橘红、郁金、天竺黄、茯苓、枳实、丹参、人参、石菖蒲等。

4. 阳虚水泛

主证:咳喘,咳痰清稀,苔白滑,舌胖质黯,脉沉细。

次证:心悸,面浮,下肢水肿,其则一身悉肿,腹部胀满有水,脘痞,纳差,尿少,怕冷,面唇发绀。

治法:温肾健脾,化饮利水。

方药:真武汤合五苓散加减。茯苓、白术、芍药、猪苓、泽泻、生姜、桂枝等。

5. 肺肾气虚

主证:呼吸浅短难续,声低气怯,其则张口抬肩,倚息不能平卧,咳嗽,痰白如沫,咳吐不利,胸闷心慌,舌淡或黯紫,脉沉细数无力,或有结代。

次证:形寒汗出,或腰膝酸软,小便清长,或尿有余沥。

治法:补肺纳肾,降气平喘。

方药:平喘固本汤合补肺汤加减。党参(人参)、黄芪、炙甘草、熟地黄、五味子、灵磁石、沉香、紫菀、款冬、苏子、法半夏、橘红等。

6. 正虚喘脱

主证:喘息急促,气短息弱,面色苍白、潮红,大汗淋漓,四肢厥冷,脉微、细、疾促。

次证:神志异常,面色紫暗,舌质淡、红、青紫。

治法:益气救阴,回阳固脱。

方药:阴竭者以生脉散加味,西洋参、麦冬、五味子、山茱萸、煅龙骨、煅牡蛎、炙甘草;气虚阳脱者以四逆加人参汤加味,红参、熟附子、干姜、五味子、山茱萸、煅龙骨、煅牡蛎、炙甘草。注意中西医的结合治疗。

【中西医结合治疗策略】

晚期肿瘤合并呼吸衰竭,多数已无法治愈,就其治疗的目标而言,改善生活质量是第一位,延长生存是第二位。应遵循个体化姑息治疗的原则,改善氧气摄取和二氧化碳排出,同时进行针对原发病的治疗。治疗前首先分析合并呼吸衰竭的原因,防止或治疗基础病及诱发因素,重视氧疗,注意防治酸碱平衡失调和电解质紊乱,加强营养支持,防治并发症和多脏器功能不全发生,必要时考虑气管插管或气管切开。晚期肿瘤合并呼吸衰竭往往是疾病的终末期,许多患者可能放弃治疗,而现有的治疗手段不能使所有患者均获益并延长生存,治疗上需要肿瘤内科、ICU 和中医科等多学科参与。根据中医辨证论治原则,在西医规范化治疗的基础上联合中医中药可提高疗效,改善肿瘤患者微环境,降低肿瘤的复发及转移。整体上把握辨证加辨病的治疗理念,中药方剂特别是中成药须辨证施治,切不可一概而论。

(卢红阳　路晨雯)

参 考 文 献

陈琳.2014.中西医结合用于慢性呼吸衰竭的临床分析.中医临床研究,6(28):97-98

李建生,王至婉,李素云,等.2011.慢性呼吸衰竭中医证候诊断的研究.北京中医药大学学报,34(11):780-785

李建生.2010.关于慢性呼吸衰竭中医诊断及辨证治疗标准的研究.中医学报,25(149):627-629

宋国维.2010.呼吸衰竭的病因及发病机制.实用儿科临床杂志,25(4):233-234

王辉,孙桂芝.2012.肿瘤血瘀证与活血化瘀研究现状.中国中医药信息杂志,19(6):106-108

杨明,钱素云.2010.呼吸衰竭的临床表现及诊断.实用儿科临床杂志,25(4):234-236

袁瑛,谭纯文,翁姗姗,等.2012.肺癌 EGFR-TKI 治疗相关间质性肺病与急性呼吸衰竭分析.中华急诊医学杂志,21(9):1055-1057

张淑琴,汤晓玲,张侠.2009.呼吸衰竭的治疗进展.临床肺科杂志,14(12):1651-1653

周仲瑛.2007.中医内科学.北京:中国中医药出版社

AIYami MA,AIAhmari MD,AIotaibi H,et al.2015.Evaluation of efficacy of non-invasive ventilation in Non-COPD and non-trauma patients with acute hypoxemic respiratory failure: A systematic review and meta-analysis. Ann Thorac Med,10(1): 16-24

Bakalli I,Celaj E,Simaku A,et al.2015.Predictors of noninvasive ventilation success in children with acute respiratory failure. Intensive Care Med, 41(5): 950-951

Bonay M,Vinit S.2014.New perspectives for investigating respiratory failure induced by cervical spinal cord injury.Neural Regen Res,9(22): 1949-1951

Mandal S,Arbane G,Murphy P,et al.2015.Medium-term cost-effectiveness of an automated non-invasive ventilation outpatient set-up versus a standard fixed level non-invasive ventilation inpatient set-up in obese patients with chronicrespiratory failure: a protocol description.BMJ Open, 5(4):e007082

Matsumoto N,Miki K,Tsubouchi H,et al.2015.Ghrelin administration for chronic respiratory failure: a randomized dose-comparison trial. Lung, 193(2): 239-247

Murakami J,Ueda K,Sano F,et al.2015.Prediction of postoperative dyspnea and chronic respiratory failure.J Surg Res,195(1): 303-310

Schmidt M,Hodgson C,Combes A. 2015. Extracorporeal gas exchange for acute respiratory failure in adult patients: a systematic review.Crit Care, 19(1): 99-112

第2章

肿瘤治疗所致并发症

第一节　心脏毒性

【概述】

抗恶性肿瘤治疗诱发的心脏毒性反应包括心肌病、严重心律失常、心包炎、心肌缺血、心力衰竭和心肌梗死等。早在1967年就有儿童接受多柔比星化疗引起心力衰竭（心衰）的报道。心脏毒性有些为剂量限制性毒性，对化疗的治疗效果产生了消极的影响，而且远期心脏毒性可导致长期存活的患者死亡。而在胸部肿瘤及左侧乳腺癌的放疗过程中，心脏不可避免地受到照射，从而导致放射性心脏损伤。

心脏毒性属于中医学"心悸""胸痹"等范畴。心悸是指患者自觉心中悸动、心慌不安甚则不能自主的一种症候，包括惊悸、怔忡，多与痛、喘等证同时出现。胸痹是以胸膈间痞塞满闷、胸部疼痛为主，而"阳微阴弦"是形成胸痹的主要病机。

【病因及发病机制】

抗肿瘤治疗过程中使用的许多化疗药物和胸部肿瘤放疗过程中不可避免的心脏照射可引起心脏毒性反应。化疗药物中以蒽环类化疗药物最为常见，包括多柔比星（ADM）、柔红霉素（DNR）、表柔比星（EPI）及米托蒽醌（MIT）等。此外引起心脏毒性的非蒽环类化疗药物有影响DNA大分子的药物（马利兰、异环磷酰胺、顺铂）、抗代谢药物（氟尿嘧啶、卡培他滨）、抗微管药物（紫杉醇、长春碱）、单克隆抗体（阿仑单抗、贝伐单抗、曲妥珠单克隆抗体)、细胞因子等(表 2-1)。

表 2-1　蒽环类药物的最大累积剂量

蒽环类药物	推荐最大累积剂量
多柔比星(ADM)	550mg/m²(放射或合并用药,350~400mg/m²)
表柔比星(EPI)	900~1000mg/m²(用过 ADM,<800mg/m²)
柔红霉素(DNR)	600mg/m²
去甲氧柔红霉素(IDA)	93mg/m²
阿克拉霉素(ACM)	2000mg(用过 ADM,<800mg)
米托蒽醌(MIT)	160mg/m²(用过 ADM 等药物,<120mg/m²)

1. 化疗药物引起的心脏毒性

(1)蒽环类药物:蒽环类药物导致心脏毒性的机制仍未完全明了,现有的证据揭示与产生的自由基直接有关。有别于其抗肿瘤活性的机制,蒽环类药物引起心脏毒性的主要机制是铁介导的活性氧簇(ROS)的产生及促进心肌的氧化应激;蒽环类药物螯合铁离子后触发氧自由基,尤其是羟自由基的生成,导致心肌细胞膜脂质过氧化和心肌线粒体 DNA 的损伤等。

(2)非蒽环类化疗药物

①紫杉醇类药物:对心脏的传导系统有影响,可以引起心律失常,主要表现房室传导阻滞、心律失常等。影响多是短暂的,无症状的心动过缓。在接受多西紫杉醇＋多柔比星 4 个周期(≤400mg/m²)的患者中,10.5%出现充血性心力衰竭,射血分数下降 25%。如果是单独出现无症状性心动过缓而不伴有血流动力学影响,似乎并非是停药的指征。

②环磷酰胺:大剂量应用环磷酰胺具有潜在的心脏毒性,可从无症状的心律失常到致死性的心肌梗死,高剂量的环磷酰胺合并自身骨髓移植治疗小细胞肺癌,环磷酰胺量达 180mg/kg 体重,致死性心脏并发症为 19%;达 240mg/kg,致死性心脏毒性发

生率大于 25%。

③抗代谢类化疗药:氟尿嘧啶可以诱发心脏毒性为 1%~2%,多在给药后 2~3d,出现心肌缺血、心肌酶 LDH 升高和突发的心力衰竭,表现为与心肌缺血一致的短暂胸骨后疼痛,恶心呕吐,但约 1/2 无症状,部分有心电图改变综合征。既往有心肌梗死病史者,可死于氟尿嘧啶的心脏毒性。在出现上述表现后对某些患者进行冠状动脉造影检查未见异常,表明其机制可能是血管痉挛。这种毒性由 5-Fu 药物原型及其代谢产物引起。离体的血管平滑肌环在体外接触 5-Fu 时,会发生浓度依赖性血管收缩,这一现象可被硝酸盐逆转。

④铂类抗癌药可引起急性心血管反应,包括雷诺现象、心绞痛和心肌梗死,心包内注入铂类药可出现心律失常。注射顺铂的急性临床综合征包括胸痛、心悸,偶尔也会导致心肌酶谱(如心肌梗死,MI)上升。少数顺铂与 CTX 联合应用时,会出现心力衰竭,而对于老年或进行了纵隔放射治疗患者,这种危险性最大。

⑤抗癌药物甲氨蝶呤、氮芥、异环磷酰胺、甲氨蝶啶、长春碱类易引起心律失常。心脏毒性产生的确切机制尚未明了,但清除细胞内的谷胱苷肽可缓解这种毒性反应。

⑥放线菌素 D、阿糖胞苷、博来霉素、鬼臼噻吩苷等易致心包炎。

⑦靶向药:即使是只攻击癌细胞的靶向治疗也可能导致心脏毒性。如单克隆抗体药 bevacizumab(Avastin)、cetuximab(西妥昔单抗)和利妥昔单抗(美罗华)可导致明显的高血压或低血压(由于大量细胞因子释放所致)、发热、呼吸困难、缺氧甚至死亡。

⑧芳香化酶抑制药:提高胆固醇水平而增加心脏事件。

2. 放射治疗引起的心脏毒性　胸部肿瘤,如左肺癌、食管中下段癌、贲门癌、纵隔肿瘤、左侧肋骨的转移癌、恶性淋巴瘤斗篷野及左侧乳腺癌的放疗过程中,心脏常不可避免地受到照射,从而导致放射性心脏损伤。其包括急性放射性心包炎、慢性渗出性心包炎、全心炎、缩窄性心包炎、冠状动脉病变等。全心包炎,临床表现为心悸、气促、胸痛、胸闷、呼吸困难等。缩窄性心包炎多在放疗后 3～6 年发生。冠状动脉病变常发生于放疗后 2 个月至 10 余年,其症状与一般冠心病相似。放射性心脏损伤的发生率和轻重程度常与下列因素相关,如心脏受照射的体积和总剂量、合并化疗、患者的个体情况等。

【中医病因病机】

从中医学的角度来看,化疗药物系作用强大的毒药,放射线系热毒之邪,相对正气而言则是一种邪气,可称为毒邪,对癌毒可取得"以毒攻毒"的抗邪效果;与此同时对全身正气,包括各个脏腑和气血津液皆有严重的毒害作用。"心悸""胸痹"的病位主要在心,其发病还与脾、肾、肺、肝四脏功能失调相关。

【辨证分型】

1. 西医分型

(1)急性心脏毒性(急性心肌炎):多在用药过程中、用药后数小时或数天之内即可发生,持续时间短,主要表现为窦性心动过速、室性期前收缩和室上性心律失常、传导阻滞、心电图 ST 段下移、T 波低平等。这类毒性与药物剂量无关,多可恢复。

(2)亚急性心脏毒性:常发生在第 1 或第 2 疗程给药后 4 周内,可导致心包炎、心肌缺血和心功能障碍,充血性心力衰竭等。

(3)慢性心脏毒性:多在常规剂量治疗后 6～8 个月发生,表现为心肌病、低血压、窦性心动过速或过缓、心室肥大、心肌劳损、室上性心律失常、左心室射血分数(LVEF)降低等,可迅速进展为双室心力衰竭,多在 8 周内死亡,病死率高达 30%～60%。

(4)迟发性心脏毒性:多在化疗结束 1 年以后发生,主要表现为隐匿性心室功能异常、心律失常、心肌病和(或)充血性心力衰竭,症状包括心动过速、心律失常、呼吸困难、心脏扩大等,且随患者生存时间的延长,其发生率与病死率也逐渐上升。

2. 西医诊断

(1)症状:患者通常诉有心悸心慌、胸闷、气短、乏力等不适。

心脏毒性初期主要是患者的自我感觉,而不是所说的客观辅助检查,此时辅助检查多是窦性心动过速。

(2)体征:心律失常,心音低弱,瓣膜听诊区可闻及杂音等。

(3)辅助检查:胸部 X 线片可提示心脏扩大或正常;心电图在心肌受损时可表现为各种心律失常,非特异性 ST-T 段改变等;心超中左心室射血分数(LVEF),左心室收末期压力/左心室收缩末期容积指数(ESS/ESVI),心房充盈速度/早期充盈速度(A/E)、左心室短轴缩短分数(LFS),以及左心室径平均缩短速度(MVCF)等均有相应改变;心肌内膜活检是目前监测蒽环类药物所引起的慢性心脏毒性最敏感的指标。生化检测如心肌酶谱等检查。

3. 中医辨证分型

(1)阴虚火旺型:主要病机为心血亏耗、心失所养、神气失守而发为心悸。

主证:心悸不宁,心烦少寐,头晕目眩。

次证:手足心热,耳鸣腰酸。

舌脉:舌质红,少苔或无苔,脉细数。

(2)心血不足型:脾胃气虚,生化乏源,或慢性久病,血耗气弱等,均可引起心血不足,营阴内竭,心失其养而发为本证。

主证:心悸、胸闷不适、头晕目眩、神疲健忘。

次证:伴头晕、面色不华、倦怠无力。

舌脉:舌质淡白、淡红,苔薄,脉细弱。

(3)心脉闭阻型:气滞、血瘀、痰浊闭阻心脉,脉道不通而致心悸、胸痹。

主证:心悸不安,胸闷不舒,心痛时作。

次证:或见唇甲青紫,颈部青筋暴露。

舌脉:舌质紫暗或瘀斑、瘀点,脉涩或结代。

(4)水饮凌心型:虚实并见,阳虚无以化气,水饮内停,上凌于心而致心悸、胸痹。

主证:心悸眩晕,胸脘痞满,气短,渴不欲饮。

次证:伴形寒肢冷,小便短少,或下肢水肿,渴不欲饮,恶心。

舌脉:舌苔白滑,脉细弱而数。

【治疗方案】

1. 治疗原则　心脏由具有有限再生能力的细胞组成,化疗药物既可产生暂时性心脏毒性外,也可引起持久性各种心脏并发症,严重的心脏毒性常致患者死亡。化疗药物及放疗引起的心脏毒性反应,其处理关键在于预防,并给予保护心脏毒性药物,降低诱发心脏毒性的危险因素。处理原则:在接受有心脏毒性的治疗前,必须对各种心脏毒性的危险因素进行仔细的评估;在化疗、放疗期间采取各种措施保护心脏或避免心脏毒性的发生;化疗、放疗前后及期间应注意监测患者心功能的变化,如心电图、心脏生化指标、超声心动图的变化等。

2. 危险因素评估

(1)累积剂量:多柔比星累积剂量$550mg/m^2$是目前公认的预防心力衰竭的限制剂量,减少用药剂量可以明显降低心脏毒性反应的发生率及严重程度,但即使小剂量化疗亦可能产生晚期心脏病变。

(2)发病年龄:>70岁或青少年<15岁或儿童<4岁者,使用多柔比星时心脏毒性反应发生率增高。发病及药物治疗时患者的年龄越小,后期药物造成心功能减退就越明显,这可能与蒽环类药物抑制心肌生长有关。

(3)性别:蒽环类药物的心脏毒性具有明显的性别差异,女性患者心脏收缩功能下降及发生致命性心律失常的概率明显高于男性患者。这种差异随着药物累积剂量的增加而增大。

(4)心脏基础疾病(冠心病、高血压病和糖尿病心脏病):有心肌损害史或心功能不全史。

(5)单次剂量:单次剂量过高也使心脏毒性的危险性增加,Krischer等研究表明单剂>$50mg/m^2$,心脏毒性发生率增加

2.81 倍。

(6)给药方式:持续输液相对于快速弹丸式输液可降低药物的心脏毒性。改变 DOX 给药方案,如将每 3 周给药 1 次的剂量分成每周 2 次的方案(d1,d8),但再次给药仍需间隔 3 周,亦可将一般静脉滴注改为持续静脉滴注 48h 或 72h,以降低心脏毒性的发生率。

(7)与其他化疗药物联合应用:多柔比星与紫杉醇、环磷酰胺、赫赛汀等联合应用时,宜更加小心并适当减少剂量。

(8)纵隔或左侧胸腔放疗史,则用药剂量相应降低。

3. 辨证施治

(1)汤剂

①阴虚火旺型

治则:滋阴清火,养心安神。

方药:阴虚而火不旺者,用天王补心丹加减。方用生地黄 12g,玄参 12g,麦冬 12g,天冬 12g,当归 12g,丹参 12g,人参 15g,茯苓 12g,远志 12g,酸枣仁 30g,柏子仁 12g,五味子 9g,桔梗 9g。若虚烦咽燥、口干口苦等热象较著者,用朱砂安神丸加减。方用朱砂 1g,当归 12g,生地黄 12g,黄连 6g 等。若阴虚火旺而兼有五心烦热、腰酸腿软者,为阴虚相火妄动之故,则可选用知柏地黄丸加减。方用知母 12g,黄柏 12g,牡丹皮 12g,泽泻 12g,山茱萸 12g,熟地黄 12g,茯苓 12g,山药 12g 等。

②心血不足型

治则:补血养心,益气安神。

方药:归脾汤加减。方用当归 12g,龙眼肉 12g,人参 15g,黄芪 30g,白术 12g,炙甘草 9g,酸枣仁 30g,茯神 15g,远志 12g,木香 12g,大枣 15g。若心动悸而脉结代者,乃气虚血少,血不养心之故,宜用炙甘草汤加减益气养血,滋阴复脉。若热毒伤阴或血虚日久而致心阴亏虚者,则用生脉饮加减益气养阴。

③心脉闭阻型

治则:活血化瘀,理气通络。

方药:桃仁红花煎加减。方用桃仁 12g,红花 9g,丹参 12g,赤芍 12g,川芎 9g,延胡索 12g,香附 12g,青皮 9g,生地黄 12g,当归 12g,龙骨 12g,牡蛎 12g,桂枝 12g,甘草 6g 等。

④水饮凌心型

治则:振奋心阳,行气化水。

方药:苓桂术甘汤加减。方用茯苓 15g,桂枝 12g,甘草 6g,白术 12g,半夏 12g,陈皮 9g,生姜 9g 等。

(2)中成药运用:应用蒽环类等化学药物时,或其他治疗出现心脏毒性时,口服可选用生脉饮、冠心苏和丸、愈风宁心片;静脉可滴注参脉注射液或复方丹参注射液等;均可明显改善症状和体征。

(3)针灸治疗:针刺神门、内关等以复脉止悸、活血化瘀、通络镇痛。足三里等穴位注射则可益气养血,养心安神。

(4)西医治疗

①应用蒽环类药物:同时应用中西药可明显减轻、减少心脏毒性。使用蒽环类药物之前应做心电图以便对比,应用蒽环类药物时每周做心电图 1 次,化疗后 6 个月内定期复查心电图,以便早期检出心脏毒性。

②放化疗合用时对心肌损伤有协同作用:应尽量减少把心脏置于大剂量放射野中,在放疗前后的化疗方案中更换多柔比星等蒽环类抗生素可减少放疗的心脏毒性。

③高危险因素:高龄、既往有心肌病史、冠心病、心瓣膜病、高血压、糖尿病等均为高危因素,应用多柔比星时可考虑应用心脏毒性较小的蒽环类抗生素如表柔比星等。

④抗癌药物:引起的心脏毒性均为非特异性的,而且与剂量有关,对不同肿瘤患者应仔细选择肿瘤药物,掌握好剂量。

⑤尽量少用钙离子拮抗药:包括维拉帕米、硝苯地平、地尔硫䓬等,因其可能增加患癌危险。

⑥选用新开发的蒽环类药物：米托蒽醌、吡柔比星、去甲柔红霉素、表柔比星等新一代药物，具有较强的抗肿瘤作用，但心脏毒性明显下降。

⑦心脏保护药：化疗时除注意药物用量外，应用右丙亚胺，该药是一种安全、有效的心脏保护药，能与铁螯合，去除蒽环-铁螯合物中的三价铁离子，阻止自由基的形成，减少心脏毒性的发生。或联合应用维生素 E 和辅酶 Q 等药物能够预防抗肿瘤药所致的心脏损害，改善心肌细胞能量代谢，增强和促进受损正常细胞的恢复。

【中西医结合治疗策略】

对于心脏毒性反应，其重点在于预防，其次是治疗，减轻心脏毒性反应。

1. 严格限制蒽环类药物等药的用量，总量以不超过终身累积量为宜。应用蒽环类药物的同时应用心脏保护药。如口服中药汤剂或中成药。

2. 对急性心脏毒性反应的处理为停药，卧床休息，给予利尿药、心血管活性药物、抗心律失常药物等。

3. 渗出性心包炎则以心包穿刺引流为主，缩窄性心包炎则采用心包松解术。

4. 对抗肿瘤药引起的迟发性心脏毒性，其治疗、保护药物主要有自由基清除药，如辅酶 Q10、维生素 C、维生素 E 及新离子螯合剂右丙亚胺等，经临床观察有一定预防多柔比星等抗肿瘤药所致心脏毒性的作用。

5. 在抗肿瘤治疗过程中，给予口服中药汤剂、中成药或针灸辅助治疗。急性、亚急性心脏毒性反应患者急性发作期多有水饮凌心、心脉闭阻型之表现，故治以化痰涤饮、行气化瘀，同时还可应用重镇安神之品；而缓解期患者主要表现为虚证，与慢性、迟发性心脏毒性反应患者相似，所以治疗主要为补益气血、调理阴阳，以改善症状、减轻心脏毒性反应、提高生活质量。

【疗效评价】

1. 心脏毒性反应监测指标　心脏毒性反应按照 WHO 分级标准如下。

①心功能 0 级，正常；Ⅰ 级，无症状但又有异常心脏征象；Ⅱ级，短暂的心功能不足，不需治疗；Ⅲ 级，有症状，心功能不足，治疗有效；Ⅳ 级，有症状，心功能不足，治疗无效。

②节率 0 级，正常；Ⅰ 级，窦性心动过速，休息心率＞100/min；Ⅱ 级，单灶 PVC（室性期外收缩），房性心律失常；Ⅲ 级，多灶性 PVC；Ⅳ 级，室性心律失常、心肌毒性反应采用超声检查测定左心室射血分数（LVEF）进行具体分级。

③心包炎 0 级，正常；Ⅰ 级，有心包积液无症状；Ⅱ 级，有症状，但不需要抽积液；Ⅲ 级，心脏压塞，需抽积液；Ⅳ 级，心脏压塞，需要手术治疗。

2. 心脏毒性反应监测方法　积极、有效地监测患者的心脏功能变化，可以有助于指导临床用药、优化治疗方案（化疗/靶向药物、剂量强度和密度等），在不影响抗肿瘤疗效的同时，有可能使心脏毒性的发生率和程度降到最低。目前，监测心脏毒性的方法很多，包括心电图、超声心动图、心内膜心肌活检、生化标志物等。其中，心内膜心肌活检仍是特异性和敏感性较高的监测手段，但是实施困难，仅在必要时应用。心电图和心肌酶谱检测为目前临床常规检测项目，但缺乏特异性。左心室射血分数（LVEF）和短轴缩短分数（FS）是常用的监测方法，可以区分危险人群，对预防心力衰竭有重要意义；然而，LVEF 常常低估了心脏损伤，LVEF 正常者可有亚临床的心功能损伤，因此，LVEF 检测早期亚临床心脏疾病并不敏感。已有研究表明舒张功能障碍是蒽环类药物诱导的心功能障碍的早期表现，因此，用多普勒超声心动检查心脏舒张功能对于早期监测心脏毒性是一个敏感的方法。另外，ESMO 关于化疗药物心脏毒性的临床实践指南建议：抗肿瘤化疗中，应定期监测 cTnI（化疗结束时，结束后 12h、24h、36h、72h，结束后 1 个月)和 BNP(化疗结束时、结束后 72h),以降低心脏毒性的发生危险。

　　监测、防治由抗肿瘤治疗所致的心脏毒性,需要肿瘤专科医生与心脏专科医生的密切合作。治疗前应充分评估治疗获益和潜在风险,全面了解患者的器官功能、肿瘤情况,了解药物的作用机制、代谢及相互作用、毒性反应,并与患者充分沟通,从而权衡利弊,尽量降低心脏毒性特别是心力衰竭的风险;治疗期间和治疗后,应密切监测心功能。右丙亚胺是预防蒽环类药物心脏毒性最有效的药物,高级别的循证医学证据表明右丙亚胺是唯一能预防蒽环类心脏毒性的药物,可以减少心力衰竭的发生。需要强调未雨绸缪,防患于未然,应客观认识蒽环类药物化疗的利与弊,尽早地应用右丙亚胺等药物,积极有效地预防心脏毒性。

　　中医药治疗恶性肿瘤及其不良反应,其治疗特点是辨病与辨证相结合,重视患者的主观感受和临床受益,包括"带瘤生存"等。但目前仍然没有能恰如其分地反映中医治疗肿瘤疗效的评价系统,但我们至少能从以下几方面综合评价,如瘤体变化、临床症状改善、体力状况、生活质量及生存期等。

(华琼博)

参 考 文 献

胡莎,贾苍松.2009.蒽环类抗肿瘤药物的心脏毒性.中国小儿血液与肿瘤杂志,14(2):94-97

黄金昶.2006.恶性肿瘤中西医内科治疗精要.北京:人民卫生出版社

潘宏铭,徐农.2007.肿瘤内科疾病临床治疗与合理用药.北京:科学技术文献出版社

中国临床肿瘤学会,中华医学会血液分会.2013.蒽环类药物心脏毒性防治指南(2013 年版).临床肿瘤学杂志,18(10):925-934

Albini A,Pennesi G,Donatelli F,et al.2010.Cardiotoxicity of anticancer drugs:The need for cardio-oncology and cardio-oncological prevention.J

Natl Cancer Inst,102(1): 14-25

Antonis Valachis,Cecilia Nilsson,et al.2015.Cardiac risk in the treatment of breast cancer: assessment and management. Breast Cancer (Dove Med Press),(7):21-35

Carrie Geisberg,Douglas B.Sawyer,et al.2010.Mechanisms of anthracycline cardiotoxicity and strategies to decrease cardiac damage. Curr Hypertens Rep,12(6): 404-410

Christenson ES,JamesT,Agrawal V,et al.2015.Use of biomarkers for the assessment of chemotherapy-induced cardiac toxicity.Clin Biochem,48(4-5): 223-235

Floyd JD, Nguyen DT, Lobins RL, et al. 2005. Cardiotoxicity of cancer therapy.Clin Oncol,23(30):7685-7696

Galderisi M,Marra F,Esposito R,et al.2007.Cancer therapy and cardiotoxicity: The need of serial Doppler echocardiography.Cardiovasc Ultresound, 5:4

Hershko C, Pinson A, Link G. 1996. Prevention of anthracycline cardiotoxicity by iron chelation.Acta Haematol,95(1):87-92

Ito H,Miller SC,Billingham ME,et al.1990.Doxorubicin selectively inhibits muscle gene expression in cardiac muscle cells in vivo and in vitro. Prnc Natl Acad Sci USA,87(11):4275-4279

Lebrecht D, Kokkori A, Ketelsen UP, et al. 2005. Tissue-specific mtDNA lesions and radical-associated mitochondfial dysfunction in human hearts exposed to doxorubicin.Pathol,207(4):436-444

Lebrecht D, Setzer B, Ketelsen UP, et al. 2003. Time-dependent and tissue-specific accumulation of mtDNA and respiratory chain defects in chronic doxorubicin cardiomyopathy.Circulation,108(19):2423-2429

Minotti G,Menna P,Salvatorelli E,et al.2004.Anthracyclines:molecular advances and pharmacologic developments in antitumor activity and cardiotoxicity.Pharmacol Rev,56(2):185-229

Simunek T,strrba M,Popelovfi 0,et al.2009.Anthracycline-induced cardiotoxicity:Overview of studies examining the roles of oxidative stress and free cellulariron.Pharmacological Repoas,61(1):154-171

Sorensen K，Levitt GA，Bull C，et al. 2003. Late anthracycline cardiotoxicity after childhood cancer: a prospective longitudinal study. Cancer，97（8）：1991-1998

Wallace KB. 2003. Doxombicin-induced cardiac mitochondrionopathv. Pharmacol Toxieol，93（3）：105-115

Yeh ET.2006.Cardiotoxicity induced by chemotherapy and antibody therapy. Annu Rev Med，（57）：485-498.

第二节　肺 毒 性

【概述】

目前，临床治疗肿瘤的方法主要有手术治疗、化学治疗（化疗）、放射治疗（放疗）和靶向治疗。其中，化疗、放疗和靶向治疗在控制肿瘤生长的同时，也会产生一些不良反应，其中肺毒性就是重要一项。肺毒性是指恶性肿瘤患者接受抗肿瘤治疗所致的肺损伤。根据产生肺毒性的原因不同，大致可分为放射性肺损伤、化疗诱导的肺疾病（CILD）及靶向药物所致的间质性肺疾病（ILD）等。本节将从分类、发病机制、诊断与鉴别诊断及治疗等几个方面对抗肿瘤治疗所致的肺毒性进行详细介绍。

【分类】

1. 西医

（1）放射性肺病：放射治疗作为临床治疗肿瘤的重要手段之一，其应用很广泛，美国一般的肿瘤患者接受放射治疗，其中胸部肿瘤（常见有食管癌、肺癌、乳腺癌等）占 70%～90%。胸部组织器官中肺对放射性损伤极为敏感，而在胸部肿瘤的放射治疗中，不可避免会受到高剂量的放射线照射，从而出现严重的肺损伤。在我国，放射性肺病发生率约为 8.25%。一般来说，将发生在放射治疗开始后 3 个月内的放射性肺损伤称为早期放射性肺病；超过 3 个月的则归入后期放射性肺病。早期放射性肺病以放射性肺炎多见,而后期则多发生肺纤维化。

(2)化疗诱导的肺疾病:化疗诱导的肺疾病(CILD)包括化疗药物直接对肺组织的损伤,以及化疗药物所致的免疫反应和毛细血管通透性改变间接所致的肺部损伤。化疗诱导的肺疾病根据发生时间,大致分为早期毒性和晚期毒性。一般认为,治疗后2个月内为早期,2个月以上为晚期。早期肺毒性以间质性肺炎为主,还可见急性肺水肿及支气管痉挛;晚期毒性以肺纤维化为主,肺静脉闭塞及支气管梗阻性组织肺炎则少见。容易引起急性间质性肺炎的药物有甲氨蝶呤、博来霉素、平阳霉素和环磷酰胺。而阿糖胞苷类、环磷酰胺可导致急性肺水肿发生,环磷酰胺、长春新碱有引起支气管痉挛的可能。甲氨蝶呤、博来霉素、平阳霉素、环磷酰胺和丝裂霉素可导致晚期肺纤维化的发生,甲氨蝶呤、环磷酰胺、博来霉素和平阳霉素则可引起肺静脉闭塞,而引起支气管梗阻性组织肺炎的药物有博来霉素和环磷酰胺。

(3)靶向药物引起的间质性肺疾病:目前,对于表皮生长因子受体(EGFR)突变的非小细胞癌患者,靶向EGFR的酪氨酸激酶抑制药(TKI)的疗效已经得到广泛认可。然而,TKI类药物的一个明显的不良反应即是相关间质性肺病(ILD),其发生率较低但致死率较高。TKI所致的相关间质性肺疾病在亚洲尤其是日本地区发病较高,但原因尚未明确。

2. 中医 放化疗所致肺毒性根据临床表现归属中医"咳嗽""喘证""肺胀""肺痿"等范畴,其病因与外感邪气和久病内伤有关。

(1)外感邪气:在肿瘤治疗过程中导致肺毒性发生之邪气主要有两种。一为特殊化疗药物或放疗,可属于热毒之邪,损伤肺络,多次接受放疗或化疗,可产生热毒壅滞,肺络瘀阻;二为肿瘤患者经放化疗后正气虚弱,外邪直中,以风寒、风热邪气为主,邪气壅肺,肺失宣肃。此两者相互作用而成此病。

(2)久病内伤:肿瘤患者久病内伤,肺络痹阻,日久成瘀,损伤肺气,肺气久虚,久病及肾,肺肾气虚,血脉瘀滞而成肺痿,或生痰饮,痰瘀互结,肺气益损,形成一种恶性循环。该病证属本虚标实,本虚为肺肾气阴两虚,标实为痰热瘀蕴肺。其基本病机为外感邪气(特殊化疗药或放疗)或久病内伤,热毒壅肺,久病化瘀,肺肾气虚而成肺痿,或生痰饮,痰瘀互结,肺气益损。放化疗患者正气虚损,卫气不固,风热、风寒等邪气直中于肺,肺脏损伤益其,故需注意扶助正气,防止外邪直中。

【病因及发病机制】

1. **放射性肺损伤**　放射性肺损伤是一个很复杂的发病过程,是在多种细胞、多种细胞因子的参与下经历 4 个阶段逐渐形成的。根据其病理学的改变主要分为 4 期:早期渗出期;中期肉芽生长期;后期纤维增生期;晚期胶原化后。

2. **化疗诱导的肺疾病**　化疗药物主要通过两种主要方式造成肺损伤。一种是药物对肺部的直接细胞性损伤,一种是免疫反应所致的非细胞损伤或过敏性(如毛细血管通透性增加)损害。

3. **靶向药物引起的间质性肺疾病**　TKI 所致的间质性肺疾病的发病机制尚不明确,可能与以下几点有关:①TKI 药物抑制多种正常细胞的损伤修复。②TKI 类药物可抑制肺表面活性物质的合成和分泌:肺表面活性物质对于防止肺泡塌陷及保护肺泡上皮细胞作用重大。③TKI 类药物可促进炎症的发生:TKI 类药物在抑制肿瘤生长的同时,可增强 AP-1(炎性因子的转录因子)的活性,导致 IL-6 等炎性因子的产生明显增加,IL-6 进一步作用于成纤维细胞,可促进其 COL1A 及 α-肌动蛋白的表达导致间质性肺疾病的发生。

【诊断与鉴别诊断】

1. **诊断**　不论是放射性肺炎、化疗药物所致的肺疾病还是靶向药物所致的间质性肺疾病,其临床表现均无特异性,包括咳嗽、胸闷、发热、气促、胸痛等症状,严重者可出现高热、进行性呼吸困难,不能平卧、憋喘或发绀等。肺部体征可包括局部实变征、湿啰音、胸膜摩擦音和胸腔积液体征。晚期肺纤维化患者可闻及干性啰音(爆破音)、杵状指及慢性肺心病体征。因此,肺毒性的诊断一般依据患者的用药史、放化疗时间和主、客观症状(症状、胸部X线表现、肺功能异常)的因果关系。

放射性肺炎:X线表现包括纤维索条影,主要为肺纹理紊乱,其间伴高密度点状影及胸膜增厚;片状阴影,主要为近侧边缘清晰的肺上野片状影;胸膜肥厚及胸腔积液;肺不张;纵隔移位等。CT表现分为早期和晚期,一般来说,早期急性期变为毛玻璃改变或斑片状高密度影,晚期慢性期则为含气不全及浓密纤维化的纤维化改变。

2. 鉴别诊断　由于肺毒性的症状和影像学改变缺乏特异性,因此临床上对于肺毒性的诊断一般为排除性诊断。肺部感染是晚期肿瘤的最常见的并发症,也可表现出胸闷、气促、呼吸困难等症状及肺部阴影,这种情况下可根据血常规、生化、炎性递质等指标,以及痰培养、血培养,明确是否存在感染。有时肿瘤复发很难从症状及影像学上与肺毒性进行鉴别,可借助纤维支气管镜或经胸壁穿刺活检明确诊断。对于肺毒性中胸膜改变及胸腔积液应注意与癌性胸腔积液鉴别,胸腔积液细胞学检测有助于两者的甄别。对于其他疾病如COPD、肺栓塞等可根据临床表现及影像学改变进行排除性诊断。因此,在无法排除其他疾病的情况下,经支气管或经胸壁穿刺活检若能确诊肺炎,并排除其他疾病如淋巴管转移癌、血管炎等,同时使用激素治疗和停用可疑药物能使肺炎快速吸收,可做出放射性肺炎或间质性肺炎的诊断。

【治疗】

放、化疗所致的肺毒性主要以间质性肺炎及肺纤维化表现为主,治疗的首要原则是立即停止放射治疗或化疗及靶向药物。治疗手段包括西医治疗和中医治疗两种。

1. 西医治疗　目前西医治疗以糖皮质激素及对症支持治疗为主,主要有以下几种方法。

(1)糖皮质激素的应用:对于高危人群,而影像学上表现可疑的患者可给予低剂量(10～20mg/d)激素治疗;如果出现呼吸困难可给予起始剂量 1mg/kg 或 60mg/d 甲强龙静脉滴注,症状改善后减量或改为口服;如果出现呼吸衰竭或一般情况较差者可采用大剂量的激素冲击(500～1000mg/d)直至症状好转,使用时间一般为 3～5d,然后逐步减量至停药或口服长期维持。

(2)对症支持治疗:包括吸氧,必要时行机械通气,抗感染止咳等对症支持治疗。

(3)抗纤维化治疗:多种药物可以抑制肺纤维化的发生,如秋水仙碱、干扰素 γ 诱导蛋白(IP-10)、吡非尼酮等可通过各种机制,如抑制成纤维细胞增殖、趋化、迁移和胶原沉积,减少肺纤维化患者肺泡巨噬细胞释放成纤维细胞因子和纤维连接素;诱导干扰素 γ 的生成;抑制某些转化因子基因的转录而起到抗纤维化的作用。

(4)调节细胞因子的治疗:干扰素 γ 能够抑制细胞增殖、调节免疫及抗纤维化。肝细胞生长因子(HGF)可以增加 II 型肺泡内皮细胞的移动和分裂,限制肺纤维化的进展。

(5)抗氧化治疗:还原型谷胱甘肽(reduced glutathione, GSH)、氨磷汀、褪黑激素、维生素 E 等均可通过抗氧化作用减轻药物对肺造成的损害。金雀异黄素可降低氧化损伤发生率,下调 TGF-β 的产生,从而激活巨噬细胞发挥抑制和延迟间质性肺炎及纤维化的过程。咖啡酸苯乙酯可通过抗氧化作用降低体内的丙二醛水平,从而提高抗氧化剂过氧化氢酶的活性和 SOD 的活性,抑制间质性肺炎及纤维化的发生。

(6)干细胞基因疗法:有学者报道肝细胞生长因子基因修饰的骨髓间充质干细胞可以减少炎性因子的分泌以及抑制肺纤维化的发生,在治疗放化疗所致的肺毒性中有较好的应用前景。

2. 中医治疗 放、化疗所致肺毒性中医多从肺肾治疗,根据病情发展分为夹感发作期、慢性迁延期及重症多变期。病情初起时,正气虚弱,风寒燥等外邪直中犯肺,表现为正虚外感,邪气深入迁延不愈,正气益损,至终末期病情复杂多变。中医治疗需根据不同阶段仔细辨证,防治疾病传变。该病多为虚实错杂,本虚为疾病的基础,不可攻伐太过,补虚亦不可太过滋腻,以免有恋邪之弊。

(1)夹感发作期

①气虚风寒犯肺

主证:咳嗽喘息,咳声重浊,痰稀色白,咽痒鼻塞,胸膈满闷。舌脉见舌质红苔薄白,脉浮数。

治法:疏风散寒,宣肺平喘。

选方:止嗽散合玉屏风散加减。

②阴虚燥热伤肺

主证:咳嗽喘息,咳声高亢,痰黏色黄,咽燥声嘶,气短胸憋,发热口干,头痛胸痛。舌脉见舌质红苔黄燥,脉浮数。

治法:清肺化痰,疏风润燥。

选方:清燥救肺汤或桑杏汤加减。

(2)慢性迁延期

①气阴两虚痰喘

主证:喘息气短,胸闷咳嗽,咳吐白黏痰,呼多吸少,动则喘憋气短加重。舌脉见舌暗红苔白腻,脉细滑。

治法:补肺益肾,化痰平喘。

选方:金水六君煎加减。

②气阴两虚瘀喘

主证:喘息进行性加重,呼多吸少,稍动则气短喘憋尤甚,咳吐少量白黏痰,难以咳出,面色发绀,神倦纳呆,腰膝酸软。舌脉见:舌紫暗有齿痕苔白,脉细涩或细滑。

治法:益气养阴,化痰活血。

选方:保肺汤加减。

(3)重症多变期

①阳虚水泛

主证:喘息进行性加重,呼多吸少,动则尤甚,咳吐清稀涎沫,心悸胸闷,下肢水肿,腰膝酸软,唇甲发绀。舌脉见:舌暗淡边有齿痕苔白滑,脉沉细弱。

治法:温阳补气,化瘀利水。

选方:真武汤合补肺汤加减。

②阴阳两虚:证见喘息进行性加重,呼多吸少,动则尤其,咳吐清稀涎沫,心悸气短,腰酸肢冷,五心烦热,咽干盗汗,面唇爪甲发绀。舌脉见:舌暗红边有齿痕苔白滑或少苔,脉细弱。

治法:大补阴阳,活血化痰。

选方:参蛤散合右归饮加减。

(洪　卫)

参 考 文 献

程文芳,钱飞宇,李云英.2000.肺癌放疗与放射性肺炎的研究.实用肿瘤学杂志,14:274-275

何勇,崔社怀.2014.EGFR-TKIs 治疗非小细胞肺癌并发相关间质性肺病的诊治.中华肺部疾病杂志(电子版),7(1):72-75

刘丽辉,施兵,叶丽萍,等.2012.化疗药物引起的急性弥漫性肺损伤 2 例报告并文献复习.临床肺科杂志,17(3):392-394

徐风华,郭荣荣,孙华燕.2009.吉非替尼治疗晚期非小细胞肺癌的系统评价.中国循证医学杂志,9(2):218-229

俞恒桑,楼亭,周丽,等.2009.试述放化疗所致肺毒性的中西医治疗.实用中医药杂志,25(4):257-258

赵艳海,李志平,徐泳.2007.预测放射性肺病发生的早期指标研究.中国肺癌杂志,(02):160-162

郑红,金冶宁.2002.放射性肺损伤的研究进展.第二军医大学学报,23(11):1264-1266

Cohen MH,Williams GA,Sridhara R,et al.2003.FDA drug approval summary:gefitinib(ZD1839)tables.Oncologist,8(4):303-306

Copper JA Jr.1997.Drug-induced lung disease.Adv Intern Med,42:231-268

Inoue A,Xin H,Suzuski T,et al.2008.Suppression of surfactant protein A by an epidermal growth factor receptor tyrosine inhibitor exacerbates lung inflammation.Cancer Sci,99(8):1679-1684

Ishiguro Y,Ishiguro H,Miyamoto H.2013.Epidermal growth factor receptor tyrosine kinase inhibition up-regulates interleukin-6 in cancer cells and induces subsequent development of interstitial penumonia.Oncotarget,4(4): 550-559

Rosenow EC,Myers JI,Swensen SJ,et al.1992.Drug-induced pulmonary disease: an update.Chest,(102):239-250

Rupnow BA,Knox SJ.1999.The role of radiation-induced apoptosis as adeterminant of tumor responses to radiation therapy.Apoptosis,(4):115-143

Sakao S,Tatsumi K.2012.Molecular mechalisms of lung-specific toxicity induced by epidemal growth factor receptor tyrosine kinase inhibitors.Onco lett,4(5):865-867

Sasaki R,Soejima T,Matsumoto A,et al.2001.Clinical significance of serum pulmonary surfactant proteins A and D for the early detection of radiation pneumoniti.Int J Radiat Oncol Biol Phys,(50):301-307

Wang H.2013.Hepatocyte growth factor gene-modified mesenchymal stem cells reduce radiation-induced lung injury.Hum Gene Ther,24(3):343-353

Wang J.2012.Preliminary study of protective effects of flavonoids against radiation-induced lung injury in mice. Asian Pac J Cancer Prev,13(12): 6441-6446

Xue J.2013.Gene-modified mesenchymal stem cells protect against radiation-induced lung injury.Mol Ther,21(2):456-465

Yildiz OG.2008.Protective effects of caffeic acid phenethyl ester on radiation induced lung injury in rat.Clin Invest Med,31(5):E242-E247

Yoshikawa N.2013.Sivelestat sodium hydrate reduces radiation-induced lung injury in mice by inhibiting neutrophil elastase. Mol Med Rep,7(4): 1091-1095

第三节　肝功能损伤

【概述】

肿瘤化疗引起的肝功能损伤属于药物性肝损伤范畴。所谓药物性肝损伤(drug-induced-liver-injury,DILI)是指患者在治疗过程中,肝由于药物的毒性损害或对药物的过敏反应所致的疾病。肝是药物代谢的主要器官。大多数抗癌药均需经过肝代谢、活化和灭活。一方面可将这些抗癌药转化成具有抗癌活性的产物,如环磷酰胺经肝微粒体转化为酮磷酰胺而发挥抗癌作用;另一方面又可将某些抗癌药物代谢为无活性的产物而排出体外。所以如果抗癌药物负荷超过肝的代谢能力,则容易引起肝毒性的发生。多数抗肿瘤药均可引起肝功能损伤,如氟尿嘧啶和 5-氟脱氧尿苷可造成肝内外胆管狭窄,引起硬化性胆管炎。药物性肝损伤是抗肿瘤药物常见的不良反应之一,其发生不仅可影响患者生活质量,而且可导致化疗延期,剂量调整而影响抗肿瘤疗效,因而及时保肝治疗、预防再次肝损伤的发生有重要的临床意义。本病属于中医的胁痛、黄疸等范畴。

【病因及发病机制】

影响药物性肝损伤的危险因素包括年龄、性别、药物的剂量和疗程、机体营养状态、遗传、药物的分子结构、合用药物及乙醇等。抗癌药引起的肝功能损伤主要发生在原肝功能较差或大剂量化疗的患者。

肝常能适应低水平的肝毒性,当药物代谢过程中形成的毒性代谢产物超过其安全排泄的速率时就会产生肝损伤。药物性肝损伤的机制包括药物本身的毒性、免疫过敏机制,影响肝实质摄取和干扰肝及有机阴离子的运转和排出等。

【中医病因病机】

中医学未将此病专门列出,但有所论述,称为"药邪致病"。

古人称肝为"阴尽阳生"之脏,具条达之性,其性刚,有"体阴用阳"之性。肝体柔和,肝气条达,气血阴阳平衡是维持肝正常生理功能的基本条件,治疗中误补、误攻均会导致气血阴阳失调而成疾。

【诊断与鉴别诊断】

我国尚无统一的诊断药物性肝损伤的标准。临床上支持药物性肝损伤诊断依据:包括年龄大于 50 岁,服用许多药物,服用已知有肝毒性的药物。出现特殊的血清自身抗体如抗 M6、抗 LKM2、抗 CYP1A2 及抗 CYP2E1,血液药物分析阳性,肝活检有药物沉积及小囊泡性脂肪肝,嗜伊红细胞浸润,小叶中央坏死等肝损伤证据。对于药物过敏反应所致的肝损伤则具有以下特点。

1. 服药开始后 5~90d 及离最后一次用药 15d 之内出现肝功能障碍。

2. 首发症状主要为发热、皮疹、皮肤瘙痒和黄疸等。

3. 发病初期外周血嗜酸性细胞上升(达 6% 以上)或白细胞增加。

4. 药物敏感试验为阳性,血清中有自身抗体,多数情况下诊断药物性肝病不需要肝活检,然而在需要排除其他肝损伤病因和定义至今未知肝毒性药物的损伤等级情况下可进行肝活检。

【治疗】

1. **停用致病药物** 一旦明确诊断立即停用有关药物。多数患者在停药后较短时间内能康复,但也有一些药物,停药后几周内病情仍可能继续加重并需要数月的时间才能康复。当有些患者暂时不能停用某种必需的药物时,要权衡是否危及生命方做出选择。

2. **促进体内药物清除** 视药物进入机体的方式、剂量、时间及速度,可进行催吐、洗胃、导泻、活性炭吸附、利尿等治疗方法,必要时需进行血液透析。

3. **支持治疗** 卧床休息,给予高蛋白(无肝性脑病先兆时)、高糖、丰富维生素及低脂肪饮食,补充氨基酸、清蛋白、血浆或全血、维生素,维持水、电解质平衡,以稳定机体内环境,促进肝细胞再生。严密监测肝功能,及早发现和治疗感染、出血、肝性脑病、暴发性肝衰竭等并发症。

4. 护肝退黄　当血清转氨酶、胆红素升高或血浆白蛋白降低时,可酌情应用护肝退黄药物,如肌苷、葡醛内酯、谷胱还原型谷胱甘肽、门冬氨酸钾镁、S-腺苷蛋氨酸、熊去氧胆酸、甘草甜素,多烯磷脂酰胆碱,硫普罗宁,中成药苦参注射液等。

5. 关于肾上腺皮质激素的应用问题　尽管肾上腺皮质激素(激素)具有解毒、抗炎、利尿和抗过敏作用,但只有对于发病机制与超敏反应有关的肝肉芽肿患者,才可考虑短程适量使用激素治疗,能改善全身症状和肝功能、促进肉芽肿消散。对于肝内胆汁淤积,即使是免疫特异性介导的肝内胆汁淤积,疗效尚难肯定。对其他急、慢性(包括肝衰竭)患者均不推荐应用。

6. 特效解毒药　谷胱甘肽是体内最主要的抗氧化剂,常用于抗肿瘤药、抗结核药、抗精神失常药等引起的肝损伤的辅助治疗。多烯磷脂酰胆碱具有保护和修复肝细胞膜作用。熊去氧胆酸(UACA)有稳定细胞膜、免疫调节及线粒体保护作用,能促进胆酸在细胞内和小胆管的运输,可用于药物性淤胆的治疗。有报道表明,水飞蓟素、烟碱和甲硫氨酸对于甲氨蝶呤所致肝损伤有潜在保护作用,但尚需更多的临床验证。

7. 生物人工肝支持治疗　重症药物性肝病可先选择人工肝支持治疗疗效显著,其中非生物型人工肝支持治疗主要用于清除毒性药物和各种毒素,方法包括血液透析、血液滤过、血液/血浆灌流、血浆置换和分子吸附再循环系统等,生物型及混合型人工肝不仅提供解毒功能,还可提供生物转化、生物合成等功能,更好地代替功能衰竭的肝,降低患者在等待移植过程和移植后危险期中的死亡率,或为肝细胞再生赢得时间。

【辨证施治】

药邪致病,亦为毒邪。药物性肝损伤的基本治则当为清除毒邪,治疗首先是停用肝毒性药物,其次是解毒排毒,解毒以凉血解毒为法,排毒以通利二便,给邪以出路为原则。

基本治法:凉血解毒。

基本方药:赤芍、蒲公英、牡丹皮、白花蛇舌草、枳壳、白茅根、大黄、车前子、小蓟。

随证加减:神疲乏力者,加黄芪、白术、党参;黄疸明显者,加茵陈、栀子;纳差腹胀者,加制半夏、陈皮、炒谷麦芽;有发热、皮疹、瘙痒者,加蝉蜕、葛根、地肤子;胁下痞块者,可加鳖甲、牡蛎;出现神昏谵语者,急以紫雪丹灌服。

分型施治

1. 肝气郁结

主证:胸胁作痛,时痛时止,纳食减少,嗳气频作,时有恶心、呕吐,舌苔薄白,脉弦。

治法:疏肝理气

方药:柴胡疏肝散加减。柴胡、炒枳壳、白芍、香附、青皮、陈皮。

2. 肝胆湿热

主证:胁痛口苦,胸闷纳呆,恶心呕吐,目黄肤黄,溲黄,舌质红,苔黄腻,脉弦滑。

治法:清热利湿。

方药:茵陈蒿汤加减。茵陈、大黄、栀子、车前子、生甘草。

3. 肝阴亏虚

主证:胁部隐痛绵绵,神疲身倦,口干,自觉烦热,头晕目眩,舌红少苔,脉细弦而数。

治法:养阴柔肝。

方药:一贯煎加减。沙参、麦冬、生地黄、枸杞子、白芍、当归、何首乌、郁金、八月札。一贯煎中含有川楝子,据报道可导致肝损伤,应慎用。

4. 肝血瘀阻

主证:胁下痞块,面色晦暗,两胁时见刺痛,固定不移,入夜更甚,舌质紫暗或有瘀点、瘀斑,脉沉涩。

治法:理气活血、消瘀散结。

方药:膈下逐瘀汤加减。当归、赤芍、桃仁、红花、丹参、香附、枳壳、延胡索、五灵脂、生牡蛎。

【中西医结合治疗策略】

如果出现肝损伤,则需要根据损伤程度及时调整用药剂量或停药。一般而言,化疗后短期内出现的转氨酶升高,多属一过性,停药后可迅速恢复,给予保肝药物后大多可继续治疗。对于较晚出现的肝功能损伤,应予重视,警惕肝纤维化的发生,建议停止化疗。主要措施如下。

1. 积极预防肝功能损伤

(1)在接受化疗之前,应进行 HBsAg 的筛查;若 HBsAg 阳性,应在化疗开始前至治疗结束至少 12 周后的期间内给予口服抗病毒药物的预防性治疗。

(2)化疗前明确患者有无肝功能损伤病史,若有,对于Ⅰ～Ⅱ度肝损伤者,可进行预防性保肝治疗和化疗同时进行;对于Ⅲ～Ⅳ度肝功能损伤时,应先保肝治疗,待肝功能稳定后再行化疗。

2. 积极治疗化疗过程中肝功能损伤 出现Ⅰ～Ⅱ度肝损伤者,应行保肝治疗,如维生素 C、甘草甜素、门冬氨酸钾镁、多烯磷脂酰胆碱、还原型谷胱甘肽等。

出现Ⅲ～Ⅳ度肝功能损伤时,应行保肝治疗,同时化疗也应减量,严重时应停止化疗。

3. 积极监测肝功能 化疗期间要定时检查肝功能,包括 ALT、AST、GGT、TB、DB、IB 等指标,注意有无黄疸、腹水、恶心、呕吐、乏力、厌油、食欲缺乏等症状,判别是否与药物毒性发生有关。化疗后也需要随访检测,临床上也往往出现化疗前、化疗期间肝功能一直正常,而在化疗后 2～3 个月出现异常。出现这种情况的原因多是因为肝细胞受到抗癌药物的打击,耐受性降低,处于隐匿性功能异常,一旦受到乙醇等刺激因素,便会出现肝细胞破坏症状。因此在化疗后要检测肝功能。

4. 中医中药 中医辨证要点:药邪所致肝病,应根据症状、舌苔、脉象的不同,分清邪实正虚,肝郁、湿热、血脉瘀阻为实,肝阴不足为虚,虚实又可兼见。临床辨证应分清标本之不同,采用"急则治其标"等中医治疗原则。

(洪朝金)

参 考 文 献

李永生.2009.肿瘤急症学.北京:科学技术文献出版社

刘平.2004.现代中医肝脏病学.北京:人民卫生出版社

苏少慧.2011.临床实用肝脏病学.石家庄:河北科学技术出版社

孙桂芝.2009.实用中医肿瘤学.北京:中国中医药出版社

谢渭芬.2012.临床肝脏病学.北京:人民卫生出版社

第四节　肾功能损伤

【概述】

肾功能损伤这里主要是指由化疗药物引起的,肾小球严重破坏,身体在排泄代谢废物和调节水电解质、酸碱平衡等方面出现紊乱的临床症候群。抗癌药物几乎均需经肾排泄。不仅肾排泄率高的药物易影响肾功能,且对肾和尿路系统具有直接损伤能力的药物,即使肾的排泄率低,也会引起泌尿系统毒性。肾毒性临床可表现为无症状的蛋白尿和血肌酐升高,严重者可出现肾衰竭。本病属中医学"腰痛""尿血""淋证""水肿""癃闭""关格""虚劳"等范畴。

【病因及发病机制】

1. 直接毒性作用　药物流经肾时,与肾组织各部分充分接触,尤其在髓质和肾小管内,药物浓度较高,可直接损伤肾组织。此种损伤和药物剂量及用药时间有关,多见于大量、长期用药者。当药物在肾小管内达到一定浓度时,可改变上皮细胞膜的通透性,破坏线粒体功能,导致上皮细胞坏死。

2. 免疫反应　药物通过变态反应形成抗原—抗体复合物,并沉积于肾小球基膜及小动脉基膜,造成肾损伤。此外,药物还可作为半抗原,与体内蛋白结合形成抗原,通过免疫反应机制损伤肾,此种损伤方式与药物剂量无关。

3. 血流动力学改变　药物引起的血压下降、休克、脱水造成有效血容量降低,肾缺血、缺氧而出现肾损伤。某些药物抑制前列腺素的合成,使肾血管收缩,肾血流减少而致肾损伤,或髓质缺血而出现肾乳头坏死。

4. 梗阻性肾损伤　某些药物在尿中形成结晶并沉积于远端肾单位,造成尿路梗阻;造影剂可使肾小管分泌的 T-H 蛋白形成管形,阻塞肾小管;麦角酰胺可引起腹膜后纤维化,造成尿路梗阻,抗凝药引起出血,血块可造成梗阻性肾病。

5. 肾外损害　某些药物对肾的损害是通过肾外因素造成的,如青霉素引起的过敏性休克所致的急性肾衰竭;皮质激素使蛋白质分解代谢增强可引起氮质血症;维生素 D 影响钙磷代谢可引起间质性肾炎和肾钙化。

【中医病因病机】

中医学认为,药物性肾损伤的病机关键是药毒伤肾,由于服用肾毒性的药物,郁积成毒,酿生火热毒邪,灼伤肾络,闭阻水道所致;或药毒日积月累,暗耗肾气,渐至肾元衰败;或耗伤肾阴,至精亏血少,肾阴亏虚而发病。由于药源不同,所伤不同,病机变化不同,但病理性质是本虚标实,药毒伤肾,气阴亏虚,毒性内胜,湿热内生。另有素体禀赋差异,药毒伤肾以过敏为主。

【治疗】

1. 西医治疗　肾作为药物代谢和排泄的重要器官,常受到影响。药物的肾毒性多为剂量依赖,或者在联合用药后肾毒性加重,而且临床表现轻重不一,出现时间长短不一,有的甚至延迟至停药后的数年。现将几种常见抗肿瘤药物引起的肾损伤及防治方法简介如下。

(1)顺铂:DDP 的肾毒性是其主要剂量限制性毒性,并呈剂量依赖性,其毒性表现多种多样,包括从可逆的急性肾功能损害到伴有显著肾组织学改变的不可逆的慢性肾衰竭。急性肾衰竭障碍一般是在未能得到充分补液和利尿的情况下发生。表现为少尿、高氮质血症、血清肌酐水平升高、肾血流量下降及近端肾小管受损。其毒性的防治措施主要有以下几种。

①补充液体与利尿,是预防 DDP 肾毒性的最基本、最关键的策略。一般要求在 DDP 应用前、后 6h 内,尿量保持在 $150\sim200ml/h$,在以后的 $2\sim3d$,维持尿量 100ml/h 以上。

②高渗性生理盐水除具有一定的利尿作用外还能有效降低 DDP 肾毒性的发生,而且不影响 DDP 的抗肿瘤效果。常规用法:DDP 加入 30% 的生理盐水 500ml,静脉滴注。

③化学保护剂能够保护机体脏器免受化疗药物的伤害。常用的有硫代硫酸钠、氨磷汀。硫代硫酸钠可与血液中的 DDP 结合,使之不活化,抑制 DDP 在肾小管的再吸收,目前多在胸、腹腔内应用 DDP 时静脉输注硫酸钠进行全身解毒处理。

(2)甲氨蝶呤(MTX):甲氨蝶呤可导致急性肾功能损害,表现为 BUN、Cr 水平升高,常规用药时 90% 以上以原形从尿中排泄,因此在肾小管、集合管中,MTX 及其代谢产物可出现结晶、沉积,引起肾小管闭塞和损伤,引起蛋白质、氨基酸尿,肾小管性中毒,肾性磷尿及范科尼综合征。肾毒性与用药剂量及时间有关。较少剂量,缩短疗程,可减少毒性。其主要防治措施有:①补充液体与利尿;②碱化尿液;③四氢叶酸解救用量:临床一般掌握 MTX 的用量达到 $400mg/m^2$ 时,在 MTX 用药后 24h 开始,每 6 小时口服或静脉注射 15mg,连续 6 次。肾功能异常时可根据肌酐清除率而进行药物剂量调整。

(3)丝裂霉素:丝裂霉素对血管上皮有直接的损害引起血栓性微血管病。丝裂霉素肾毒性的个体敏感性差异甚大,发生率为 $4\%\sim6\%$,呈剂量相关和累积,多疗程累积剂量 $>60mg/m^2$ $(1.5\sim4.0mg/kg)$ 或与其他药物如 5-FU 合用时肾毒性明显,一旦发生即为不可逆转,出现蛋白尿、氮质血症,典型表现为溶血尿毒症综合征,其包括血小板减少、微血管溶血性贫血和 ARF,其病理主要是肾小球硬化,系膜溶解、毛细血管内血栓和出血,以及动脉内血栓形成和纤维素样坏死。血浆置换、免疫吸附可使血小板增加、微血管溶血改善,但对肾功能改善无帮助。

2. 辨证施治

(1)药毒伤络证

主证:腰酸乏力,尿频尿急,淋漓不尽,尿浊或尿中带血,舌红苔黄腻,脉滑数。

治法:解毒利尿,化湿泄浊。

方药:清瘟败毒饮合八正散加减。生石膏、生地黄、犀角、黄连、栀子、黄芩、知母、赤芍、玄参、连翘、甘草、牡丹皮、竹叶、车前子、瞿麦、萹蓄。

(2)毒浊伤肾证

主证:腰腹急痛欲溺,尿浊或脓尿夹有血块或阻塞不通。舌红苔腻,脉弦滑。

治法:益气补肾,解毒化浊。

方药:清心莲子饮。黄芩、连翘、牡丹皮、山栀子、蒲公英、萆薢、玉米须、芡实。

(3)正虚浊瘀证

主证:全身乏力,腰膝酸软,面色晦暗无泽面浮肢肿,小便不通或尿少。舌淡,苔腻,脉细。

治法:温补脾肾,解毒活血泄浊。

方药:济生肾气丸合桃红四物汤加减。熟地黄、山茱萸、山药、泽泻、牡丹皮、茯苓、肉桂、附子(制)、牛膝、车前子、桃仁、红花、当归、白芍、川芎。

【中西医结合治疗策略】

1. 肾功能的评估　癌症患者化疗前应进行恰当的肾功能评估,尤其对高龄及低 PS 评分的患者更应慎重对待。建议采用多个指标联合应用,综合评估。比较常见的指标为血肌酐、肌酐清除率、血尿素氮、血红蛋白和红细胞数、尿比重、尿渗透压、肾 ECT 等。

2. 化疗敏感性肿瘤的预处理　一般主张在细胞毒药物应用前 48h 开始进行:①充分补充液体,并给予利尿药,保持尿量＞100ml/h;②静脉输注碳酸氢钠碱化尿液。

3. 高渗性生理盐水的应用　高渗性生理盐水除了具有一定的利尿作用之外,高浓度的氯离子能够阻挡 DDP 的 Cl⁻ 向 OH⁻ 的转变,从而使对肾小管具有强烈毒性作用的 DDP 的活性体浓度降低。

4. 化学保护剂的应用　所谓细胞保护剂又称化学保护剂,本身并无抗肿瘤作用,但与化疗或放射治疗合并应用时,能够保护机体正常细胞免受化疗的伤害,而不影响化疗药物或放疗的抗肿瘤效果。如硫代硫酸钠目前主要用于在胸、腹腔内应用大剂量顺铂时,静脉输入硫代硫酸钠进行全身解毒处理(即双路化疗)。硫代硫酸钠可以与血液中的 DDP 结合,使之不被活化,并且硫代硫酸钠可自肾迅速排泄,在肾小管内产生较高的浓度,进一步抑制 DDP 在肾小管的再吸收。

5. 肾功能异常时抗癌症的剂量调整

(1)肾小球滤过率(GFR)为 10～50ml/min,普卡霉素、博来霉素给常规剂量的 75%,顺铂、甲氨蝶呤给予 50% 的剂量;当GFR＜10 ml/min 时,普卡霉素、博来霉素、环磷酰胺给予 50% 的剂量。

(2)当肌酐清除率 50～70ml/min,血清肌酐 132.6～176μmol/L、BUN7.2～14.3μmol/L 时,顺铂、链佐星、甲氨蝶呤给予 50%,其他药物给常规剂量的 75%。

(3)当肌酐清除率＜50ml/min,血清肌酐＞176.8μmol/L,BUN＜14.3μmol/L 时,甲氨蝶呤给予 25%,停用顺铂,其他药物给常规剂量的 50%。

6. 药物性肾损伤　主要因药物的毒性反应所引起,由于药源不同,所伤不同,病机变化也不同,临床可表现出多种病证,如"尿血""淋证""腰痛""癃闭""关格""虚劳"等。西医临床治疗时,首先停用有肾毒性药物,其次增加血容量,以改善肾灌注量,加用利尿药帮助其排泄。此时应同时配合中药辨证论治,以祛邪为主,兼以扶正。祛邪即清热解毒,清热利湿,扶正即补气养阴,调补肾气。标本兼顾,中、西药互补,以加速药物的排泄,减少肾损害,使受损的肾功能尽快恢复正常。一旦出现肾衰竭,经非手术治疗无效者,应选用血透或腹透,以清除体内的毒素。若病情稳定,可采用中药进行调补,一般以补脾肾为主,兼活血泄浊解毒,有助于肾功能的改善和恢复。

(洪朝金)

参 考 文 献

沈庆法.2008.现代中医肾脏病理论与临床.上海:同济大学出版社
时振声.1997.时氏中医肾脏病学.北京:中国医药科技出版社
王海燕.2008.肾脏病学.3 版.北京:人民卫生出版社
中华医学会.2012.临床诊疗指南·肾脏病学分册.北京:人民军医出版社
邹燕勤.2003.现代中医肾脏病学.北京:人民卫生出版社

第五节　胃肠道反应

一、恶心、呕吐

【概述】

恶心、呕吐是恶性肿瘤疾病本身和化疗后常见的胃肠道反应,恶心常为呕吐的前驱感觉,但也可以单独出现,可自行终止,也可以接着干呕。恶心是一种特殊的主观感觉,主要表现为上腹部的特殊不适感,常伴有流涎和反复性吞咽动作,严重者可出现头晕、面色苍白、冷汗、心动过速和血压降低等迷走神经兴奋症状。干呕是横膈和腹肌的痉挛性运动所致,一般发生在恶心时,最终常引发呕吐。呕吐是指胃内容物或一小部分小肠内容物,经食管反流出口腔的一种复杂的反射动作。

恶心呕吐是导致患者对放、化疗产生抗拒心理的重要因素,往往影响治疗的进行,如何防治恶性肿瘤引起的恶心呕吐是临床需要解决的问题之一。

【病因及发病机制】

1. 药物性恶心呕吐

(1)化疗药物诱发:化疗诱导的呕吐(CINV)的机制非常复杂,临床上对于化疗所致恶心和呕吐通常同时进行防治。化疗药物引发恶心、呕吐反应除了与药物本身相关以外,还与化疗药物的剂量、给药途径及患者自身的部分特点等因素相关。抗肿瘤药物的催吐性分级参见表 2-2 和表 2-3。

表 2-2 抗肿瘤药物的催吐性分级

级别	给药途径		
	静脉给药		口服给药
高度催吐危险(呕吐发生率>90%)	顺铂	表柔比星>60mg/m²	丙卡巴肼
	AC方案(多柔比星或表柔比星+环磷酰胺)	多柔比星90mg/m²	六甲蜜胺
	环磷酰胺≥1500mg/m²	异环磷酰胺≥2g/m²	
	卡莫司汀>250mg/m²	氮芥	
		氮烯咪胺(达卡巴嗪)	

续表

级别	给药途径		
	静脉给药		口服给药
中度催吐危险（呕吐发生率 30%～90%）	白介素-2＞1200 万～1500 万 U/m²	多柔比星≤ 60mg/m²	环磷酰胺
	阿米福汀＞ 300mg/m²	表柔比星≤ 90mg/m²	替莫唑胺
	苯达莫司汀	伊达比星	
	卡铂	异环磷酰胺＜ 2g/m²	
	卡莫司汀≤ 250mg/m²	α-干扰素≥ 1000 万 U/m²	
	环磷酰胺≤ 1500mg/m²	伊立替康	
	阿糖胞苷＞ 200mg/m²	美法仑	
	奥沙利铂	更生霉素	
	甲氨蝶呤≥ 250mg/m²	柔红霉素	

续表

级别	给药途径		
	静脉给药		口服给药
低度催吐危险（呕吐发生率10%～30%）	阿米福汀≤300mg/m²	依沙比酮*	卡培他滨
	白介素-2≤1200万U/m²	甲氨蝶呤>50mg/m²,<250mg/m²	替加氟
	卡巴他赛	丝裂霉素	氟达拉滨
	阿糖胞苷（低剂量）	米托蒽醌	沙利度胺
	多西他赛	紫杉醇	足叶乙苷
	多柔比星（脂质体）	白蛋白紫杉醇	来那度胺
	足叶乙苷	培美曲塞	
	氟尿嘧啶	喷司他丁	
	氟尿苷	普拉曲沙#	
	吉西他滨	塞替派	
	α-干扰素>500万U/m²	拓扑替康	

续表

级别	给药途径		
	静脉给药		口服给药
轻微催吐危险（呕吐发生率＜10%）	门冬酰胺酶	地西他滨	苯丁酸氮芥
	博来霉素（平阳霉素）	右雷佐生[&]	羟基脲
	克拉屈滨（2-氯脱氧腺苷）	氟达拉滨	美法仑
	阿糖胞苷＜100mg/m²	α-干扰素≤500万 U/m²	硫鸟嘌呤
	长春瑞滨		甲氨蝶呤

　*半合成埃坡霉素 β 内酰胺类似物，属于抗有丝分裂药物，其作用机制与紫杉醇类药物类似；#一种新型叶酸类似代谢物的靶向抑制药，它不仅能完全抑制二氢叶酸还原酶（dihydrofolate reductase，DHFR），还可竞争性地抑制叶酰聚谷氨酰合成酶的聚麸胺（Polylutamylated）作用，阻断胸腺嘧啶及其他依赖单碳转移的生物分子的合成，干扰 DNA 的合成；&右雷佐生是心脏保护药

表 2-3　分子靶向药物的催吐性分级

级别	给药途径	
	静脉给药	口服给药
高度催吐危险（呕吐发生率＞90%）	—	—
中度催吐危险（呕吐发生率 30%～90%）	阿仑珠单抗 硼替佐米	伊马替尼 舒尼替尼

级别	给药途径	
	静脉给药	口服给药
低度催吐危险 （呕吐发生率 10%～30%）	西妥昔单抗 帕尼单抗 曲妥珠单抗	拉帕替尼 依维莫司
轻微催吐危险 （呕吐发生率<10%）	贝伐珠单抗	吉非替尼 索拉非尼 厄洛替尼

影响化疗诱发的恶心和呕吐因素见表 2-4。

表 2-4　影响化疗诱发的恶心和呕吐因素

化疗相关因素	患者因素
化疗方案的致吐潜能	年龄；性别；活动水平；体力状况
剂量	乙醇摄入；晕动症；焦虑
使用方式	化疗前食物摄取；化疗前睡眠治疗；妊娠期严重呕吐
使用途径	既往化疗的呕吐控制；对严重不良反应的担忧程度
输注速度	同病室患者经历恶心和呕吐

化疗药物引起的恶心呕吐可以根据出现时间的先后分为急性、延迟性、预期性、暴发性及难治性 5 种类型。

①急性反应：指化疗后 24h 内出现的恶心呕吐。多发生在用药后 1～6h，是由抗癌药物直接刺激第四脑室的 CTZ 或消化道的感受器而产生的。临床上有关止吐药的研究几乎都是针对这种类型的。

②迟发性反应：指用药后 24h 之后出现的恶心呕吐，可持续 5～7d。通常与顺铂、卡铂、环磷酰胺和多柔比星等有关。大剂量顺铂化疗 70%～80% 的患者出现迟发性呕吐。对顺铂来说，呕吐

在化疗后 48～72h 达到高峰,可能持续 6～7d。迟发性呕吐机制不详,且治疗效果亦欠佳。

③预期性恶心呕吐:指患者在前一次化疗时经历了难以控制的 CINV 之后,在下一次化疗开始之前即发生的恶心呕吐,是一种条件反射,主要由于精神、心理因素等引起。

④暴发性呕吐:指即使进行了预防处理但仍出现的呕吐,并需要进行"解救性治疗"。

⑤难治性呕吐:指以往的化疗周期中使用预防性和(或)解救性止吐治疗失败,而在接下来的化疗周期中仍然出现呕吐。

(2)非化疗药物诱发:其他药物,如抗生素、阿片制剂、镇痛药等;对非化疗药物引起的恶心呕吐,应积极寻找出相应的病因,这比选择止吐药更重要。

2. 梗阻性恶心呕吐　国外文献报道,晚期原发性或转移性肿瘤并发肠梗阻的发生率为 5%～43%。最常见并发肠梗阻的原发肿瘤为卵巢癌(5.5%～51%)、结直肠癌(10%～28%)和胃癌(30%～40%),鉴于在我国胃癌发病率为消化道肿瘤的首位,胃癌并发恶性肠梗阻的比例可能更高。小肠梗阻较大肠梗阻更为常见(61%和 33%),超过 20% 的患者大肠和小肠同时受累。卵巢癌并发恶性肠梗阻占癌性小肠梗阻的 50%,占癌性大肠梗阻的 37%。

其病因可分为癌性和非癌性两大类。

(1)癌性病因:癌症播散(小肠梗阻常见)和原发肿瘤(结肠梗阻常见)造成的梗阻。恶性肿瘤导致的机械性肠梗阻可能合并炎性水肿、便秘、肿瘤及治疗所致的纤维化、恶病质或电解质紊乱(如低钾血症)、肠道动力异常、肠道分泌降低、肠道菌群失调及药物不良反应等因素,从而使病情进一步复杂及恶化。

(2)非癌性病因:如术后或放疗后可出现肠粘连、肠道狭窄及腹内疝,年老体弱者粪便嵌顿。非癌性原因所致的恶性肠梗阻发生率占恶性肠梗阻的 3%～48%。即使是已知存在恶性肿瘤病灶的恶性肠梗阻患者,也需要考虑非癌性病因导致恶性肠梗阻的可能。

3. 刺激性恶心呕吐　刺激性呕吐指化疗药物直接刺激胃肠壁黏膜,导致大多数细胞毒药物均可刺激胃肠道黏膜,引起黏膜损伤,导致黏膜尤其是从胃到回肠黏膜上的嗜铬细胞释放 5-HT3,与 5-HT3 受体结合产生神经冲动由迷走传入神经再传入呕吐中枢导致呕吐。

4. 精神性恶心呕吐　即预期性呕吐。这种恶心呕吐是一种条件反射,通常在紧张或不愉快的情绪下发生,以反复发作的不自主呕吐为特征,不伴有其他明显症状。常常发生在化疗前就产生恐惧感的患者中。

5. 其他原因引起的恶心呕吐　放射治疗诱发:接受全身或上腹部放疗的患者最有可能发生恶心呕吐,因为胃肠(尤其是小肠)神经束包含的快速分裂细胞对放疗特别敏感;另外,分次照射量、总照射量、被照射组织含量越高,恶心呕吐的可能性就越大;在骨髓移植术之前给予全身照射时也有可能导致恶心呕吐。另外肿瘤转移,如脑转移、肝转移等也可以引起患者的恶心呕吐。

【辨证分型】

1. 中医病因病机　与肿瘤患者相关的呕吐在中医学中应属于"呕吐""反胃"范畴。中医学认为,胃主受纳和腐熟水谷,其气主降,以下行为顺。若邪气犯胃或胃虚失和,气逆而上,则发生呕吐。呕吐的病理性质不外虚实两类,实者由痰饮、郁气、瘀毒等邪气犯胃,而致胃升降失枢,气逆而发;虚者由气虚阳微、阴虚等正气不足,而使胃失温养,濡润,胃虚不降所致。治疗呕吐以和胃降逆为总的治疗原则。根据虚实不同,在具体施治时还要注意除邪与补虚。反胃的病机为脾胃虚寒,不能消谷化食;或脾虚不运,水湿停聚,痰浊阻胃;或久病入络,气滞血瘀,瘀阻胃脘,终致胃失和降,呕吐而出。

(1)外邪侵袭,胃失和降:肿瘤患者正气虚弱者多,感受外邪后多正不抗邪,若风、寒、暑、湿之邪,以及秽浊之气,侵犯胃腑,以致胃失和降,水谷随胃气上逆,就会发生呕吐。

(2)饮食不节,伤胃滞脾:患者若饮食过量,或过食生冷肥甘及误进不洁食物,皆可伤胃滞脾,导致食滞内停,胃气壅阻,浊气上逆,而发生呕吐。或由于饮食不节,饥饱无常,使脾胃受伤,不主运化,水谷不归正化,反生痰饮,停积胃中,当饮邪上逆之时,每能发生呕吐。

(3)情志失调,肝气犯胃:肿瘤患者大多情绪不佳,忧伤恼怒,恼怒伤肝,肝气不疏,横逆犯胃,胃失和降,而出现呕吐。此外,忧思伤脾,脾失健运,胃失和降,或脾胃素虚,偶因恼怒,食随气逆,也可发生呕吐。

(4)体虚病劳,胃虚失和:身患肿瘤或者化疗皆会导致身体虚弱,脾虚失运,胃虚失和,而发生呕吐。

2. 中医证型 根据临床实际,肿瘤患者的恶心呕吐大致可分为以下 5 种证型。

(1)痰饮内停

主证:呕吐痰涎清水,胸闷不适。

次证:不思饮食,头眩心悸。

舌脉:苔白腻,脉滑。

(2)肝气犯胃

主证:呕吐吐酸,嗳气频作,每遇情志不隧而呕吐吞酸加重。

次证:胸胁胀满,烦闷不舒。

舌脉:舌质红,苔薄腻,脉弦或弦细。

(3)脾胃虚寒

主证:呕吐清水痰涎,时作时止,喜暖畏寒,面色苍白,甚则大便溏薄。

次证:四肢不温,倦怠无力,口干不饮。

舌脉:舌质淡,苔白腻,脉濡弱或迟缓。

(4)胃阴不足

主证:呕吐反复发作,呕量不多,时作干呕,胃中嘈杂。

次证:喜寒恶热,口燥咽干,似饥而不欲食。

舌脉:舌红少津,苔薄腻,脉细数。

(5)瘀毒反胃

主证:朝食暮吐,暮食朝吐,吐物腐臭,形体消瘦。

次证:腹部疼痛,时有带血,粪便色黑。

舌脉:舌质青紫,苔少,脉弦涩。

【诊断与鉴别诊断】

肿瘤相关的恶心呕吐中最重要的因素是化疗引起的恶心呕吐(CINV),CINV一般都有明确的病史,诊断并不困难。但引起恶心呕吐的病因很多,故应根据病史、体检和必要的辅助检查来进行鉴别,找出病因,以便确定正确的治疗。

1. 潜在的脑转移 化疗时患者脑转移已经存在,但是无临床表现而未被注意。化疗后因为脑转移未被控制或其他因素,脑部病变更加明显。这种现象多见于序贯化疗者,由于疗程较长和间断给药,呕吐易被认为是化疗所致。

2. 急性肾衰竭 见于肿瘤溶解综合征或有潜在肾功能不良者,强烈而有效地化疗会使得肿瘤组织大量的坏死,释放尿酸,而呕吐引起的脱水、电解质紊乱,均可以引起急性肾衰竭,原来有潜在的肾功能减退者更容易发生。由于急性肾衰竭引发的肾功能不全(尿毒症)同样能致患者发生恶心呕吐。

3. 消化道梗阻 肠癌、胃癌、胰腺癌、腹膜后恶性肿瘤等阻塞或压迫消化道,也可以引起呕吐,此情况如果发生在化疗进程中,提示化疗效果不好。

4. 其他药物 肿瘤患者往往要使用吗啡等镇痛药物,雌激素、红霉素等抗生素,以及洋地黄制剂,这些药物均可引起药物源性恶心呕吐。

5. 代谢紊乱及神经内分泌系统疾病 如高钙血症、低钠血症等。

在 CINV 中,上述情况可以单独存在,也可能是 CINV 的伴同因素,只要注意分析病史,并进行适当的实验室检查,诊断仍然较为容易。只有在排除这些可能性之后,才能安全地给予止吐药物。

【治疗方案】

1. 治疗原则　目的是预防恶性呕吐的发生。具有中高度催吐反应的化疗引起的恶心呕吐反应至少持续 4d,需要采取措施使患者度过整个危险期。口服和静脉给予止吐药效果一样;在化疗前用最低有效剂量的止吐药。考虑止吐药的毒性。止吐药的选择取决于抗肿瘤治疗措施的催吐潜能及患者本身的因素。除了化疗引起的呕吐外,肿瘤患者还存在其他潜在的催吐原因:部分或完全性肠梗阻;前庭功能障碍;电解质混乱,如高钙血症、高血糖及低钠血症等;尿毒症;肿瘤或化疗引起的胃麻痹;精神生理性因素,包括焦虑和预期性恶性呕吐。临床应区分致吐因素并确定有效治疗药物。

2. 西医治疗

(1)药物治疗:常用的有以下几类。

①多巴胺受体拮抗药(促动力药):药物为甲氧氯普胺(胃复安)、多潘立酮。适用于肠梗阻早期、不完全性梗阻。由于促动力类止吐药可能会引发腹部绞痛,故不推荐用于完全性机械性肠梗阻。

②中枢止吐药:根据病情选择精神类药物,如氟哌啶醇、奥氮平、劳拉西泮、阿普唑仑;吩噻嗪类如氯丙嗪、丙氯拉嗪、苯海拉明等;5-羟色胺亚型受体 5-HT3 药,如盐酸昂丹司琼(欧贝)、帕洛诺司琼、格雷司琼(枢星)、多拉司琼、雷莫司琼;或神经激肽-1(NK-1)受体阻滞药,如阿瑞匹坦。

③皮质类固醇激素(地塞米松和甲泼尼龙):皮质类固醇激素用于预防化疗所致呕吐时也有很高的治疗指数,是最常用的止吐药之一。单剂应用适用于接受低致吐风险药物化疗者。与 5-

HT3 受体拮抗药和阿瑞吡坦三药联用对接受高、中致吐风险药化疗者具有独特疗效。有关地塞米松的研究最多。新指南推荐,在等效剂量时,皮质类固醇激素具有相同的疗效和安全性,可互相替代。

④抗胆碱能药:如氢溴酸东莨菪碱、山莨菪碱等。相对于抑制平滑肌的蠕动作用,抗胆碱类药对胃肠道腺体分泌的抑制作用较弱。由于抗胆碱类药具有抑制消化液分泌的作用,因此,即使无腹部绞痛的恶性肠梗阻也可以选择使用。可引起口腔干燥、口渴等不良反应。

⑤生长抑素类似物(奥曲肽):可有效控制恶心、呕吐症状,其作用优于抗胆碱类药。在恶性肠梗阻早期,奥曲肽与促胃肠动力药联用,可能逆转恶性肠梗阻恶性进展,其与促胃肠动力药、中枢止吐药等联用安全有效。

⑥阿片类药物:主要治疗梗阻性呕吐的疼痛症状,可根据病情选择吗啡、芬太尼等强阿片类镇痛药。对于无法口服用药的患者,首选芬太尼透皮贴剂,或吗啡皮下、肌内注射或静脉注射。哌替啶因镇痛作用时间短,其代谢产物易产生严重不良反应,故不推荐使用。阿片类镇痛药的临床用药应遵循 WHO 癌症疼痛治疗指南,规范化、个体化用药。强阿片类药治疗时,应重视个体化滴定用药剂量,防止恶心、呕吐、便秘等药物不良反应。此外,对于未明确病因的肠梗阻患者,应注意使用阿片类药可能影响病情观察和手术决策。

(2)补液治疗:补液适用于存在脱水症状的患者,主要应用于梗阻性呕吐的患者。其口干、口渴症状有时可能与静脉或口服补液量无关。口腔护理和反复吸吮冰块、液体或涂唇膏等措施,可能减轻口干、口渴症状。

(3)全胃肠外营养(TPN):TPN 的主要目的是维持或恢复患者的营养,纠正或预防与营养不良相关的症状。TPN 在恶性肠梗阻治疗中的作用存在争议,其一方面可延长患者的生存时间,另一方面可导致并发症,延长不必要的住院时间。TPN 不应作为 MBO 患者的常规治疗,仅选择性用于某些恶性肠梗阻患者(肿瘤生长缓慢、可能因为饥饿而非肿瘤扩散而死亡者)。Cozzagliao 等的研究结果显示,TPN 适用于 Karnofsky 行为状态(KPS)评分＞50％,而且预期生存时间＞2 个月的 MBO 患者。

(4)自张性金属支架:自张性金属支架可选择性用于十二指肠或直肠梗阻的患者,禁用于多部位肠梗阻和腹腔病变广泛的患者。该治疗费用高,在恶性肠梗阻的应用价值存在较大争议,因此应根据患者个体情况谨慎选用。多项临床研究结果显示,自张性金属支架可以使梗阻的肠腔再通,术后可能进食少量的食物。常见并发症包括局部疼痛、肠出血和肠穿孔。

(5)鼻胃管引流(NGT):NGT 仅推荐用于需要暂时性减少胃潴留的 MBO 患者。长期使用 NGT 仅限于药物治疗不能缓解症状而又不适于行胃造口手术的患者。NGT 可产生严重明显不适感,引起鼻咽部刺激、鼻软骨腐蚀、出血或换管或自发性脱出等并发症。

(6)胃造口:胃造口适用于药物治疗无法缓解呕吐症状的恶性肠梗阻患者,慎用于既往多次腹部手术、肿瘤广泛转移、合并感染、门脉高压、大量腹水及出血风险的患者。胃造口方法包括手术胃造口和内镜引导下经皮胃造口(PEG)。PEG 创伤小,是首选的胃造口方法。83％～93％胃造口患者的恶心、呕吐症状可能明显缓解。胃造口及间歇减压后,还可允许患者少量进食,让患者"恢复"胃肠道的积极功能状态,从而避免使用 NGT 所致的身心痛苦。

【辨证施治】

1. 根据临床实际,肿瘤患者的恶心呕吐大致可分为以下 5 种证型。

(1)痰饮内停

主证:呕吐痰涎清水,胸闷不适。

次证:不思饮食,头眩心悸。

舌脉:苔白腻,脉滑。

治法:温化痰饮,和胃降逆。

方药:小半夏汤合苓桂术甘汤加减。

制半夏 9g,陈皮 12g,茯苓 15g,桂枝 9g,炒白术 12g,炙甘草 6g。

(2)肝气犯胃

主证:呕吐吐酸,嗳气频作,每遇情志不隧而呕吐吞酸加重。

次证:胸胁胀满,烦闷不舒。

舌脉:舌质红,苔薄腻,脉弦或弦细。

治法:疏肝理气,消积导滞。

方药:半夏厚朴汤合左金丸加减。

姜半夏 9g,厚朴 9g,茯苓 15g,黄连 3g,吴茱萸 9g,柴胡 9g,竹茹 12g。

(3)脾胃虚寒

主证:呕吐清水痰涎,时作时止,喜暖畏寒,面色苍白,甚则大便溏薄。

次证:四肢不温,倦怠无力,口干不饮。

舌脉:舌质淡,苔白腻,脉濡弱或迟缓。

治法:温中健脾,和胃降逆。

方药:理中丸加减。

党参 15g,干姜 9g,炒白术 15g,炙甘草 9g,制半夏 12g,丁香 6g,陈皮 9g。

(4)胃阴不足

主证:呕吐反复发作,呕量不多,时作干呕,胃中嘈杂。

次证:喜寒恶热,口燥咽干,似饥而不欲食。

舌脉:舌红少津,苔薄腻,脉细数。

治法:滋养胃阴,降逆止呕。

方药:麦门冬汤加减。

麦冬 15g,玉竹 12g,制半夏 9g,旋覆花(包)9g,竹茹 12g,黄芩 9g。

(5)瘀毒反胃

主证:朝食暮吐,暮食朝吐,吐物腐臭,形体消瘦。

次证:腹部疼痛,时有带血,粪便色黑。

舌脉:舌质青紫,苔少,脉弦涩。

治法:化瘀解毒,降逆止吐。

方药:参赭培气通淤汤合丁香透膈散加减。

太子参 15g,代赭石 15g,丁香 6g,制半夏 9g,白英 15g,丹参 15g,白花蛇舌草 15g,茯苓 15g,炙鸡内金 9g,生薏苡仁 30g。

2. 其他治法

(1)针灸

①治法:理脾和胃、降逆止呕,饮食停滞、肝气犯胃者只针不灸,泻法;外邪犯胃、脾胃虚弱、痰饮内停者针灸并用,补法;胃阴不足者只针不灸,平补平泻。

②处方:中脘、胃俞、内关、足三里。

③方义:呕吐病变在胃,总由胃气上逆所致。故首取胃的募穴中脘配胃之背俞穴为俞募配穴法,以和胃止呕;内关功擅理气降逆,为止呕要穴;足三里为胃腑下合穴,"合治内腑",以通调腑气、降逆止呕。

④加减:外邪犯胃加外关、大椎解表散邪;饮食停滞加梁门、天枢消食止呕;肝气犯胃加太冲、期门疏肝理气;痰饮内停加丰隆、公孙化痰消饮;脾胃虚弱加脾俞、公孙健脾益胃;胃阴不足加脾俞、三阴交滋胃养阴。

⑤操作:诸穴均常规针刺;脾胃虚弱者可行艾条灸、隔姜灸或温针灸;上腹部穴和背俞穴针后可加拔罐。每日 1 次,呕吐甚者可每日 2 次。

(2)其他疗法

①耳针:根据病变部位取胃、贲门、幽门、十二指肠、胆、肝、

脾、神门、交感。每次选用 2～4 穴,毫针浅刺;也可埋针或用王不留行籽贴压。

②穴位注射:取足三里、至阳、灵台等穴;每穴注射生理盐水 1～2ml。

③穴位敷贴:取神阙、中脘、内关、足三里等穴。切 2～3cm 厚生姜片如硬币大,贴于穴上,用伤湿镇痛膏固定。本法也可预防晕车、晕船引起的呕吐,乘车船前 0.5h 贴药(不用生姜,只贴伤湿镇痛膏也有良效)。

【中西医结合治疗策略】

1. 呕吐的外科治疗　外科治疗在不同的梗阻平面采用不同的治疗措施。食管梗阻,采用食管切除术、支架置入、激光治疗;十二指肠梗阻,外科分流术,支架置入;回肠梗阻,可采用梗阻段切除及再吻合、分开粘连、回肠造口术;发生在结肠水平的梗阻,须采用梗阻段切除及再吻合、结肠造口术。

2. 化疗所致呕吐的治疗及预防

(1)高致吐风险药物化疗前,推荐联合应用 5-羟色胺受体拮抗药、地塞米松和神经激肽受体拮抗药。应用方法如下。

第一天可选 5-羟色胺受体拮抗药:①多拉司琼 100mg 口服;②格拉司琼 2mg 口服或 1mg 口服每日 2 次或 0.01mg/kg 静脉注射(最大剂量 1mg)或化疗前 24～48h 应用 34.3mg 格拉的贴剂,贴剂最长使用时间不超过 7d;③昂丹司琼 16～24mg 口服或 8～16mg 静脉注射(最大剂量 32mg/d);④帕洛诺司琼 0.25mg 静脉注射。

地塞米松第 1 天 12mg 口服或静脉注射,第 2～4 天每天 8mg 口服。

神经激肽-1 受体拮抗药:①阿瑞吡坦第 1 天 125mg 口服,第 2～3 天每天 80mg 口服;②福沙吡坦第 1 天 150mg 静脉注射。

三药联合基础上,可根据实际情况第 1～4 天合用劳拉西泮 0.5～2mg 口服或静脉注射或每 4 小时或每 6 小时舌下含服。或者合用 H₂ 受体阻滞药或质子泵抑制药。

（2）接受中度致吐风险药物化疗的患者，推荐联合应用 5-羟色胺受体拮抗药、地塞米松；NK-1 受体拮抗药仅选择性用于中度催吐风险的部分患者，如卡铂 $\geqslant 250mg/m^2$、环磷酰胺 $\geqslant 600 \sim 1000mg/m^2$、多柔比星 $\geqslant 50\ mg/m^2$。

（3）低度致吐风险静脉化疗不推荐使用 5-羟色胺受体拮抗药，只选用地塞米松、甲氧氯普胺、氯丙嗪中任何一种药物，必要时合用罗拉西泮、H₂ 抑制药或质子泵抑制药。极低度致吐风险化疗无须常规预防用药。使用氯丙嗪需要监测肌张力，如果出现肌张力异常推荐每 4 小时或 6 小时口服或静脉注射苯海拉明 $25 \sim 50mg$。

（4）预防化疗后延迟性呕吐时，地塞米松和阿瑞吡坦二联药物治疗应用于所有接受顺铂和其他高致吐风险药物化疗患者，或中药对证治疗。

不同致吐风险药物的预防呕吐方案见表 2-5。

表 2-5　不同致吐风险药物的预防呕吐方案

致吐风险	止吐用药方案
高（>90%）	5-羟色胺受体拮抗药，第 1 天
	地塞米松，第 1、2、3、4 天
	阿瑞吡坦，第 1、2、3 天
中（30%～90%）	5-羟色胺受体拮抗药，第 1 天
	地塞米松，第 1、2、3、4 天
	阿瑞吡坦，第 1、2、3 天（仅限接受蒽环类药物和环磷酰胺）
低（10%～30%）	地塞米松、甲氧氯普胺、氯丙嗪中一种，第 1 天
极低（<10%）	按需用药

3. 放疗所致呕吐的防治 全身放疗和上腹部放疗可用 5-羟色胺受体拮抗药联合或不联合地塞米松,其他部位的放疗则可不预防。放疗、化疗结合,按化疗预防性给药。

4. 中枢神经系统相关的呕吐(脑、脑膜) 皮质激素(地塞米松,4~8mg,每日 2~3 次);姑息性的放疗。

5. 腹内的肿块或肝转移引起的胃出口梗阻(squashed stomach syndrome) 如果不是各种共存疾病的禁忌,可以使用皮质激素、质子泵抑制药和胃复安治疗。

6. 其他药物治疗引起的呕吐 停止一切不必要的药物治疗;检测可提供必需药物的血浓度(地高辛、苯妥英、卡马西平、三环类抗抑郁药);治疗药物因素所致的胃病(质子泵抑制药,甲氧氯普胺);考虑类罂粟碱原因引起,开始类阿片药物的轮换治疗或在使用无恶心不良反应的联合镇痛药与麻醉科医师/神经外科的操作下减少其需要量。

7. 代谢异常 纠正高钙血症;治疗脱水。

8. 精神方面 如果患者有进食障碍疾病,躯体化恐惧症,恐慌等导致恶心和呕吐,考虑精神病学咨询。在常规治疗护理的基础上通过认知干预、行为干预、饮食干预及家庭、社会支持,提高患者对化疗的正确认识,减轻紧张、恐惧和焦虑等情绪,使心身放松,小肠肌肉紧张度减低,从而缓解胃肠道反应的发生。

在排除梗阻性呕吐的原因之后,可在辨证论治的基础上或患者强烈要求的情况下运用以理气健脾和胃降逆为主的中药进行治疗,也可以将中药的运用提早到化疗药物的运用之前,减少精神因素所导致的呕吐,并以此提高机体耐受化疗药所致的呕吐的阈值;也可选择针灸中脘、胃俞、内关、足三里的治疗。同时,在运用中药的时候,避免性味苦寒的中药,因为此类药物会加重患者呕吐的意念,适当地运用口感较好的药物对于服药的依从性也有很大的帮助。在化疗期间,服用中药,同时可以起到增敏减毒的效果。在中药的煎汁时尽可能采取浓煎的手段,因为过多的饮入量亦会激发呕吐中枢的兴奋,或采取多次频服的方法。

二、腹泻

【概述】

腹泻是指排便的次数明显增多,便质变稀薄,或带有黏液、脓血或含有未消化的食物成分。对于黏液状稀便,每日 3 次以上,或者每日的粪便总量＞200g,其中粪便的含水量＞80％,则可以认定为腹泻。腹泻的发病机制为胃肠道的分泌、消化、吸收和运动等功能发生障碍或紊乱,以致分泌量增加,消化不完全,吸收量减少和(或)动力加速等,最终导致粪便稀薄,可含渗液,大便次数增加而形成腹泻。正常人可以每天排便 1～2 次或每 2～3 天排便一次,粪便的性状正常。许多肿瘤患者常常出现腹泻,医学上把它称之为"肿瘤相关性腹泻"。这种腹泻通常可发生于不同类型的肿瘤患者,可以是肿瘤本身所致,也可以是各种肿瘤治疗手段所引起,这种腹泻患者不但大便的次数增加,而且性状会发生改变,呈稀便、水样便甚至于血样、脓血样变。它严重影响着患者的生活质量和治疗效果,重者甚至可能危及生命。及早认清原因有利于早期控制腹泻的症状。

【病因及发病机制】

1. 肿瘤的本身因素　主要可分为以下几种类型。

(1)分泌性腹泻:常见于胃肠道激素瘤因某些因子对肠道黏膜的刺激,使肠黏膜分泌量大于吸收的液体量而导致腹泻。

(2)渗透性腹泻:由于肠腔内有不吸收性溶质存在,肠腔内有效渗透压因而增加,致肠黏膜水分大量外渗引致腹泻。肠癌广泛切除后,接受光谱抗生素治疗后加上维生素缺乏,以及淋巴循环受阻,脂肪吸收不良均可导致渗透性腹泻。

(3)肠道运动功能紊乱性腹泻:肠道肿瘤可使肠运动减弱,引起肠梗阻、扩张、淤滞,导致肠内细菌过度繁殖和炎症而发生腹泻。

(4)渗出性腹泻:小肠腺癌、绒毛腺瘤患者血清蛋白、黏液、血液从肠壁浸润部位渗出到肠腔,引致腹泻。如肠道有继发感染时则腹泻更甚。

2. 肿瘤治疗引起的腹泻

(1)化疗:大多数患者术后需要进行常规化疗。很多化疗药对肠壁有毒性作用,可损伤肠道上皮细胞,引起肠壁细胞坏死及炎症,增加肠管蠕动,影响水分和营养吸收,造成吸收和分泌之间的失衡从而发生腹泻。美国国家癌症研究所(NCI)关于化疗相关性腹泻的分级见表2-6。

表2-6　NCI关于化疗相关性腹泻的分级

分级	表现
1级	大便次数增加<4/d,排出物量轻度增加
2级	大便次数增加4～6/d,排出物量中度增加,不影响日常生活
3级	大便次数增加≥7/d,失禁,需24h静脉补液,需住院治疗,排出物量中度增加,影响日常生活
4级	危及生命(如血流动力学衰竭)
5级	死亡

(2)放疗:有些患者行肿瘤切除术后需要在腹部、盆腔、下胸部或腰部脊柱进行放疗,可直接引起肠黏膜损害,破坏肠绒毛或微绒毛上皮细胞,导致放射性肠炎,继发肠黏膜萎缩和纤维化,引起急性渗出性腹泻。

(3)抗生素相关及肠道感染性腹泻:抗生素过度使用导致肠道功能紊乱,菌群失调,致病微生物增生而引起腹泻。抗生素也可以直接引起肠黏膜损害导致腹泻。另外,肿瘤患者因化疗等原因,免疫功能受到抑制,营养不良,化疗时毒性反应导致胃肠黏膜缺血缺氧,易导致肠道细菌繁殖,移位而发生感染性腹泻。

(4)其他因素:肿瘤患者患病时间长,反复治疗,引起患者思想紧张、焦虑,导致胃肠自主神经功能紊乱也是可引起腹泻的因素。

【辨证分型】

中医病机 腹泻就其病机来看,应属中医学泄泻范畴。中医学认为引起泄泻的原因主要有感受外邪、饮食所伤、七情不和及脏腑虚弱等,但最终均为导致脾胃功能失常而产生泄泻,其最主要的病机为脾虚湿胜。病理性质为本虚标实,亦有以邪实为主的。肿瘤患者的腹泻大多以本虚为主,肿瘤患者由于化疗药物或放射性治疗耗伤人体正气,伤脾败胃,使脾气虚弱,运化失职,脾失健运,胃失和降,脾虚不能运湿,湿滞为其标,而脾虚为其本。故治疗应以扶正为先,一旦正气恢复,邪气自然退却。

(1)外邪夹湿,内侵困脾:六淫之邪,均能使人发生泄泻,其中以暑、湿、寒较为常见,尤其以感受湿邪致泻者为多。患者若体质虚弱,脾虚失于运化,也能导致湿滞于肠胃,从而引起便溏。

(2)情志所伤,肝脾不和:肿瘤患者多情绪低落,易烦易怒,忧思恼怒,肝气郁结,失于条达,横逆乘脾;或忧思太过,耗伤脾气,脾运失职,水谷不分,混杂而下,变为泄泻。

(3)饮食积滞,脾胃受伤:过量,化为积滞,或患者本就消化不良,食积胃肠;或不注意控制饮食,恣食肥甘,滋生湿热,过食生冷,寒湿伤中;饮食不洁,化生浊邪等,病机之关键是饮食伤脾。

(4)劳倦伤脾,清阳不升:患者长期饮食失调,或劳倦久病,素体不足,均可导致脾胃虚弱,清阳不升,不能受纳水谷和运化精微,湿滞内生,清浊不分,遂成泄泻。

(5)年老虚损,命门火衰:肿瘤多属慢性病,且以中老年人多见。久病之后,或年老体弱、阳气不足,肾阳受损,命门火衰,致釜底无火、脾失温煦、运化失权而成泄泻。

【诊断与鉴别诊断】

由于引起腹泻的病因不同,治疗亦不相同,鉴别腹泻类型及病因有助于临床对因治疗。

1. 诊断要点　排便情况、粪便外观和腹痛性质:病变在直肠或乙状结肠的患者多有便意频繁和里急后重,量少,肉眼可见脓、血,有黏液,腹痛位于下腹和左下腹,排便后可稍减轻;小肠病变所引起的腹泻粪便的量较多,烂或稀薄,可含脂肪,黏液少,臭,无里急后重,疼痛的部位多在脐周,多为间歇性阵发性绞痛伴肠鸣音亢进。每日大便量超过 5L 应考虑霍乱或内分泌肿瘤所引起的腹泻。

2. 辅助检查　血常规和生化检查可了解有无贫血、白细胞增多、糖尿病及电解质和酸碱平衡情况。

新鲜粪便检查是诊断急、慢性腹泻病因的最重要步骤,常用的有大便隐血试验、涂片查白细胞、脂肪、寄生虫及虫卵、大便培养细菌等。

X 线钡剂、钡灌肠检查和腹部 X 线平片可显示胃肠道病变运动功能状态,胆石、胰腺或淋巴结钙化。选择性血管造影和 CT 对诊断消化系统肿瘤有重要价值。

直肠镜、乙状结肠镜和活组织检查:活检操作简便,对相应肠段的癌肿有早期诊断价值。纤维结肠镜检查和活检可观察并诊断全结肠和末端回肠病变。小肠镜可观察十二指肠和空肠近段病变并做活检,怀疑胆道和胰腺病变时行 ERCP 有重要价值。小肠黏膜活检有助于胶原性乳糜泻、热带性乳糜泻、某些寄生虫感染、Crohn 病、小肠淋巴瘤等的诊断。

【治疗方案】

1. 常规治疗

(1)对于病因明确腹泻,应该先针对病因治疗。感染性腹泻需根据病原体治疗:以针对病原体的抗菌治疗最为理想:复方新诺明、氟哌酸、环丙氟哌酸、氟嗪酸、氧氟沙星等对菌痢、沙门菌或产毒性大肠埃希菌、螺杆菌感染有效;甲硝唑对溶组织阿米巴及梨形鞭毛虫感染有效。高渗性腹泻应停食高渗的食物或药物。胆盐重吸收障碍引起的结肠腹泻可用考来烯胺吸附胆汁酸止泻。

治疗胆汁酸缺乏所致的脂肪泻,可用中链脂肪代替日常食用的长链脂肪,因前者不需经结合胆盐水解和微胶粒形成等过程而直接经门静脉系统吸收。

（2）纠正腹泻所引起的失水、电解质紊乱和酸碱平衡失调。

（3）对严重营养不良者,应给予营养支持。对弥漫性肠黏膜受损者,谷氨酰胺是黏膜修复的重要营养物质,在补充氨基酸时应注意补充谷氨酰胺。

（4）严重的非感染性腹泻可用止泻药,常用止泻药见表 2-7。

表 2-7　常用止泻药

主要作用机制	药物	剂量
收敛、吸附、保护黏膜	双八面体蒙脱石	3g,3/d
	次碳酸铋	0.2～0.9g,3/d
	氢氧化铝凝胶	10～20ml,3～4/d
	药用炭	1.5～4g,2～3/d
	鞣酸蛋白	1～2g,3/d
减少肠蠕动	复方樟脑酊	2～5ml,3/d
	地芬诺酯	2～5mg,3/d
	哌洛丁胺	4mg,3/d
抑制肠道过度分泌	消旋卡多曲	100mg,3/d

2. 化疗相关性腹泻的治疗

（1）无合并症的化疗相关性腹泻治疗包括停止所有含乳糖、乙醇及高渗性食物;少食多餐易消化吸收食物;2 级腹泻应停止抗肿瘤治疗直至症状消失;下一周期治疗酌情降低剂量;药物治疗如洛哌丁胺,酌情加用口服抗生素等。

（2）有合并症的化疗相关性腹泻的治疗包括停止化疗和诱发、加重因素;住院、监测、评估;补液;监测血常规、大便常规、电解质;给予奥曲肽治疗,若腹泻仍未停止,可以使用抗菌药物如喹诺酮类,用药至腹泻停止 24h。

（3）细胞毒药物引起的腹泻的治疗:代表性药物为伊立替康,其所致的早发性腹泻为乙酰胆碱综合征的表现,应使用阿托品治疗;对于其所致的迟发性腹泻的治疗原则如下。

①减少肠腔内 SN-38 的浓度及其与肠上皮接触时间:抑制细菌产生 β 葡萄糖醛酸化酶;使用口服抗生素、增加肠腔 pH。

②吸附肠腔 SN-38:预防性口服活性炭。

③减少肠内容物在肠内存留时间:不提倡预防性使用止泻药。

④隔断 SN-38 与肠上皮细胞的接触:肠黏膜保护药。

⑤减少肠蠕动,增加水、电解质吸收:洛哌酰胺、复方苯乙哌啶。

⑥减少肠上皮细胞分泌水分及电解质:奥曲肽、COX2 抑制药(抑制血栓烷 A2,使其刺激肠上皮细胞分泌氯原子及水分的作用下降)、Acetorphan、Racecadotril(脑啡肽抑制药)。

⑦其他:IL-15 可以防止肠道微绒毛的缩短和破坏,减少结肠杯状细胞的数量;沙利度胺机制不详,最早发现对 AIDS 相关腹泻有效,可能与其抗炎作用及抑制 TNF-α 的作用有关,同时可增强 CPT-11 的抗肿瘤效应。

3. 肛周湿疹　腹泻易造成肛门或肛周区灼痛及皮肤损害,甚至出现糜烂、湿疹等。故应指导患者采取定期清洗局部皮肤、便后用苍术、黄柏、五倍子煎水坐浴,每日 1 次。局部涂搽黄连软膏、鱼肝油软膏等,以保持患者肛周皮肤清洁、干燥和舒适,从而避免肛周皮肤发生糜烂和湿疹。

4. 精神情志　绝大多数患者确诊癌症后,情志失调,恐惧、急躁、焦虑,甚至绝望。再加上术后进行化疗和放疗引起的严重胃肠道反应,尤其是严重的腹泻,多会加重患者精神负担。因此,加强患者的心理护理至关重要。医生护士应进行解释、疏导和鼓励使其情绪稳定。并介绍经治的同类肿瘤患者采取的措施和已取得良好疗效的病例,以鼓励患者安心和积极地配合治疗和护理。

5. 饮食护理　恰当的饮食可使某些患者腹泻症状减轻。护理中应指导患者选择温热、柔软、易消化、高热量、高维生素、低脂肪饮食,坚持少量多餐,避免刺激性、过敏性、高渗性、产气性食物及油腻食物。忌食生冷拌菜、芝麻、核桃仁等。

【辨证施治】

腹泻总的治疗原则是健脾化湿。在具体的治疗方法上,可参考李中梓在《医宗必读》中提出的著名的治泻九法,即淡渗、升提、清凉、疏利、甘缓、酸收、燥脾、温肾、固涩。

1. 寒湿困脾

主证:泄泻清稀,甚如水样。

次证:脘闷食少。

舌脉:苔白腻,脉濡缓。

治则:芳香化湿,解表散寒。

方药:藿香正气散。藿香 20g,茯苓 10g,白芷 10g,紫苏 10g,大腹皮 10g,半夏 10g,厚朴 10g,陈皮 10g,白术 10g,苦桔梗 12g,甘草 12g,生姜 3 片,大枣 1 枚。胃苓汤。白术 12g,茯苓 15g,猪苓 12g,泽泻 9g,苍术 6g,川朴 9g,陈皮 6g,甘草 12g,桂枝 6g,大枣 5 枚,生姜 3g。

2. 湿热内蕴

主证:腹痛泄泻交作,泻下急迫,或泻而不爽,肛门灼热。

次证:大便质或稀或溏,色黄褐而臭,烦热口渴,小便短赤。

舌脉:舌苔黄腻,脉濡数或滑数。

治则:清热利湿,升清降浊。

方药:葛根芩连汤或白头翁汤加味。葛根 30g,黄连 5g,黄芩 20g,炙甘草 5g。或白头翁 15g,黄柏 12g,黄连 6g,秦皮 12g。

3. 肝气乘脾

主证:腹痛即泻,泻后痛减(常因恼怒或精神紧张而发作或加重),少腹拘急,胸胁胀满窜痛。

次证:肠鸣矢气,便下黏液,情志抑郁,善太息,急躁易怒。

舌脉:舌苔薄白,舌质红或紫暗,脉弦或弦紧。

治则:抑肝扶脾,理气止泻。

方药:炒白术 15g,生白芍 10g,防风 10g,炒陈皮 6g,柴胡 6g,煨木香 6g,炒枳壳 6g,制香附 6g,生甘草 10g。

4. 脾胃虚弱

主证:大便时溏时泻,夹有黏液,食少纳差,食后腹胀,脘闷不舒。

次证:腹部隐痛喜按,腹胀肠鸣,神疲懒言,肢倦乏力,面色萎黄。

舌脉:舌质淡,舌体胖有齿痕,苔白,脉细弱。

治则:健脾益气,渗湿止泻。

方药:党参 15g,炒白术 12g,茯苓 10g,白芍 10g,山药 30g,炒白扁豆 15g,莲子 10g,薏苡仁 15g,砂仁 6g,炒陈皮 6g,木香 10g,甘草 10g。

5. 肾虚不固

主证:黎明五更之前腹痛肠鸣泄泻,泻下完谷,泻后则安。

次证:形寒肢冷,腰膝酸软。

舌脉:舌淡苔白,脉沉细。

治则:温补脾肾,固涩止泻。

方药:四神丸加减。药物有肉豆蔻(煨)200g,补骨脂(盐炒)400g,五味子(醋制)200g,吴茱萸(制)100g,研末为丸服。

6. 寒热错杂证

主证:胃痞畏寒,胃中灼热。

次证:畏寒肢冷,嘈杂反酸,口干口苦,心烦燥热,肠鸣便溏,遇冷症重。

舌脉:舌淡苔黄,脉沉细数。

治则:寒热并用,和中消痞。

方药:半夏泻心汤。半夏 10g,干姜 10,黄芩 10g,黄连 3g,党参 15g,陈皮 6g,厚朴 10g,枳壳 10g,甘草 3g。

7. 其他治法

(1)针灸治疗

①取穴:急性腹泻,天枢,上巨虚,阴陵泉,水分。

慢性腹泻,神阙,天枢,足三里,公孙。

②配穴:寒湿者,加神阙;湿热者,加内庭;饮食停滞者,加中脘;脾胃虚弱者,加脾俞、太白;肝郁者,加太冲;肾阳不足者,加肾俞、命门。

③方义:天枢为大肠募穴,可以调理肠胃气机。上巨虚为大肠下合穴,可通腑除湿导滞。阴陵泉可健脾化湿。水分利小便而实大便。灸神阙可温补元阳,固本止泻。足三里、公孙健脾益胃。

(2)耳针:选大肠、胃、脾、肝、肾、交感。每次选 3～4 穴,毫针针刺,中等刺激。亦可耳穴埋针或王不留行籽贴压。

(3)灸法:灸法既可补虚,又可泻实;既可温寒,又可散热;既可助阳,又可养阴,且疗效明显。常应用灸法治疗慢性腹泻的穴位有神阙、脾俞、章门、脐周四穴、长强、足三里、阴陵泉、中脘、气海、大肠俞、天枢、上巨虚等。

(4)中药敷脐治疗或中药灌肠治疗:对口服药效果不满意的可以加中药敷脐治疗或中药灌肠治疗。敷脐方以丁香、吴茱萸温中散寒,肉桂温补命门。参考方为诃子 10g,肉豆蔻 15g,炒艾叶 10g,肉桂、吴茱萸各 6g,公丁香 10g,将上述药物研细末后以麻油适量调合后敷于脐上,外用麝香镇痛膏粘贴固定,活血通络以透达药性,对胶布过敏者改用纱布固定,每日换药 1 饮。中药灌肠方参考方为败酱草 30g,苦参 15g,皂角刺、白芷、黄连各 10g,煎水 100ml 保留灌肠,每日 1 次。常用于治疗厥脱、水肿及泻痢等症。

【中西医结合治疗策略】

西医目前常用的对于细胞毒药物(如伊立替康)引发的腹泻的治疗方案如下:腹泻发生在药物使用后的 24h 以内,可能系胆碱能神经兴奋性增强所致,可以应用阿托品 0.25～1mg(总剂量≤1mg/d)皮下或静脉注射治疗。

迟发型腹泻:腹泻发生以后,目前推荐的抗腹泻治疗措施为盐酸洛哌丁胺(易蒙停)口服成人首次 4mg,以后每 2 小时给予 2mg,直至腹泻停止后 12h,中途不得更改剂量,在晚上患者可以每 4 小时服用易蒙停 4mg。不推荐连续使用超过 48h,因有麻痹性肠梗阻的风险,也不推荐使用时间少于 12h,或预防性给药。当腹泻合并严重的中性粒细胞减少症时,应用广谱抗生素预防性治疗。除抗腹泻治疗外,当出现以下症状时应住院治疗腹泻:腹泻同时伴有发热;严重腹泻(需静脉补液);始高剂量的氯苯哌酰胺治疗 48h 后仍有腹泻发生。出现严重腹泻的患者,在下个周期用药应减量。

除了洛哌丁胺治疗伊立替康引起的迟发性腹泻,亦有相关临床研究表明奥曲肽及间苯三酚对化疗药物引起的腹泻有效,值得在临床实行大样本的临床研究。

皮下注射奥曲肽治疗顽固性的 2 级腹泻:奥曲肽是普遍认可的治疗化疗相关性腹泻的常用药物。Barbounis 等证实奥曲肽($500\mu g$,每日 3 次)对洛哌丁胺无效的 CPT-11 引起的腹泻有效。对于出现复杂腹泻的病例应给予静脉补液,奥曲肽 $100～200\mu g$,皮下注射,每日 3 次,奥曲肽 0.4mg/12h 持续静脉滴注使用。如果有剧烈的延时腹泻,奥曲肽剂量提高到 $500\mu g$,用至腹泻控制为止,同时给予抗生素治疗(氟喹诺酮)。任何化疗引起的腹泻在洛哌丁胺治疗 24～48h 均应给予奥曲肽治疗,可以静脉持续给药至腹泻控制 24h 以后。

间苯三酚为纯平滑肌解痉药,它属非阿托品非罂粟碱类,抑制儿茶酚-O-甲基转化酶,并选择性地直接松弛部分器官的平滑肌细胞,达到解痉镇痛的效果。间苯三酚用量为 80mg/12h 肌内注射。

排除细菌感染等原因的功能性腹泻常常可用止泻药对症

治疗。

　　脾胃为后天之主,一旦脾土虚弱,水谷不得运化,水湿留滞。恢复脾胃功能在中医治疗腹泻中有重要意义,在西药预防和治疗腹泻的基础上,或在肿瘤的化疗过程中或化疗后,都可选用健脾利湿为主的中药联合治疗,或加以针灸止泻补虚,恢复脾胃的运化功能。其中对于半夏泻心汤及参苓白术散治疗肿瘤相关性腹泻有效的报道颇多,临床可以加以辨证应用。总之,中西医结合预防和治疗腹泻对于调整肿瘤患者体质,提高生活质量有重要帮助,可使治疗得以顺利进行。

(钱丽燕)

参 考 文 献

常方芝,孙方利.2007.消化道肿瘤化疗相关性腹泻的治疗研究.上海医药,28(11):523-525

陈湘君.2004.中医内科学.上海:上海科学技术出版社

高文斌,梁文波,王若雨.2009.肿瘤并发症的诊断与治疗.北京:人民军医出版社

何文婷,张洪亮.2013.伊立替康所致迟发性腹泻的治疗.中国医药指南,11(12):476-477

沈学勇,王华.2007.针灸学.北京:人民卫生出版社

吴春艳,张艳,史伟,等.2009.腹泻的诊断治疗进展.中国医药导报,6(30):134-135

于世英,印季良,秦叔逵,等.2014.肿瘤治疗相关呕吐防治指南(2014 年版).临床肿瘤学杂志,19(3):263-273

章必成.2006.肿瘤患者为何多腹泻.医药与保健,(10):18-19

郑德联,李宝珍.1986.肿瘤与腹泻.临床医学杂志,2(4):211-212

周兰.2004.中药辨治配合敷脐治疗恶性肿瘤放化疗后腹泻疗效观察.辽宁中医杂志,31(10):837-838

NCCN.2014. Clinical pratice Guidelines in Oncology:Antiemesis.2ed

第六节 便 秘

【概述】

便秘是指排便次数减少(每 2～3 天或更长时间排便 1 次,量少且干硬)常同时伴有排便困难或不尽感。一般对排便后 8h 所摄的食物在 40h 内尚未排出即为便秘。约有 50％的晚期肿瘤患者和绝大多数使用阿片类药物的患者会出现便秘。便秘如得不到及时控制,极易致患者出现腹胀、烦躁、焦虑、失眠等症状,容易引起肛裂、痔,进而引起肛周感染,严重影响肿瘤治疗的效果,大大降低了患者的生活质量。

【病因及发病机制】

引起便秘的原因较多,除考虑化疗药物引起的自主神经病变外,还有其他很多原因。

1. **药物因素** 如镇痛药(吗啡制剂、可待因制剂、非甾体抗炎药)、止吐药(5-羟色胺拮抗药、赛克力嗪)、铝抗酸药、铁剂、抗抑郁药、抗帕金森病药、止痉药(阿托品盐)、钙通道拮抗药、利尿药及抗组胺药。

2. **肠道器质性病变** 如肿瘤侵袭,炎症等原因引起的肠腔狭窄或梗阻,直肠内脱垂、痔、肛裂、肛门直肠脓肿、直肠前膨出、耻骨直肠肌肥厚、耻直分离、盆底病等。

3. **神经系统疾病** 如背脊压迫、马尾综合征、肠自主神经的肿瘤侵袭,中枢性脑部疾病、脑卒中、多发硬化、脊髓损伤及周围神经病变。

4. **内分泌或代谢性疾病** 伴有其他如甲状腺功能减退、甲状旁腺疾病、糖尿病肠病,紊乱(低钾血症)等病变。

5. **神经心理障碍** 如抑郁或不方便或不熟悉的卫生设施时。

6. **机体素质减退** 如癌症晚期、消瘦和无力型人、老年人或长期住院患者的不良反应也可以引起便秘,饮食摄入少,补液不够,体虚、不能运动。

【中医病因病机】

中医将本病证候分类为寒、热、虚、实四大要素,而寒、热、虚、实之间,常相互转化或相互兼夹,故致本病病机复杂多变。中医认为阿片类药物属辛温燥烈之品,易耗气伤津损血,癌症患者素体正虚,服用阿片类药物后气血津液更亏,无水行舟,而致大便秘结,其所致便秘以虚为本,病程中可有气滞、气虚、郁热、燥结、津亏、血虚、阴虚、阳虚等证候要素同时存在。

1. **饮食不洁**　饮酒过多、过食辛辣肥甘厚味,导致肠胃积热,大便干结;过食生冷,阴寒凝滞,或药物干预,导致肠胃传导失司,造成便秘。

2. **情志失调**　肿瘤患者,忧愁思虑过多,或癌痛缠身,平时久坐少动,以致气机郁滞,通降失调,致大便秘结。

3. **气血亏虚**　肿瘤患者,素体虚弱,加之手术、化疗常耗伤气血,气虚则大肠传送无力,血虚则津枯肠道失润,导致大便干结,便下困难。

4. **感受外邪**　肿瘤患者极易感受外邪,如外感寒邪可致阴寒内盛,凝滞胃肠,失于传导,热病(放疗)之后,肠胃燥热,耗伤津液,大肠失润,大便干燥,致排便困难。

【诊断与鉴别】

1. **罗马Ⅲ标准**

(1)必须满足以下 2 项或 2 项以上条件。

①至少 25% 的排便感到费力。

②至少 25% 的排便为干球粪或硬粪。

③至少 25% 的排便有不尽感。

④至少 25% 的排便有肛门直肠梗阻感和(或)堵塞感。

⑤至少 25% 的排便需手法辅助(如用手指协助排便、盆底支持)。

⑥排便少于每周 3 次。

(2)不用缓泻药时很少出现松散大便。

(3)诊断肠易激综合征(IBS)的条件不充分。

＊诊断前症状出现至少 6 个月,近 3 个月满足以上标准。

2．便秘的检查

(1)血清电解质:尿素氮或肌酐增高提示出现脱水,可能为便秘引起,少数因补液量不足造成。血钙升高(血清白蛋白水平纠正后),表明系高钙血症引起的便秘。

(2)症状体征:患者的主诉常是排便不顺、费力、大便干结,排出的粪便呈羊粪状,有的是坚硬的粪便。有时排便时因粪块嵌塞于直肠腔内难以排出,但有少量水样粪质绕过粪块自肛门流出,形成假性腹泻。便秘患者常伴有腹痛、腹胀、恶心、食欲缺乏、消瘦等症状。

一般无重要阳性体征发现,便秘患者体检时,常可在降结肠和乙状结肠部位触及粪块和痉挛的肠段。

(3)腹部 X 线直立平片:可以检查到便秘患者结肠和直肠里的粪便情况;如果是多液平、肠管膨胀或直肠排空则提示肠梗阻。胃肠钡剂检查可以了解钡剂通过胃肠道的时间,钡剂在正常时12～18h 到达结肠脾区,24～72h 应全部排出结肠,便秘则排空时间延长。

【治疗】

1．治疗原则

(1)确保充足的食物和水分摄入。

(2)出现恶心呕吐,特别是怀疑肠梗阻的患者,应迅速处理。如果为损伤神经而致肠麻痹,则还需使用修复神经组织的药物。

(3)给予口服导泻药,作用可持续 1～2d。

(4)直肠导泻药对粪便嵌塞有效,但必须与口服导泻药联用。对硬结干燥的粪便,前一天晚上予软化作用的灌肠剂如花生油,而后再使用刺激作用的灌肠剂如磷酸盐;对于较软的粪便,则可直接予刺激作用的灌肠药;发生粪便高位直肠嵌塞时,导管给予灌肠药;低位粪便嵌塞可用手清理。

(5)进行中医的辨证施治,可以穿插于肿瘤便秘治疗的各个阶段。

2. 西医治疗　泻药按作用机制可分为 5 类。

(1)刺激性泻药:直接作用于肠黏膜,主要作用于大肠,又称大肠性轻泻药,此类药物本身或其在体内的代谢物刺激肠壁,使肠蠕动增加,从而促进粪便排出。主要包括酚酞、蓖麻油、番泻叶、大黄、比沙可啶(便塞停)等。不良反应是腹绞痛,多与剂量有关。可采用餐前小量、睡前稍大量的方法来减轻这种不适。这种腹绞痛一般并不严重,可不予处理,也可因使用镇痛药而减轻。

(2)容积性泻药:不易被肠黏膜吸收,口服后大部分停留于肠道内,使肠内容物渗透压升高,同时将水分自组织中吸入肠腔,以达到肠腔内外渗透压平衡。使肠内容物容积增大,肠腔扩大后,刺激肠腔压力感受器,同时刺激局部激素(缩胆囊素)释放,引起小肠蠕动增加,内容物迅速进入大肠而排便,产生容积性泻下作用。包括镁和钠的硫酸盐、磷酸盐。长期使用容易引起腹胀等不适。

(3)膨胀性泻药:这类药物在肠内很少消化或不消化,并吸水膨胀成胶状,使肠内容物体积增大,便软且富含水分。肠腔容积增大后刺激肠壁,反射性地增加肠蠕动,缩短大肠运转时间而排便。包括多种植物及半合成纤维素。

(4)润滑性泻药:包括矿物油、甘油栓等,可起到软化粪便的作用,但长期使用可能会导致脂溶性维生素丢失,因此使用这类药物,应避开进餐时间,并注意间断更换其他泻药。

(5)粪便软化剂:常用的有蜂蜜、麻仁润肠丸,硫酸多库酯钠(DSS)、乳果糖、聚氧乙丙烯等,其中 DSS 是一种表面活性剂,能使粪便软化,减少粪便的表面张力,从而使水分渗入粪便之中。

(6)促胃动力药:多巴胺受体拮抗药、5-HT4 受体激动药。

(7)微生物制剂:主要用于纠正肠道菌群失调,改善体内微生态,促进肠蠕动从而改善便秘症状,常用的有双歧杆菌活菌制剂和双歧三联活菌制剂等。

(8)其他:钙通道阻滞药、前列腺素药物、阿片受体拮抗药。

(9)常用药物

大黄散:0.5g 口服,每日 1 次。

番泻叶:1.5～6.0g 口服,煎服。

乳果糖:30～40ml,每日 2～3 次。

开塞露:20ml,塞肛。

3. 中成药

(1)口服中成药

砂仁粉:3g,冲服。

苁蓉通便口服液:每次 1～2 支(10～20ml),每日 1 次,睡前或清晨服用。

番泻叶颗粒(冲剂):冲服,每次 10g,每日 2 次。

麻仁丸(水蜜丸):每次 6g,每日 1～2 次。

龙荟丸:每次 3～6g,每日 1～2 次,饭前服用。

(2)灌肠:是患者最不情愿采用的一种治疗方法,但在部分没有及时预防及治疗的便秘患者和部分长期患病的体衰、老年顽固性便秘患者,灌肠有时不可避免。应尽可能通过及时预防及治疗便秘,避免灌肠治疗成为常规,因为灌肠治疗的同时可能会导致肠壁黏液丢失,这些黏液有润滑肠壁的作用。选用大承气汤加减为基础随证酌情增加活血化瘀药而煎成约 200ml 的汤剂灌肠。大黄后下 15g,芒硝冲 10g,厚朴 20g,枳实 20g,桃仁 15g,红花 6g。

4. 其他治法

(1)灌肠通便及示指挖出粪便:采用灌肠的方法,可以使积聚在直肠、乙状结肠等低位肠段的粪便溶化而排出。可以用温肥皂水 200ml 左右或 50%硫酸镁 30ml,甘油 60ml,水 90ml 配成灌肠液或大承气汤加减配成约 200ml 的汤药灌肠。而如果粪块堆积在直肠内,则可戴上手套,用示指蘸润滑油将其挖出。

(2)食物调配:如果病情允许的情况下,多食水果、蔬菜及其他多渣食物,多食油脂丰富的食物。

(3)适当锻炼:可以自己用手从右下腹部开始,按右上腹部、上腹正中、左上腹部、左下腹部结肠的走行方向向前推进,每日3～4次,每次反复进行4～5次,以增强排便动力肌的功能。

(4)养成习惯:每天定时如厕,锻炼意志指挥肠管的蠕动。

肿瘤引起的便秘,经病因治疗效果不佳或错过、失去病因治疗的时机,可酌情应用泻药,刺激肠道分泌和减少吸收、增加肠腔内渗透压和流体静力压。常用的药物有甘油或液状石蜡,每次10～30ml。硫酸镁,每次10～20g,口服。番泻叶,每次3～6g;蓖麻油,每次10～30ml;大黄,每次0.3～0.5mg。还有作为粪块嵌塞的临时治疗措施,如肥皂水75ml加温开水至1000ml灌肠,甘油栓或开塞露的应用等。

【辨症施治】

肿瘤患者出现便秘的原因是多方面的,病变属大肠传导失常,同时与肺、脾、胃、肝、肾等脏腑功能失调相关,胃肠积热,气机郁滞,气血亏虚,肾阴不足、内伤饮食情志、药物影响等皆可导致便秘。胃热炽盛,热传大肠,燔灼津液,故致燥屎内结;脾失健运或肝气郁结,气机运化失司,以致糟粕内滞;气血亏虚,肠失温润,气机运化无权,无力排便于外。都会引起便秘。

1. 肠胃积热

主证:大便干结,腹中胀满,口干口臭。

舌象:舌质红干,苔黄燥,或焦黄起芒刺。

脉象:滑数或弦数。

治则:泻热导滞,润肠通便。

方药:麻子仁丸加减或新清宁片、当归芦荟丸、通便灵胶囊、更衣丸。火麻仁15g,杏仁9g,白芍12g,制大黄9g,枳实15g,川朴12g。

2. 气机郁滞

主证:大便干结,欲便不出,腹中胀满、肠鸣矢气,便后不畅。

舌象:舌苔薄白,或薄黄或薄腻。

脉象:弦或弦缓。

治则:顺气导滞,降逆通便。

方药:六磨汤加减或四磨汤口服液、木香槟榔丸、六味安消胶囊、槟榔四消丸。乌药 12g,制大黄 9g,枳实 12g,槟榔 12g,木香 12g,降香 6g。

3. 阴寒积滞

主证:大便干涩、难以排出、喜温恶寒、四肢不温。

舌象:舌质淡、苔白腻。

脉象:沉紧或迟沉。

治则:温里散寒、通便镇痛。

方药:大黄附子汤。生大黄 9g,附子 12g,细辛 3g。

4. 气虚便秘

主证:虽有便意,如厕努挣乏力,难以排出、汗出气短,面白神疲,肢倦懒言。

舌象:舌淡胖,或边有齿痕,苔薄白。

脉象:细弱。

治则:补气健脾,润肠通便。

方药:黄芪汤、便秘通。炙黄芪 15g,太子参 15g,麻仁 15g,陈皮 6g,白术 12g。

5. 血虚便秘

主证:大便干结,努挣难下,面色苍白。

兼次证:头晕目眩,心悸气短,失眠健忘。

舌象:舌淡,苔薄白。

脉象:细弱。

治则:养血润燥。

方药:润肠丸。当归 15g,生地黄 15g,火麻仁 20g,桃仁 12g,

枳壳 12g,生何首乌 15g,肉苁蓉 15g,炙甘草 6g,白芍 12g。

6. 阴虚便秘

主证:大便干结难下,口干心烦,潮热盗汗,腰膝酸软。

舌象:舌质红,苔少。

脉象:细数。

治则:滋阴通便。

方药:增液汤。玄参 30g,麦冬 20g,生地黄 20g。

7. 阳虚便秘

主证:大便艰涩,排出困难,腹中冷痛,四肢不温,喜热怕冷,小便清长。

舌象:舌质淡,苔白或薄腻。

脉象:沉迟,或沉弦。

治则:温阳通便。

方药:济川煎。肉苁蓉 15g,牛膝 15g,当归 12g,黄芪 20g,火麻仁 15g,郁李仁 15g,生地黄 20g。

8. 阳明腑实

主证:大便不通,频转矢气,脘腹拒按,按之则硬。

次证:潮热谵语,手足濈然汗出。

舌象:舌红苔黄。

脉象:沉实。

治则:峻下热结。

方药:大承气汤加减。生大黄 30g,川朴 24g,枳实 15g,芒硝 12g。

随证加减:肺癌加沙参、麦冬、花粉、黄芩;肝癌加龙胆草、炒栀子;大便干结多加用火麻仁、郁李仁;腹痛明显者加厚朴、莱菔子利气镇痛;七情郁结,腹满胀痛者,加柴胡、白芍、合欢皮等疏肝解郁。气虚下陷而脱肛者,加升麻、柴胡、桔梗、人参协同黄芪以益气升陷;大便燥结难下者,加杏仁、郁李仁以滑肠通便;肺癌用大补元煎(人参、炒山药、熟地黄、杜仲、枸杞子、当归、山茱萸、炙甘草)加减。血虚有热,兼见口干心烦,舌质红,苔少,脉细数,加何首乌、玉竹、知母等清热生津养阴;潮热盗汗者可用增液承气汤以滋阴通便;食管癌患者晚期汤水难下,伴见大便干结如球者,用五汁安中饮合五仁丸滋阴润畅通便;耳鸣,腰膝酸软者,用六味地黄汤加火麻仁、柏子仁、瓜蒌仁滋补肾阴,润肠通便。

【中西医结合治疗策略】

便秘患者排除神经系统疾病、电解质紊乱及机械性肠梗阻等因素,可以选用口服导泻药、中药辨证治疗和对症治疗、直肠导泻和蘸润滑油挖出。

1. 在化疗或使用吗啡和阿片制剂之前,可以采用预防性的措施

(1)预防服药法:刺激性泻药＋软便药(番泻叶或芦荟＋多库酯钠,每日晚上 2 片);增加缓泻药和软便药的剂量(番泻叶或芦荟＋多库酯钠,2～3 片,每日 2～3 次,将每 1～2 天有一次没有用力的排便作为目标)。或者使用润肠通便的中药如麻子仁丸、润肠丸、增液汤、济川煎等。

(2)增加液体摄入量。

(3)如果患者有充足的液体摄入量和体力运动,增加膳食纤维量。

(4)适量运动。

2. 一旦产生便秘 评估引起便秘的原因及严重程度,排除嵌塞情况,尤其腹泻伴有便秘(在嵌塞周围溢流)排除完全性肠梗阻(体格检查,腹部 X 线检查)治疗其他原因(高钙血症、低血钾症、甲状腺功能减退症、糖尿病及药物原因),边增加边观察便塞停10～15mg 临睡前服用或每日 3 次,将每 1～2 天有一次没有用力的排便作为目标,一旦嵌塞,使用甘油栓剂±液状石蜡保留灌肠;按照指南预先给予镇痛药±抗焦虑药。也可以在补液充分的情况下,酌情运用中药小承气汤、泻心汤、六磨汤、麻子仁丸等,采用2/3 口服,1/3 灌肠的方法。而当便秘的产生是因为动力不足,中

医学认为是气虚便秘时，可以通过益气健脾的中医获得较好的疗效。同时，可针灸、按摩配合以促进肠蠕动。

3. 便秘持续　重新评估引起便秘的原因及严重程度，重检查是否有嵌塞或梗阻，考虑增加其他缓泻药，比如便塞停（1g 直肠给药，每日 1～2 次）；聚乙烯乙二醇，乳果糖 30～60ml，每日 2～3次；山梨醇 30ml，每 2 小时 3 次，再根据具体情况调整用量；氢氧化镁，30～60ml，每日 1～2 次；枸橼酸镁 227ml（8 盎司），每日 1次；用 Phosphasoda 或自来水灌肠直到澄清。考虑使用促胃肠蠕动的药物，比如甲氧氯普胺，10～20mg，每日 4 次。选择中药大承气汤采用 2/3 口服，1/3 灌肠的方法。也可以在辨证的同时加生大黄 15～30g，芦荟 1～2g。或者选择番泻叶口服。

4. 再评定

（1）效果良好时：绝大多数的便秘得到控制；减少患者及家庭的苦恼；可以接受的有意义的控制；减轻护理人员的负担；增进友谊；提高生活质量；患者有意义的体重增加；继续治疗并观察症状和生活治疗，以决定是否根据其状况更改治疗策略。

（2）效果不令人满意：加强姑息治疗力度；咨询或参考专科姑息治疗服务或临终关怀医院。

通常偶然便秘和短暂便秘的患者可使用泻药，对其他所有便秘患者，应积极寻找病因，针对不同病因进行治疗，不可滥用泻药。即使是对无明显器质性疾病的单纯性便秘患者，亦不宜长期使用泻药，而是嘱咐患者养成良好的生活饮食习惯，否则会致成泻药依赖性，结肠张力增强和便秘引起的结肠疼痛增剧。

5. 应用泻药时注意服药时间　作用快的泻药，如盐类、蓖麻油等，应于清晨空腹服用。作用慢的泻药，如大黄、酚酞、苁蓉通便口服液及中药汤剂等，应于临睡前服用。矿物油影响食物中脂溶性维生素的摄入，故在睡前服用。而灌肠药的使用可以在患者便秘引起腹痛的情况下使用。

6. 老年性便秘　肿瘤患者尤其是年长者，中医多属本虚标实,寒热错杂,既不可以为补虚,又不能盲目攻伐,应当在补益的同时,佐以小量大黄或芦荟泡服,如有高血压,凝血功能较差患者,采用直肠导泻或蘸润滑油挖出时需关注患者生命体征。

(阮善明)

参 考 文 献

周岱翰.2013.中医肿瘤学.北京:中国中医药出版社
NCCN.2015.Clinical practice guidelines in oncology

第七节　出血性膀胱炎

【概述】

出血性膀胱炎(hemorrhagic cystitis,HC)是指膀胱内急性或慢性弥漫性炎症性出血,通常是由于抗癌药物的毒性或过敏反应、盆腔高剂量放疗引起的放射性损伤、病毒感染及毒物、造血干细胞移植所致,继发于泌尿系细菌、真菌、寄生虫感染或肿瘤直接浸润的膀胱出血不属于此病的范畴,是肿瘤患者接受抗癌治疗过程中较常见的并发症。由于此不良反应发生率较高且症状严重,应在临床药物治疗中给予足够的重视。

【病因及发病机制】

1. 西医

(1)抗肿瘤药物的毒性反应:抗肿瘤药物的毒性反应是引起肿瘤相关性出血性膀胱炎的主要原因。部分抗癌药物可直接或间接刺激膀胱黏膜上皮,引起出血性膀胱炎,这种毒性作用,不但与时间浓度呈正相关,而且与给药途径及方法密切相关。临床上最常见的引起肿瘤患者出血性膀胱炎的药物是环磷酰胺和异环磷酰胺,它们是一种烷化剂类的细胞毒药物,具有较强的抗肿瘤作用,经静脉注射后,在体内的代谢物(如丙烯醛和4-羟基异磷酰胺类)可损伤泌尿道及膀胱黏膜上皮。长期或短期大剂量静滴环磷酰胺也可引起膀胱纤维化。如不采取任何预防措施,则大剂量环磷酰胺导致出血性膀胱炎的发生率为 5% ～ 35%,异环磷酰胺导致的严重出血性膀胱炎的发生率为 40%,而接受过盆腔放疗的患者发生率高达 70%。症状可能在给药后迅速出现,也可能在停止给药后数月乃至数年后出现。另外,膀胱内灌注化疗药物治疗膀胱表浅肿瘤可引起化学性膀胱炎。噻替哌灌注后的膀胱炎发生率为 2% ～ 49%,其中 1/3 的患者发生血尿;多柔比星引起膀胱炎的发生率为 26% ～ 50%;丝裂霉素引起膀胱炎的发生率为 6% ～ 33%,其中 1/3 的患者出现显微镜下血尿。另外还有紫杉醇脂质体、吉非替尼导致的出血性膀胱炎的报道,但都比较罕见。

(2)放射性损伤:出血性放射性膀胱炎是下腹部盆腔肿瘤如宫颈癌、前列腺癌、直肠癌或膀胱癌放射治疗后的常见并发症之一。在我国,出血性放射性膀胱炎最常见于宫颈癌接受放射治疗的患者,其发生率为 2.1% ～ 8.5%,一般发生在放疗后 6～10 年,最长可达 20 年,多数发生在放疗后 2～3 年。发病时间的差异可能与设备剂量大小、个人膀胱敏感性不同及防护措施等有关。一般认为,发生出血性放射性膀胱炎的患者接受了比常规剂量高 10% 的照射量。此外,后装治疗腔内放射源位置不当、多盆野外照射同时行腔内治疗,以及部分患者的膀胱对放射线耐受量偏低等也是导致出血性放射性膀胱炎发生的原因。

出血性放射性膀胱炎常见部位为膀胱后壁三角区及其周围组织,因其靠近照射部位及血液供应少,其发病机制为放射线所致急性黏膜水肿导致毛细血管扩张、黏膜下出血、间质纤维化和完全平滑肌纤维化,进而弥漫性动脉内膜炎,使膀胱发生急性和慢性缺血,最终导致黏膜溃疡出血。膀胱壁纤维化可导致膀胱容量严重减少,严重的出血性放射性膀胱炎常因血凝块堵塞导尿管使膀胱内压增高,静脉受压后回流不畅,从而引发更严重的出血,同时由于膀胱黏膜水肿、间质纤维化及巨大血凝块压迫堵塞等原因,导致上尿路梗阻、积水乃至感染,使病情进一步加重。

(3)造血干细胞移植导致:造血干细胞移植(hematopoietic stem cell transplantation,HSCT)是根治恶性血液病的重要手段。HC是HSCT预处理后常见的并发症,给患者带来了难言的痛苦,增加了住院费用,严重者危及生命。HC可分为早期HC及迟发性HC。早期HC发生于移植后4周内,多与血小板减少及预处理化疗药物毒性有关,如环磷酰胺、白消安等。环磷酰胺的代谢产物丙烯酸与尿道及膀胱黏膜接触后,立即发生组织学改变,引起黏膜损伤,表现为充血、水肿和糜烂,同时引起膀胱纤维化,且持续36h。迟发性HC发生于移植4周后,常见危险因素有病毒感染及急、慢性移植物抗宿主病(graft versus host disease,GVHD),与HLA相合程度及供者来源等有关。病毒感染包括CMV病毒、BK多瘤病毒、腺病毒Ⅱ型、EB病毒和流感病毒A等。

2. 中医　出血性膀胱炎属中医学"尿血"范畴,不论是实证还是虚证,基本上认为尿血的基本病机可以归结为火热熏灼、迫血妄行,气虚不摄、血溢脉外及血瘀阻络、血不循经三类,其病位在膀胱。本病的发生多在化放疗后,损伤脾胃致气血失和,湿热内聚,血瘀阻络,血络损伤而成。病延日久,或反复发作,正气损伤,邪气仍盛,故本病的病理性质总属本虚标实。一般发作期多为火热炽盛,或湿热瘀阻,终致络伤血溢,以邪实为主;慢性持续阶段多因脾肾气虚,或气血双亏,或阴亏阳伤,或因虚致瘀,以致阴络损伤,血溢于外,故辨证以正虚为主,或虚中夹实,或虚实错杂。

【诊断与鉴别诊断】

由于出血性膀胱炎与其他原因引起的尿血在病理生理机制和治疗措施上均存在显著差异,因此必须排除其他常见的病因(如细菌感染、肿瘤侵犯)导致的尿血后,才考虑出血性膀胱炎的可能。

1. 诊断

（1）病史与临床表现：对出血性膀胱炎的诊断关键在于明确病因，排除感染、结石、肿瘤等所致的膀胱继发性出血。因此需要详细询问病史，包括既往患病情况及治疗用药情况。血尿是出血性膀胱炎的典型临床表现，可分为以下两类：①突发性血尿，血尿突然发生，并伴有尿频、尿急、尿痛等膀胱刺激症状，严重者又伴有贫血症状。膀胱镜检查可见膀胱容积变小、黏膜充血、水肿、溃烂或变薄，血管壁变脆，部分患者可见出血部位。②顽固性血尿，反复发作性血尿，或血尿持续，经久不愈。并常伴有尿频、尿急、尿痛等症状。有时因反复出血、膀胱内形成凝块，或阻塞输尿管口，引起急性或慢性尿潴留梗阻等。膀胱镜检查可见膀胱容积缩小，膀胱挛缩，膀胱壁弹性消失，黏膜充血水肿，溃疡坏死或血管扩张出血。

以上两类血尿患者若并发细菌感染者，其尿频、尿急及尿痛症状可阵发性加重。部分女性患者在顽固性血尿基础上，若并发细菌感染，局部黏膜即可由于缺血而糜烂、溃疡或坏死，进而并发成为膀胱阴道瘘。另有极少数患者由于膀胱大出血后血块填塞膀胱，引起尿毒症，最后可导致死亡。

（2）辅助检查：一般情况下为明确诊断，出现膀胱、尿道刺激症状的患者，均需进行以下检查。

①尿液检查：可有镜下血尿，甚至肉眼血尿。

②肾功能指标检查：如肌酐、尿素氮、尿酸等检查。

③膀胱镜检查：膀胱镜检查及活检是确定诊断最可靠的方法，可看到膀胱内有不同程度炎症改变，甚至可以看到出血部位，而两侧输尿管口却排出清亮的尿液。

2. 鉴别诊断

（1）泌尿系统感染：泌尿系统感染（包括肾盂肾炎、膀胱炎、尿道炎等）导致的血尿常伴有尿频、尿急和尿痛，肾盂肾炎时还有发热。化验尿时,除红细胞外,还有白细胞。这类经抗感染治疗后,血尿一般就缓解了。

(2)泌尿系结石:泌尿系结石(肾、输尿管、膀胱和尿道结石)时,除血尿(多数是镜下血尿)外,更明显的是腰腹疼痛,尿道结石时,还会发生尿潴留。泌尿系结石主要靠 B 超和 X 线检查确诊。结石清除后,血尿也就消失了。

(3)泌尿系肿瘤:泌尿系肿瘤(肾癌、肾盂癌、输尿管癌和膀胱癌等)多见于老年人,它们所致血尿的特点有:①间歇发作;②全程性(伴随排尿的全过程);③无痛性;④肉眼血尿。泌尿系肿瘤的诊断主要依靠血尿症状,结合 B 超、CT、膀胱镜和肾盂造影等检查。

【严重程度分级】

根据血尿严重程度,HC 分为 4 度:镜下血尿为Ⅰ度;肉眼血尿为Ⅱ度;肉眼血尿伴血凝块为Ⅲ度;Ⅲ度基础上并发尿道梗阻为Ⅳ度。Ⅰ～Ⅱ度为轻度,Ⅲ～Ⅳ度为重度。

【治疗方案】

1. 西医　出血性膀胱炎的治疗首先去除病因,停用或改用其他化疗药物,其次应积极行止血处理。

(1)一般治疗:注意饮食,不食用刺激膀胱的食物,如茶、酒、胡椒等。口服或静脉滴注水化物、碱化尿液,可有效防止膀胱内血液凝集造成的膀胱排空障碍。采用支持及对症治疗,如补液、抗感染治疗,必要时输血。

(2)清除血块:这是治疗出血性膀胱炎的首要任务,若血块松软,可在病床旁进行,可插管腔大的多孔导尿管,用蒸馏水或盐水冲洗抽吸,若血块坚韧,大而多,则需放置电切镜清除血块,电凝止血,膀胱内灌注药物止血。所有灌注或滴注冲洗方法的成功取决于血凝块清除彻底与否。

(3)止血药的应用

①凝血酶:1000～4000U 用蒸馏水或生理盐水 20～30ml 配

成溶液,每2~4小时膀胱内注射1次。多数患者经2~3次灌注后,出血即可得到控制。

②硝酸银:用蒸馏水配成0.5%~1%溶液,每10~20分钟向膀胱内灌注1次,有些患者需多次灌注,疗效优于6-氨基己酸,能使68%的膀胱出血停止。

③去甲肾上腺素:用8mg/100ml去甲肾上腺素冲洗膀胱可制止出血,冲洗后2min血压可增高,脉搏加快,但不影响治疗,不损伤黏膜。

④明矾:可用1%明矾持续滴注冲洗膀胱,达到最大效果的用量为3~12L(平均6L),治疗平均需要21h,明矾不被膀胱黏膜吸收,活检证明它不损伤移行上皮,其止血的机制是使毛细血管上皮的黏着物质硬固,因而血细胞和蛋白不会经毛细血管渗出,可减轻炎症,1%明矾的pH约为4.5,若增加到7,则会发生沉淀,对铝过敏的患者不能用此药冲洗。冲洗后血清铝不会增高,也不致因而引起脑病变。

(4)全身止血药的应用

①6-氨基己酸:可口服和静脉滴注,它抑制纤维蛋白溶酶原激活物质,因而可抑制纤溶,先用5g静脉滴注或口服,继之以1~1.25g/h维持,24h最大量可达30g,通常8~12h可获得最大效果,应注意的是该药可使已经存在于膀胱内的血块变得坚韧,难以自行排出或清除,有膀胱输尿管反应者不宜应用,输注此药时可致中度至严重低血压。

②安络血:可口服和肌内注射,有增强毛细血管对损伤的抵抗力,减少毛细血管通透性,使受伤的毛细血管端回缩而止血,口服每次2.5~5mg,每日2~3次,严重出血者每次5~10mg,2h1次;肌内注射1次10mg,每日2次;重症则10~20mg,每日2~3次,但癫痫及精神病患者慎用。

③止血敏:肌内注射或静脉滴注,该药能增强血小板黏附功能,促进血小板数目增多,疗效较持久,一般用量为每次0.25~

0.75g,每日 1～2 次。

④前列腺素(prostaglandin,PG):环磷酰胺引起的出血性膀胱炎可用前列腺素预防和治疗,PGE$_2$和 PGF$_2$不论是膀胱内灌注或注射均有明显疗效。方法:PGE$_2$0.75mg 溶于 200ml 生理盐水内注入膀胱,保留 4h,每日 1 次,直到出血停止,Shurafa 则用 PGF$_2$1.4mg 溶于 200ml 生理盐水中注入膀胱,取得同样好的效果。因其有稳定细胞膜和消除水肿的作用,因而能保护微血管和上皮细胞并促进愈合,但 PGF$_2$所致的严重膀胱痉挛限制了它的临床应用。

⑤加压素:用加压素 0.4U/min 的速度静脉滴注治疗环磷酰胺引起的膀胱大出血,曾收到明显的效果。

(5)甲醛灌注法:是一种常用的治疗放射性膀胱炎的方法,一般可选用 1%～10% 的溶液,常用 4%～5%。出血性放射性膀胱炎为膀胱黏膜浅表性炎症,局部血管内皮细胞增生、管腔狭窄或闭塞致供血不足而发生黏膜的糜烂出血,当甲醛溶液灌注膀胱时,可使黏膜收缩、蛋白质变性凝固,形成一层保护膜,使糜烂的膀胱黏膜得以修复,从而达到止血的目的。此外,甲醛溶液本身还具有较强的杀菌作用,有利于周围组织的再生修复。甲醛溶液灌注是一个有效治疗出血性放射性膀胱炎的方法,但是并发症也较多,包括低顺应性膀胱、尿失禁、尿道狭窄、肾积水、急性尿道坏死性无尿、心肌毒性作用和膀胱破裂等,另外膀胱纤维化使容积缩小和尿频也是常见的并发症。由于甲醛溶液的不良反应较多且需要麻醉,必须要慎重使用或只在其他的非手术治疗失败后才使用。

(6)动脉栓塞:膀胱的严重出血可用髂内动脉分支栓塞加以控制,适用于病情危重。手术止血危险性大的患者,若造影能确定出血的动脉分支,选择性栓塞该支效果非常好,但放射和药物引起的膀胱出血常为弥漫性的,要栓塞一侧或双侧髂内动脉前支,最常见的并发症是臀肌缺血引起的间歇性跛行,常立即发生,数日后可自行消失,用现代方法栓塞,因血管再通出血复发的机会较少。

(7)外科手术治疗:出血性膀胱炎如出血量大、持续时间长及膀胱内充满血凝块,常需用外科处理,切开膀胱清除血块,电凝或用化学药品烧灼止血,若不能达到目的,则可行双侧髂内动脉结扎。如有血凝块堵塞导尿管而发生尿潴留,进而导致上尿路梗阻积水感染发生,则此时膀胱造口、肾造口以保持膀胱空虚对缓解病情是有意义的。至于有些最严重的病例,其他方法治疗无效、大出血无法控制危及患者生命的,必要时可行膀胱全切,对于危重患者,不宜考虑膀胱切除、尿流改道等大手术。

(8)高压氧治疗:由于高压氧可以提高血管损伤组织的修复能力,促进肉芽组织生长,使血尿停止,膀胱黏膜及容量基本恢复正常。因此,最近有人采用高压氧来治疗因放、化疗引起的出血性膀胱炎。高压氧治疗的不良反应有咽鼓管功能障碍、气胸、气体栓塞和氧中毒等,但是短期的治疗是可以耐受的,一般不会引起上述并发症。

(9)其他疗法:除了以上所提到的治疗方法之外,还有许多其他方法成功治疗出血性膀胱炎的报道。如膀胱镜下注入硬化剂疗法、经膀胱灌注透明质酸钠、膀胱镜引导下应用 YAG 激光或选择性光汽化术、电灼治疗、冰水灌注、冷冻、外部加压,另外还有水扩张或水囊扩张膀胱压迫止血等。

2. 辨证施治　尿血的病机特点为"火、虚、瘀"。火为放疗火毒熏灼,迫血妄行。或药热毒邪,下注膀胱,损伤脉络而尿血;或因情志过极,心火炽盛,移于小肠或膀胱,遂致尿血;或因久病热病,津液耗伤,以致阴虚火旺,血失所藏而尿血。虚为气虚不摄,血溢脉外。或因化疗伤脾,脾不统血;或因久病热病后期正气亏损,气虚不摄;或因肾虚封藏失职,血从小便而出。瘀为血行不畅,血不循经,多为久病入络或离经之血。根据尿血的病机特点,而制定"治火、治虚、治血"为尿血的治疗原则,治火:实火当清热泻火,虚火当滋阴降火;治虚:要分清脾虚、肾虚,脾虚宜补脾摄血,肾虚宜补肾止血;治血:选用凉血止血、收敛止血、活血止血。

对于尿血的辨证,一辨血色。血液随小便而出,可以因其出血量之多少、病程之久暂而表现出血色的深、淡、鲜、黯,如出血量少者,一般尿血微红,出血量大者,尿血较深;属火盛迫血者,尿血鲜红;气血亏虚,气不摄血的,一般尿血淡红;若见尿中夹有血丝、血块者,是属于血瘀内阻之证。二辨虚实。凡起病急骤,尿色鲜红,尿道有灼热感,伴见恶寒发热、口苦咽干、舌质红、苔黄腻、脉象弦数或浮数者,包括内外感之邪所致,皆属实证;若病程日久、尿色淡红、腰膝酸软、潮热盗汗、面红口干,或者面色萎黄、倦怠乏力、舌质淡或淡红、苔薄白、脉细数或细弱者,包括由内伤以致阴虚、气虚、脾虚、肾虚所致者,皆属虚证。具体分型施治如下。

(1)下焦热盛

主证:小便黄赤灼热,尿血鲜红。

次证:心烦口渴,面赤口疮,夜寐不安。

舌脉:舌质红,脉数。

治则:清热泻火,凉血止血。

方剂:小蓟饮子加减。

(2)阴虚火旺

主证:小便短赤带血。

次证:头晕耳鸣,神疲,颧红潮热,腰膝酸软。

舌脉:舌质红,脉细数。

治则:滋阴降火,凉血止血。

方剂:知柏地黄丸加减。

(3)脾不统血

主证:久病尿血,甚或兼见齿衄、肌衄。

次证:面色不华,体倦乏力,食少,气短声低。

舌脉:舌质淡,脉细弱。

治则:补脾摄血。

方剂:归脾汤加减。

(4)肾气不固

主证:久病尿血,血色淡红。

次证:头晕耳鸣,精神困惫,腰脊酸痛。

舌脉:舌质淡,脉沉弱。

治则:补益肾气,固摄止血。

方剂:无比山药丸加减。

(5)气滞血瘀

主证:尿血暗红或夹有血块,多反复发作。

次证:腰部酸困,少腹刺痛拒按,或可触到积块,时有低热。

舌脉:舌质紫暗,或有瘀斑,苔薄白,脉沉涩。

治则:理气行滞,化瘀止血。

方剂:血府逐瘀汤合蒲黄散加减。

尿血的治疗,总的原则是止血。但引起出血的原因众多,止血方法也有多种多样。因而,治疗尿血要详细辨证,因证施治,灵活加减,不可见血单纯止涩,而应针对尿血的病因病机及损伤脏腑的不同,结合证候虚实及病情轻重而辨证论治。

【中西医结合治疗策略】

出血性膀胱炎是指膀胱腔内的急性或慢性弥漫性出血,是肿瘤患者在接受抗癌治疗过程中较常见的并发症。在治疗上我们应综合考虑,首先去除病因,停止应用导致出血性膀胱炎的化疗药物,其次应积极行止血处理,包括全身和膀胱内局部用药,可予以留置导尿管并行膀胱冲洗,冲洗液采用生理盐水,并在冲洗液中加入止血药物,如凝血酶、去甲肾上腺素、甲醛溶液等。如有血凝块形成不能排出,可于膀胱镜下清除血凝块,并可根据膀胱病变及出血情况行膀胱黏膜电灼术,电灼后加用高压氧治疗效果更明显。如出血明显,时间长,尿路梗阻致肾功能损害,电灼效果不佳等,可以行膀胱部分切除术,甚至膀胱全切术。而对于尿频、尿急、尿痛等膀胱刺激症状,在去除病因、积极抗感染、大量补液、碱化尿液、利尿及手术等处理后,一般持续几天可以消退。如患者有严重贫血,还可适当输血。必须注意的一点是,在积极治疗出血性膀胱炎时,不应忽视对原发病的治疗。

【预防】

对出血性膀胱炎的预防,要注意以下几方面。

1. 避免因尿路梗阻而引起尿潴留,减少环磷酰胺和异磷酰胺对尿道的长期刺激(如前列腺肥大、膀胱结石等)。

2. 化疗期间,注意水化利尿及碱化尿液,由于环磷酰胺的抗利尿作用以及尿液与膀胱接触时间延长,会加重环磷酰胺性出血性膀胱炎,因此预防措施主要考虑为最适宜的利尿,24h 最少补液 2～3L,以及静脉注射呋塞米等利尿药。碱化尿液是为了避免丙烯醛在酸性环境中形成结晶,沉积在肾及膀胱中导致肾功能损害。

3. 在化疗过程中,注意选用泌尿系统保护药巯乙基磺酸钠治疗。多数资料推荐方法为:开始化疗时给药 1 次,按 80mg/kg 计算,化疗后 4h 和 8h 各给药 1 次。

4. 在放疗前或放疗期间应用对膀胱黏膜有保护作用的戊聚糖多硫酸钠,即使在膀胱炎出现以后应用,也可减轻症状和出血。

5. 避免使用对膀胱黏膜有刺激的药物。

(郭　杨　施云福)

参考文献

曹军宁.2011.出血性膀胱炎.见:汤钊猷主编.现代肿瘤学.3 版.上海:复旦大学出版社,713

常玉伟.2005.尿血的辨证论治.河南中医,25(10):40-41

陈崇,薛波新,单玉喜,等.2012.经尿道选择性光汽化术治疗出血性放射性膀胱炎.中国内镜杂志,18(11):1201-1204

李强,王大亚,张弦,等.2014.出血性放射性膀胱炎经膀胱灌注透明质酸钠的疗效分析.温州医科大学学报,44(6):438-441

罗红波,杨罗艳,赵小昆,等.2003.出血性膀胱炎的诊断与治疗(附 23 例报告).临床泌尿外科杂志,18(3):183-184

马春会,朱康儿,张涛,等.2006.异基因造血干细胞移植后严重的出血性膀胱炎多因素分析.中华器官移植杂志,27(6):337-340

舒展,王悦,翟所迪.2006.环磷酰胺致出血性膀胱炎的监测与防治.药物不良反应杂志,8(4):269-272

王静.2005.血尿的中医治疗概况.甘肃中医,18(3):10-11

吴顺杰.2015.出血性膀胱炎的中医证治策略探析.中华中医药杂志,30(1):149-152

肖龙,雷永虹,肖民辉,等.2014.经尿道电灼治疗女性放疗所致出血性膀胱炎16 例体会.临床泌尿外科杂志,29(11):1015-1017

张红玉,王小璞,陈鹏飞,等.2014.紫杉醇脂质体化疗致出血性膀胱炎 1 例病例报道.肿瘤药学,4(6):478-480

张建新,牛亚楠.2014.吉非替尼致出血性膀胱炎 1 例.人民军医,57(1):70

El-Zimaity M,Saliba R,Chan K,et al.2004.Hemorrhagic cystitis after allogeneic hematopoietic stem cell transplantation:donor typematters. Blood,103:4674-4680

Gorczynska E,Turkiewicz D,Rybka K,et al.2005.Incidence,clinical outcome,and management of virus-induced hemorrhagic cystitis in children and adolescents after allogeneic hematopoietic cell transplantation.Biol Blood Marrow Transplant,11(10):797-804

Lee GW,Lee JH,Choi SJ,et al.2003.Hemorrhagic cystitis following allogeneic hematopoietic cell transplantation.J Korean Med Sci,18(2):191-195

Leung AY,Mak R,Lie AK.2002.Clinicopathological features and risk factors of clinically over the hemorrhagic cystitis complicating bone marrow transplantation.Bone Marrow Transplant,29(6):509

Stillwell TJ,Berson RC,DeRemee RA,et al.1988.Cyclophosphamide-induced

bladder toxicity in Wegener's granulomatosis. Arthritis Rheum,31(4):
465-470.

第八节　神经系统毒性

【概述】

在临床肿瘤治疗中,因使用化学药物或靶向药物所引起的神经系统毒性是一种临床常见的药物不良反应。部分药物因其神经毒性表现突出,而使神经毒性成为其常见的剂量限制性毒性。神经系统毒性可严重影响患者的继续治疗和生存质量,因而应给予高度关注。

【病因及发病机制】

神经系统毒性病因可分为以下 3 类。

1. 某些新药的出现,包括细胞毒性抗肿瘤药物及分子靶向治疗药物,尤其是以原发性脑肿瘤为靶点的药物。据报道,第三代铂类药物奥沙利铂引起慢性蓄积性神经毒性损害的发生率高达 30%。

2. 多药联合化疗、放化疗联合应用等,也在一定程度上影响了神经毒性的发生。

3. 由于治疗效果的改善,患者生存期不断延长,使一些潜伏期较长的神经毒性得以表现。几乎所有的抗癌药物都被认为具有神经毒性,具有明显神经毒性的抗癌药物包括奥沙利铂、长春碱(VLB)、长春新碱(VCR)、氟尿嘧啶(5-FU)、阿糖胞苷、顺铂、紫杉醇等。上述抗癌药物可造成中枢神经、周围神经和自主神经系统的器质性或功能性损害,症状常在停药后减轻或消失,但也可持续存在见表 2-8。

表 2-8　NCI-CTC 毒性标准分级——神经系统

毒性	0	1	2	3	4
周围神经	无或无变化	轻度感觉异常，腱反射减退	轻、中度感觉迟钝，中度感觉异常	重度感觉异常，伴功能障碍	—
运动神经	无或无变化	自感行动能力下降，无客观指征	轻度行动能力下降，无明显功能障碍	行动能力下降，伴功能障碍	瘫痪
神志	清醒	轻度嗜睡或烦躁	中度嗜睡或烦躁	重度嗜睡，烦躁，意识模糊，方向感消失，幻觉	昏迷，中毒性精神病
小脑	正常	轻度共济失调，轮替运动障碍	震颤，辨距障碍，语言障碍	运动共济失调	脑萎缩
情绪	无变化	轻度焦虑或抑郁	中度焦虑或抑郁	重度焦虑或抑郁	自杀倾向
头痛	无	轻度	中度或一过性重度头痛	顽固性严重头痛	—
便秘	无	轻度	中度	重度	肠梗阻>96h
听力	无变化	无症状，听力减低	耳鸣，听力减退，不需助听器	听力减退，但助听器可改善	不可逆性耳聋
视力	无变化	—	—	视力减退	失明

续表

毒性	0	1	2	3	4
皮肤	无变化	无症状性散发性斑点,丘疹,视物模糊,红斑	散发性斑点,丘疹,红斑,伴瘙痒或其他症状	全身症状的斑点或疱状丘疹	脱落性皮炎或溃疡
过敏	无	药源性发热≤38℃	荨麻疹,药源性发热≥38℃,轻度支气管痉挛	血清病,支气管痉挛,需治疗	过敏反应
非感染性发热	无	37.1~38.0℃	38.1~40.0℃	>40.0℃	>40.0℃或超过24h或高热伴血压下降
局部皮肤/软组织	无	疼痛	疼痛肿胀伴炎症或静脉炎	溃疡	需整形
体重减轻	<5.0%	5.0%~9.9%	10.0%~19.9%	≥20.0%	—

【辨证分型】

中医病因病机　抗肿瘤药物引起的神经系统毒性,在中医中隶属"血痹""痿证""不仁"等范畴。其病因与"药毒"有关。根据其遇冷加重的临床表现,似属中医所谓的"寒毒阴邪";因寒性收引,主痛,出现肌肤麻木不仁、肌肉痉挛强直或肌肉萎缩、疼痛等主要临床表现。病理因素主要是痰瘀。病因常为药毒侵犯、五脏受损致使精血不足,气虚血耗,痰瘀阻滞,肢体筋脉失养而发病。

(1)药伤脾胃,生化失源:恶性肿瘤难以治愈,病情迁延,邪居日久,正气必虚,致使脾胃虚弱。

(2)药毒侵犯,五脏受损:久病耗损导致精血亏损,筋脉失养。或"久病入络",气血瘀阻,血不充络,则必然导致筋脉气血运化、营养、濡润不足。而气血虚弱日久,精血渗灌不畅,也常会导致气机温运无力,日久因虚而滞。

(3)药毒犯肝,肝失疏泄:肝为藏血之脏,主筋。恶性肿瘤患者因身患绝症,情志抑郁,致使肝失疏泄,条达失司,气机不畅。药毒壅滞,进而再阻塞气机。气机不利则血供不畅,以致肝之脉络为气血所壅滞。

(4)化疗峻伤气血,血瘀阻滞:化疗后峻伤气血,气虚失运,血虚不荣,气虚血瘀,寒凝阻络,不荣四末;而见四肢末端麻木、感觉障碍的症状。卫气虚败则遇风寒加重;血不荣筋则导致肢体功能障碍。

从病因病机看,化疗药物所致的神经毒性是以虚为主,虚实夹杂,本虚标实。药毒侵犯,化疗峻伤气血,最终导致肝、脾、肾三脏气血亏虚,功能失调,血瘀痰湿等病理产物阻络经脉,不荣四末,出现肌肤麻木不仁、感觉障碍等临床表现。初期常表现为可逆的肢端麻木,感觉异常,病情严重者可导致中枢神经毒性,引起截瘫、脑神经损害、昏迷、抽搐等。

【诊断与鉴别诊断】

在排除其他已知疾病引起的神经系统疾病后,可考虑化疗药物所引起的神经系统毒性。诊断前需采集重点病史和进行体格检查。仔细询问病史,注意神经毒性症状的出现是否在化疗药物使用期间及与化疗药物剂量的关系。

化疗药物所引起的神经系统毒性须与副肿瘤综合征、转移性病灶所导致的神经系统疾病相鉴别。副肿瘤综合征由于肿瘤的产物(包括异位激素的产生),异常的免疫反应(包括交叉免疫、自身免疫和免疫复合物沉着等)或其他不明原因,引起内分泌、神经、消化、造血、骨关节、肾及皮肤等系统发生病变,出现相应的临床表现。这些表现不是由原发肿瘤或转移灶所在部位直接引起的,而是通过上述途径间接引起,故称为副肿瘤综合征。主要表现为肿瘤热、恶病质、免疫抑制、重症肌无力、肥大性骨关节病、男性乳房发育症、库欣综合征、神经肌肉痛、高钙血症、低血糖症、高血压、不明原因的贫血、血小板减少性紫癜、皮肌炎、弥散性血管内凝血、肾炎等。

【治疗】

1. 健康教育及心理支持 患者首次接受会产生神经毒性的化疗药物前,对疗效及不良反应不了解或存在疑虑,表现出精神不安、对身体各方面反应过分敏感等。在治疗前应反复介绍该药的功效及不良反应的应对措施,帮助其放松及调整心态,使其配合治疗。在化疗后,指导患者及家属加强保护意识,防止受伤。穿着宜暖和,对感觉异常部位多加按摩,在肢体允许的范围内进行适量的运动,以保持和增加关节活动度,防止肌肉萎缩变形,并保持肌肉的生理长度和肌张力,改善局部循环。

2. 预防措施 做好患者用药指导,化疗方案确定后,向患者及家属讲解神经毒性反应的症状,在用药前置备保暖衣物、热水袋等。化疗当天患者戴手套,以免接触床档、输液架等有冷感的金属器物而加重神经毒性症状。因低温刺激可诱发咽喉痉挛,应指导患者用温开水洗漱、沐浴等。饮食宜温软,避免食用生冷水果。在化疗全过程中要不断向患者强调保暖的重要性,引导患者主动落实各项保暖措施。提醒用药护士密切注意患者,发现异常,及时处理。

3. 症状护理　对主诉肢端麻木较重,手拿物品时感觉迟钝者可控制补液速度,采取热毛巾外敷,按摩局部或局部用 50% 葡萄糖加维生素 B_{12} 或 50% 的硫酸镁湿热敷,每日 3 次,每次 30min,准确掌握热敷的温度,以患者自感舒适为度,防止烫伤发生。热敷期间经常检查患处皮肤情况、倾听患者的主诉,如有红肿、皮疹、灼痛、水疱等过敏现象,应暂停热敷。奥沙利铂化疗期间化疗药物外渗,不得按常规冰敷,应局部利多卡因加地塞米松封闭后以喜疗妥外涂。对于神经毒性症状持续时间较长,热敷未能缓解者,可采取拔火罐、针灸以活血通络。

4. 西医治疗　临床过程中,西医抗神经毒性药物主要是神经营养药物,如维生素类、核苷酸类、钙剂、镁剂、还原型谷胱甘肽等。

(1)维生素类:维生素 B_1、维生素 B_{12} 参与周围神经鞘的生理代谢,并参与神经递质如乙酰胆碱的代谢,有助于保持正常的神经传导功能。有研究表明含维生素 B_{12} 的水溶维生素对奥沙利铂所致周围神经毒性反应有一定的预防或治疗作用。

(2)核苷酸类:三磷酸胞苷二钠是核苷酸类药物,参与神经细胞内磷脂和蛋白质的合成和代谢,可支持神经细胞活性,加速神经细胞结构和功能的恢复,延长细胞的生存时间。有研究表明三磷酸胞苷二钠对草酸铂的神经毒性有明显的预防和治疗作用。

(3)钙剂和镁剂:钙离子能改变电压依赖性钠离子通道的特性,增加细胞内钙离子的浓度,影响细胞膜的超极化,促进钠离子通道的关闭。硫酸镁能抑制中枢神经系统的突触传递,并能抑制神经纤维的应激性,还能使镁依赖的 ATP 酶恢复功能,有利于钠泵的运转。钙镁合剂可螯合奥沙利铂代谢产物草酸盐,使其对神经膜通道的影响降低或消除,减少神经毒性,从而减少神经毒性的发生。

(4)还原型谷胱甘肽:还原型谷胱甘肽在预防铂类制剂诱发的周围神经病变中占有重要地位。研究已证实,奥沙利铂和其他铂类药物一样,其神经毒性的靶点为动物的后根神经节,谷胱甘肽能阻止铂类药物在后跟神经节的蓄积,从而明显降低奥沙利铂神经毒性的发生率。还有临床研究表明在静脉滴注紫杉醇前口服还原性谷胱甘肽,可以明显降低神经毒性发生率和严重程度。

(5)文拉法辛:文拉法辛是一种抗抑郁药,能抑制 5-羟色胺及去甲肾上腺素的再摄取,适用于各种类型的抑郁症及广泛性焦虑症。法国一项多中心的Ⅲ期临床研究表明文拉法辛能够缓解奥沙利铂所致急性神经毒性。

5. 辨证施治　神经系统毒性,在中医隶属"血痹""痿证""不仁"等范畴。其发生与肝、脾、肾三脏的功能障碍有着密切的关系。药毒侵犯,肝、脾、肾三脏亏损,气虚血耗,痰瘀阻滞,肢体筋脉失养,是其基本病机。神经毒性的治疗大法主要以化痰祛瘀、补益气血为主。病机以虚为主,虚实夹杂,本虚标实。治疗时切不可过用攻伐类药物,以免更伤气血。

(1)药毒犯脾,脾胃虚弱,气血两虚

主证:四肢麻木不仁,感觉障碍。

次证:畏寒,神疲倦怠,纳呆,食后脘闷不舒,面色萎黄,自汗,头晕。

舌脉:舌淡苔白、脉细弱。

治则:调补气血,活血通络。

方剂:黄芪桂枝五物汤加减。

(2)气虚血瘀,瘀阻脉络

主证:手足麻木不仁,痿废不用。

次证:时有拘挛疼痛感,头痛,皮肤瘀斑。

舌脉:舌质紫暗或淡暗,有瘀斑,脉细涩。

治则:益气养营,活血化瘀。

方剂：补阳还五汤合圣愈汤。

（3）药毒犯脾，脾虚生湿，痰湿阻络

主证：肢体萎软、麻木。

次证：身重酸困，头重如裹，四肢倦怠，胸闷脘痞，纳呆。

舌脉：苔白腻，脉濡数。

治则：健脾除湿。

方剂：参苓白术散加减。

（4）药毒壅滞，肝失疏泄，气机不利

主证：手足麻木不仁，筋惕肉瞤。

次证：情绪焦虑、抑郁、易怒，两胁疼痛。

舌脉：苔薄白，脉弦。

治则：疏肝理气。

方剂：柴胡疏肝散加减。

（5）药毒侵犯，寒凝阻络

主证：手足麻木不仁，疼痛，遇冷加重，得温痛减。

次证：恶寒，喜热饮。

舌脉：苔薄白，脉紧。

治则：温经散寒，祛风除湿。

方剂：乌头汤加减。

　　除上述通过中医辨证口服汤剂治疗神经毒性以外，传统中医外治法的合理运用在周围神经毒性的治疗中亦有其重要的地位。如通过中药泡洗手足使药物通过皮肤直接进入循环而发挥药效，辨证论治，以益气养血，活血通络为法，起到疏通经络、解毒化瘀、扶正祛邪等作用，可方选：鸡血藤 45g，威灵仙 30g，虎杖根 30g，桂枝 12g，川芎 12g，红花 6g，玫瑰花 9g。针灸治疗可以改善周围神经损伤，临床常采用的有针刺治疗、温针、穴位注射，早期疏经通络、益气活血化瘀；后期补益肝肾、养血柔筋；现代研究表明，针刺足三里穴能有效防治化疗后神经毒性，为临床防治神经毒性的主穴。中药贴敷即可刺激穴位，激发经络之气，药物经皮肤吸收由表入里,循经络传至脏腑,发挥药物作用;有研究表明穴位贴敷温经通络、活血化瘀中药方可预防和缓解奥沙利铂化疗后引起的周围神经毒性。

【中西医结合治疗策略】

神经系统毒性的发生机制目前现代医学尚不十分清楚,也没有确切的治疗药物。在化疗期间,应以预防为主。与患者及家属深入沟通,指导患者正确用药及如何避免、应对不良反应。当出现神经毒性时,首先采取热敷的方法减轻症状。中药汤剂内服联合中药外治或西药等治疗手段一起用于化疗所致周围神经毒性的治疗,能相互促进,加强治疗作用。

(黄健飞)

参 考 文 献

陈礼颜.2009.奥沙利铂化疗致病人神经毒性的护理.全科护理,8(36):71-72

郭军,何芙蓉,孟华,等.2005.针刺治疗对紫杉醇所致的神经毒性反应的控制作用.中国临床康复,41(9):10

娄彦妮,贾立群,邓海燕,等.2008.外用通络散治疗奥沙利铂化疗致周围神经毒性的临床研究.北京中医药,(4):258-260

王芬,王树滨,申东兰,等.2014.氨磷汀对奥沙利铂所致周围神经毒性的改善作用的病例对照研究.癌症进展,12(6):571-575

吴燕,陈梅,余悦.2012.穴位贴敷防治奥沙利铂周围神经毒性的护理研究.护理研究,26(8A):2054-2055

Durand JP,Deplanque G,Montheil V,et al.2012.Efficacy of venlafaxine for the prevention on and relief of oxaliplatin induced acute neurotoxicity:Result of EFFOX,a randomized,double blind,placebo controlled phase Ⅲ trial.Ann Oncol,23(1):200-205

Grothey A.2003.Oxaliplatin safety profile neurotoxicity.Semin Oncol,30(4 Suppl 15):5-13

Linda Vahdat,Kyriakos Papadopoulos,Dale Lange,et al.2001.Reduction of

paclitaxel-induced peripheral neuropathy with glutamine. Clinical Cancer
Research,(7):1192-1197

第九节　皮肤毒性

【概述】

皮肤毒性是指外来化合物所致的皮肤毒作用,是肿瘤患者治疗中常见的不良反应,其常见临床表现有:疱疹、痤疮样皮疹、荨麻疹等,常伴瘙痒;皮肤干燥、色素沉着,皮肤增厚、角化、皲裂;指(趾)甲/甲周改变,通常表现为甲沟炎及开裂;黏膜炎;睑炎、唇炎、蜂窝织炎等;毛发生长异常等(详见本书《脱发》篇);毛细血管共济失调等。皮肤毒性处理不当将降低患者的生活质量,影响患者的治疗信心,产生治疗恐惧感,导致过早减药甚至停药,影响治疗效果。引起皮肤毒性的药物主要有吉非替尼、厄洛替尼、西妥昔单抗、索拉菲尼等靶向药物,以及卡培他滨、长春瑞滨、培美曲赛、蒽环类、紫杉醇类等细胞毒性药物。

【病因及发病机制】

1. 靶向药物治疗引起皮肤不良事情　EGFR抑制药常引起皮疹,其发病机制是抑制角质化细胞生长,促进角质化细胞提早分化,促进角质化细胞黏附、减少迁移,并促进皮肤炎症反应;EGFR抑制药所致手足综合征的机制尚不明确,可能与直接抑制EGFR和(或)阻断其下游的MAPK信号途径有关;多靶点TKIs(MTKIs)如索拉菲尼和舒尼替尼等可引起更为严重的手足综合征,呈现过度角质化的特征,其发生机制可能是由于真皮血管内皮细胞VEGFR和PDGFR的抑制作用使其真皮血管变形和细胞凋亡,破坏真皮,从而导致手足综合征的发生;黏膜炎是靶向治疗常见的不良反应之一,常见于使用EGFR-TKI、MTKIs后,其作用机制是抑制黏膜细胞生长代谢,致黏膜发生糜烂、溃疡、角化,并促进黏膜炎症发生。

2.肿瘤化疗引起皮肤毒性　药物过敏性疾病表现在皮肤症状上可有荨麻疹、瘙痒等,为与药物、机体、疾病相关的变态反应;化疗引起黏膜炎的发生是由于化疗中产生大量直接损伤细胞的活性氧分子,这些因子上调了核因子 kB(NF-kB)通路-细胞死亡、组织损伤及未来上调环路的基本路径。这一炎症反应最终导致溃疡、二重感染、炎症加剧及 NF-kB 的进一步上调;色素沉着是由于皮肤黏膜黑色素沉积增多引起。

【辨证分型】

中医病因病机　肿瘤患者治疗的皮肤毒性总由禀赋不耐,药毒内侵所致,发病必源于内外因相互作用。当属中医"药毒"的范畴,病机与肺、脾、心、肝、肾五脏受损有着密切关系,其病因病机有以下几方面。

(1)药毒湿热:化疗药物的毒性既直接损伤皮肤,同时也引发湿热、风热病邪,浸润肌肤,导致疱疹等皮肤疾病。

(2)脏腑虚损:本病发病与肺、脾、心、肝、肾有关,肺主表,邪从皮毛而入,肺先受之;病机十九条中亦有:"诸痛痒疮,皆属于心""诸湿肿满,皆属于脾",放、化疗导致气血不足,脏腑虚损,脏腑功能失调,湿热凝聚,血热内生,以致皮肤损害。

(3)体虚卫弱:肿瘤恶疾,本身已虚,多数患者又经历手术、放疗、化疗等,导致气血俱伤,不但脏腑虚弱,而且皮肤失养更甚,卫表不固,抗邪无力,易于诱发皮肤湿热感染等病。

(4)气阴两伤:毒蕴日久,灼伤津液,气无所生,以致气阴两虚,肌肤失养。

【诊断与鉴别诊断】

皮肤毒性在发病前有用药史,可有一定的潜伏期,如靶向治疗药物一般在服药后1周至1个月出现皮疹;某些化疗药物可在首次给药第1天发生超敏反应,表现为面红、荨麻疹、皮肤瘙痒等。皮肤毒性类型多样,最常见的是皮疹,以疱疹最为常见,一般为丘疹样脓疱疹,常发生在常常暴露于阳光的部位如头面部、颈部、手臂及上胸部,腰部以下不常发生;皮疹可在中断治疗的情况下自动减轻或消失。有些皮疹表现为痤疮或粉刺样疹,但不会出现黑头粉刺,且皮损部位常伴有瘙痒,抗炎药而不是抗痤疮药物有效,并可能影响到下肢及上肢背侧。如果疱疹继发感染,可见棕褐色碎皮覆盖于炎性部位表面,伴有脓液渗出。其他皮肤毒性有皮肤干燥、色素沉着,皮肤增厚、角化、皲裂;指(趾)甲/甲周改变,通常表现为甲沟炎及开裂;黏膜炎;睑炎、唇炎、蜂窝织炎等;毛发生长异常,表现为脱发,或伴阴毛腋毛脱落,毛发枯槁,毛发生长异常等;毛细血管共济失调,表现为毛细血管及小血管扩张;药物外渗引起皮肤损伤等。

分子靶向治疗及化学治疗所引起的皮肤毒性当与其他原因所引起的皮肤反应相鉴别。因其在发病机制和治疗措施上均有显著差异,故需鉴别明确,以正确处理,以免影响肿瘤患者的生存质量及治疗效果。主要需与带状疱疹、麻疹、猩红热、皮肤转移灶及其他药物引起的过敏等皮肤反应相鉴别:带状疱疹发病前阶段常有低热、乏力,将发疹部位有疼痛、灼热感,疱疹呈簇集水疱,沿一侧周围神经作群集带状分布,伴有明显神经痛。麻疹发病前先有上呼吸道卡他症状,如鼻流清涕,眼结膜充血,畏光,发热 2～3d;口腔颊黏膜可见小点状白色 Koplik's 斑。猩红热疱疹出现前全身症状明显,出现高热、头痛、咽痛等;典型有杨梅舌、口周苍白圈。化疗引起的皮肤毒性有明确的病因,可与其他类型皮肤反应相鉴别。

【治疗】

1. **注重防治**　对于皮肤毒性,合理的预防措施是关键的一步。患者在皮肤干燥部位使用无乙醇成分的润肤露,尽量减少日晒时间,因为暴露于日光的皮疹可能会更加严重,并加重皮肤的色素沉着,建议使用防晒用品。避免压力和摩擦,有趾甲异常的患者应改变足部受力习惯,穿宽松、透气的鞋子,积极治疗足癣等。并备有或治疗前使用相关药物,以减少发生皮肤毒性的可能。对于已发生的皮肤毒性,需加强护理,避免继发感染,饮食上应避免辛辣、刺激性食物。

2.治疗措施　患者在治疗中出现皮肤毒性时,按以下方法进行干预。

(1)轻度毒性:一般不需要做特殊处置,保持皮肤清洁、防晒,并局部使用氢化可的松(1%或2.5%软膏)或氯林可霉素(1%凝胶)涂于患处,每日1～2次,对皮肤干燥伴瘙痒者,可予薄酚甘油洗涤,每日2次,或苯海拉明软膏涂抹瘙痒局部。

(2)中度毒性:必须联合使用局部和全身治疗,从而减轻症状,一般不需停药或减量。局部使用氢化可的松(2.5%软膏)、氯林可霉素(1%凝胶)涂于患处,每日2～3次,或红霉素软膏,如能使用专业肿瘤护理类产品(如艾沃保湿修护霜、艾沃保湿喷雾)将会更有效地减轻皮肤症状,提高患者生活治疗。全身治疗:可口服多西环素100mg,每日1～2次,或米诺环素100mg,每日2次;抗组胺药物(苯海拉明)。治疗2周后情况恶化或无明显改善,按重度皮肤毒性处理。

(3)重度毒性:对于化疗药物可减少药物的使用剂量。使用氢化可的松(2.5%软膏)、氯林可霉素(1%凝胶)每日2～3次涂于患处,并口服多西环素100mg,每日2次,或米诺环素100mg,每日2次。病情严重者可予口服或静脉使用肾上腺皮质激素类药,如泼尼松20～40mg口服,每日3次,氢化可的松100～300mg或等量甲泼尼龙静脉滴注。对于EGFR抑制药减量或停药应作为重度皮肤毒性治疗失败后的最后选择,只有皮肤反应持续2～4周仍无法消除时才可中断治疗。

药物可引起手指和足趾的甲沟炎,最常累及拇指和踇趾。甲沟炎早期,用2%的碘酊涂搽或用热水、75%的乙醇浸泡患指(趾),每日4～6次,每次15～20min,后外敷鱼石脂软膏或三黄散等。如已有脓液形成,则切开引流,累及甲根或甲床时则部分或全部拔甲。对于色素沉着一般无须治疗,做好心理护理,减轻焦虑,皮肤角化可服用维生素A,避免日光暴晒。对于黏膜炎的患者,需注意保持口腔卫生,避免冷热、辛辣等刺激食物,可局部用锡类散、西瓜霜及 2%利多卡因、硫糖铝、苯海拉明等,康复新液漱口,若出现真菌感染可用制霉菌素 10 万 U/ml 润漱口腔,并用3%苏打水漱口。药物外渗引起皮肤损伤可应用相应的解毒药物,局部外敷,必要时需行外科治疗。此外,一些化疗药物引起的皮肤过敏反应常用治疗方法有皮质激素,如地塞米松 5～10mg 静脉注射或抗组胺类药物如苯海拉明 50mg,每日 2 次。

【辨证施治】

皮肤毒性根据其临床表现当属于中医"药毒"的范畴,其论治要点有两方面:祛邪以清热、祛风、化湿、凉血为主;扶正以益气固表、滋养肝肾、益气养阴为要。本病一般初起多实,久则虚实夹杂,后期多属虚证,因此千万不要攻伐过猛,否则容易产生耗伤气血、脏器的恶果。

1. 风热相搏证

主证:周身疱疹,疹出色红,灼热瘙痒,多分布于上半身,分布面部、鼻旁、唇周为甚,掀热作痒。

次证:恶寒、发热、头痛,口干思饮,便干溲赤。

舌脉:舌质红,苔薄黄,脉浮数有力。

治则:祛风清热。

方剂:消风散加减。

2. 湿毒蕴肤证

主证:皮肤出现疱疹样疹,糜烂渗液,灼热瘙痒,表皮剥脱,或为痤疮样皮疹,或有蜂窝织炎。

次证:发热,烦躁,口干,大便燥结,小便黄赤。

舌脉:舌质红,苔黄腻,脉数弦滑。

治则:清热解毒化湿。

方剂:黄连解毒汤、五味消毒饮加减。

3. 热入营血证

主证:皮肤出现紫红色斑丘疹,瘙痒热痛,口腔糜烂,甲沟溃烂,皮肤血纹血管显露。

次证:口干,便秘,尿赤。

舌脉:舌红苔黄,脉弦数。

治则:清热凉血。

方剂:清营汤、犀角地黄汤加减。

4. 肝肾不足证

主证:毛发脱落,毛发枯槁,皮肤增厚、角化脱屑、干燥皲裂,指甲异常,色素沉着。

次证:面色发黯,头晕耳鸣、目赤、目干涩、腰膝酸软、失眠多梦。

舌脉:舌淡红,少苔,脉细数。

治则:滋养肝肾。

方剂:六味地黄丸加减。

5. 气阴两虚

主证:皮疹为暗红斑,干燥脱屑,瘙痒。

次证:低热,口渴,神疲乏力,气短,大便干,尿黄。

舌脉:舌红,少苔,脉细数。

治则:补气敛阴,益胃生津。

方剂:生脉散、益胃汤加减。

【中西医结合治疗策略】

1. 注重预防 医护人员应掌握药物相关毒性及护理,治疗前进行宣教,使患者认识到药物相关皮肤毒性的临床表现和主要的护理方法,因此在可能的情况下可以持续地、不间断地使用治疗药物,以获得最好治疗效果。在治疗早期,需早观察、早发现、早防治。

2. 针对性治疗选择策略 应按照患者皮肤毒性类型、严重程度进行分类处理,必要时可考虑调整用药剂量或暂停使用治疗药物,治疗过程中需进行必要的心理干预。

3. 中医中药治疗 中医中药在治疗肿瘤治疗所致的皮肤毒性上有独特的效果,值得我们探索。除口服汤剂外,还可用清热解毒、活血化瘀、消炎镇痛之中药外洗或制成膏剂涂抹,以治疗皮肤毒性。

（蒋　璐）

参 考 文 献

陈红风.2014.中医外科学.2 版.北京:人民卫生出版社,205-209

陈振东,卜丽佳,吴秀伟,等.2007.表皮生长因子受体抑制剂引起的皮肤毒性诊断与处理.癌症进展杂志,11(5):567-570

李日庆.中医外科学.2007.2 版.北京:中国中医药出版社,173-175

刘亚琴,纪春连,周少光,等.2010.46 例表皮生长因子受体抑制剂所致皮肤反应的护理.中华护理杂志,2(2):114-115

缪建华,束永前.2015.肿瘤内科相关事件.南京:东南大学出版社,368-376

田华琴.2011.常见恶性肿瘤整合治疗手册.广州:广东科技出版社,322

王居祥.2014.肿瘤并发症中西医治疗.北京:人民卫生出版社,311-319

余国芳,林丽珠.2009.辨治表皮生长因子受体抑制剂相关皮疹的经验探析.世界科学技术-中医药现代化,11(5):758-763.

第十节　肿瘤相关性贫血

【概述】

肿瘤相关性贫血是指恶性肿瘤的发展过程中及治疗过程中发生的贫血。贫血不仅影响患者生活质量,而且研究表明贫血是肿瘤患者的独立预后因素。其特征是轻至重度贫血,伴红细胞平均体积正常或低下,红细胞外观正常或血红蛋白含量减少,网织红细胞数量异常减少,铁代谢异常表现为血清铁降低、血清转铁蛋白下降、转铁蛋白饱和度降低、骨髓铁不缺乏及红细胞寿命缩短。恶性肿瘤患者癌性贫血发生率高达 50% 以上,其中 20% 接受化疗的患者需要接受输血治疗。

【病因及发病机制】

1. 抗肿瘤治疗相关贫血　多种抗肿瘤治疗均可造成贫血发

生,是肿瘤相关性贫血的首要病因。

(1)化疗:大多为化疗药物骨髓抑制所致贫血,不同抗肿瘤药物产生的贫血的快慢、持续时间并不相同。部分药物不影响成熟期的细胞和干细胞,只抑制增生活跃的细胞,暂时性损伤骨髓造血功能而产生贫血,代表药物有阿糖胞苷、氟尿嘧啶、顺铂、达卡巴嗪等。

(2)放疗:放疗可导致红细胞损害,其引起的贫血与放射部位、照射野范围、剂量、疗程等有关,具体机制分成两种。

①急性损害:发生于放射治疗以后的数小时至 3d,期机制为细胞和组织的退行性变化,局部循环障碍,代偿适应性反应(包括炎症反应、吞噬清楚反应、类浆细胞、网状细胞、脂肪细胞的出现及增生)。主要可见有丝分裂细胞的减少、消失,骨髓的幼稚造血细胞的核固缩、核碎裂、核形态变化不规则、核分叶过多、核溶解及细胞溶解等现象。

②慢性损害:慢性放射性损害时,造血器官在初期变化不是很明显,出现Ⅱ度以上损害时才可见到明显的变化,红细胞较之于基线值或者正常值低 30%～50%,可见持久性的巨红细胞增多症,红细胞的数量进行性减少,血红蛋白增高等。

(3)手术治疗:肿瘤患者手术治疗后,尤其头颈部及上纵隔手术、肾及肾上腺等器官肿瘤根治术、睾丸肿瘤切术除后,可因医源性内分泌功能低下引起的贫血。消化道肿瘤手术后,可导致铁剂、维生素 B_{12} 及叶酸等造血原料吸收不足,产生营养性贫血。

(4)靶向治疗及生物免疫治疗:许多肿瘤的生物治疗手段均可导致贫血的发生,IL-2、LAK 细胞、TIL 细胞治疗可出现贫血,停药后可恢复正常。长期应用干扰素可引起正细胞正色素性贫血,停药后数周到数月方可恢复正常。多种靶向治疗药物可导致贫血,如西妥昔单抗、利妥昔单抗、曲妥珠单抗等,多为轻度贫血,停药后可自行恢复,发生率较低,与其他化疗药物联合应用时,贫血的发生率增加。

2. 肿瘤相关性出血　恶性肿瘤因生长迅速、血管紊乱、肿瘤组织脆性较高、影响凝血功能等特点致使肿瘤局部出血风险高，急性大出血患者多在短期内死亡，而长期慢性的失血造成失血性贫血，多为中至重度贫血，以消化道肿瘤，尤其是胃癌患者发生失血性贫血比例最高。

3. 营养不良　恶性肿瘤患者因进食困难、厌食、代谢异常等原因易造成营养不良，称为癌症恶病质，营养不良导致叶酸、维生素 B_{12}、氨基酸等造血原料缺乏，产生营养不良性贫血。

4. 肿瘤骨髓浸润　肿瘤骨髓浸润以淋巴瘤、多发性骨髓瘤等血液恶性肿瘤多见，少部分实体瘤也存在骨髓浸润情况，表现为造血系统为肿瘤细胞侵犯浸润，故产生贫血。

【中医病因病机】

贫血归属于中医"血虚"范畴，血虚以面色苍白或萎黄，唇舌、爪甲色白无华，神疲乏力，脉细等为主要表现。恶性肿瘤患者的贫血在中医病机上与一般贫血相比有其独特之处，其病因主要责之为癌肿积聚、治疗损伤、饮食失节、情志不舒等。主要病变与脾肾两脏有关，肾主骨藏精生髓，精血可相互转化，肾虚则精血无以化生；脾为后天之本，为人体的气血生化之源，脾胃虚弱或后天失养而受损，则气血生化乏源。癌毒、积聚、放化疗等损伤脾肾两脏，产生血虚，故本病以虚实错杂为病机特点。

【诊断与鉴别诊断】

贫血的病理基础是组织和器官的缺氧，可表现为皮肤苍白，面色无华，代偿性呼吸及心率加快，食欲缺乏，部分患者有明显的舌淡，易疲倦，乏力头晕，记忆力减退，不少患者有较严重的焦虑、抑郁、心理和行为异常，可被误诊为肿瘤脑转移或反应性神经症。临床上一般以外周循环血中红细胞数量的减少和（或）血红蛋白的含量降低为确定贫血的标准。贫血诊断根据患者的临床表现、病史及肿瘤治疗史，进一步确定需借助于辅助检查，根据血红蛋白含量、红细胞计数和血细胞比容计算的各项红细胞指数，可对贫血做出大致分类。抗肿瘤治疗相关贫血多为正细胞正色素性贫血；肿瘤相关出血导致贫血，存在出血表现，出血时间较长患者，因出血导致铁丢失过多，可表现为小细胞低色素性贫血；恶病质营养不良性贫血，多表现为小细胞低色素或大细胞性贫血。临床贫血严重程度划分标准见表 2-9。

表 2-9　贫血严重程度划分标准

血红蛋白浓度(g/L)	＜30	30～60	60～90	90 以上
贫血严重程度	极重度	重度	中度	轻度

【治疗方案】

1. 去除病因　考虑出现肿瘤治疗相关贫血时，轻中度贫血需考虑降低治疗强度，出现重度以上贫血时，应停止引起贫血的抗肿瘤治疗。由于应用某些药物导致的溶血性贫血，应立即停止所有药物。癌性恶病质导致的营养不良性贫血，给予营养支持，改善营养状态后贫血也会有所减轻。肿瘤导致失血性贫血，止血、输血等治疗可有效改善贫血。肿瘤相关性贫血的根源在于恶性肿瘤，故当恶性肿瘤病情得到控制，贫血也会随之好转。

2. 刺激红细胞生成

(1)促红细胞生成素：促红细胞生成素(EPO)是肾近球细胞分泌的一种糖蛋白激素，其主要功能是通过作用于骨髓造血细胞，促进红系祖细胞增殖、分化、成熟和释放，抑制造血组织中红系细胞的凋亡来增进红细胞的生成从而提高 Hb 水平。EPO 治疗与输血疗法相比，更符合正常生理过程，可持续平稳地提高 Hb 值，明显改善生活质量，患者耐受性好，也可用于门诊患者。

(2)丙酸睾酮：可刺激肾产生促红细胞生成素，刺激骨髓正铁血红素的合成。用法：50～100mg/d，肌内注射。前列腺癌患者忌用。因为药物为雄性激素，特别是女性患者使用过程中会有男性化的不良反应,目前临床已较少使用。

3. 补充造血原料 因消化道手术等抗肿瘤治疗导致造血原料摄入不足的患者,有针对性的造血原料补充可以达到治疗目的。维生素 B_{12} 最初剂量为 $50\sim100\mu g/d$,肌内注射,连用 $2\sim3$ 周。即使有神经系统损害的患者,大剂量维生素 B_{12} 治疗也无必要。为了维持正常血细胞比容和血清维生素 B_{12} 水平,可每个月注射 $100\mu g$。对于病因暂时不能去除者,维生素 B_{12} 治疗需要连续应用。若血清叶酸下降的患者,可口服补充叶酸 $5\sim10mg$,每日 3 次。

4. 输血 输血对于肿瘤患者具有抑制免疫的作用,围术期和化疗、放疗期则尤其如此。反复输血可能刺激肿瘤生长,故除非贫血已引起明显呼吸、循环及神经精神症状,应首先着眼于其他改善贫血的治疗。Hb<85g/L 时,应结合患者的临床表现,如极度疲劳、头晕头痛、心动过速、低血压及心脏缺血表现,可考虑输浓缩红细胞。Hb<70g/L,且血容量正常时,通常需输注浓缩红细胞,只有肿瘤患者有活动性出血,需要同时补充血容量和红细胞时,才考虑输全血。输血应注意观察,以防血容量突然增加引起严重充血性心力衰竭。

5. 中医药治疗

(1)中药汤剂口服:根据患者的四诊材料,辨证论治,以改善贫血,详见辨证实施。

(2)中成药治疗:养血合剂、益血生胶囊等促进造血的中成药可改善贫血的情况,需根据患者证候辨证与辨病结合运用中成药,以取得更好的疗效,并减少中成药不良反应发生率。

【辨证施治】

中医学认为"血虚"治疗应以补养气血为主旨,然癥瘕积聚患者之血虚,主要责之于脾肾两脏,故予补中养血,补肾益气为主,此外,尚需考虑邪实之轻重,佐以祛邪之品。治疗中需注意:补虚为主,然不可过于滋腻,恐有恋邪之弊,辅以攻邪,切不可攻伐太过,免犯虚之过。

1. 气虚血弱

主证:面色苍白,胸闷气促,心慌肢软,纳呆泛恶。

次证:口渴不欲饮,便溏,常有面浮肢肿,自汗。

舌脉:脉细小,舌胖或有齿印,苔薄白或白腻。

治则:益气养血。

方剂:当归补血汤合补中益气汤加减。

2. 肝肾亏损

主证:面色苍白,头晕耳鸣,腰脊酸楚,心烦易怒。

次证:夜寐不安,口干欲饮。

舌脉:舌红少津,脉细涩。

治则:滋补肝肾,益气养血。

方剂:当归补血汤合六味地黄丸加减。

3. 心脾两虚

主证:面色苍白或萎黄,神疲乏力,头晕目眩。

次证:心悸,气短,失眠,纳呆食少,腹胀,便溏。

舌脉:舌质淡,苔薄白,脉细弱。

治则:益气补血,健脾养心。

方剂:归脾汤加减。

4. 脾肾阳虚

主证:面色苍白,头晕目眩,畏寒肢冷。

次证:腰膝酸软,夜尿频数,倦怠乏力,下利清谷。

舌脉:舌质淡,舌体胖有齿痕,脉沉细。

治则:温补脾肾,益气养血。

方剂:右归饮合四君子汤加减。

【中西医结合治疗策略】

1. 预防为重　接受放、化疗的患者尤其容易发生贫血,加强化疗时的支持治疗,减少骨髓的放射剂量,可降低贫血的发生率。消化道手术后患者,发生营养性贫血的风险较高,对存在叶酸、维生素 B_{12} 吸收障碍的患者,应预防性给予补充。

2. 针对性治疗策略选择　治疗需以明确造成贫血的原因为前提,停止造成贫血的治疗手段,去除贫血病因后,经针对性促进造血治疗,大部分贫血可逐渐好转。临床治疗中,有部分患者因贫血尚可耐受而不停止相关抗肿瘤治疗,而选择加强针对性支持治疗,令患者能顺利完成抗肿瘤治疗。输血治疗要严格符合适应证,反复输血可刺激肿瘤生长,影响预后。

3. 停止抗肿瘤治疗的时机　笔者认为轻度贫血可给予针对贫血治疗的同时不停止相关治疗,密切关注贫血情况;出现贫血相关症状但可以耐受或中度贫血的患者,需要降低治疗强度;当出现症状不可耐受或重度以上贫血时,或急性溶血反应。应该立刻停药,并给予针对性贫血治疗。

4. 中医中药治疗　中医中药治疗对于轻中度贫血和慢性贫血疗效较好,中成药的运用也需要考虑患者的体质,以减少不良反应的发生。

(徐　凯　张卫平)

参 考 文 献

高文斌,王若雨,梁文波.2009.肿瘤并发症的诊断与治疗.北京:人民军医出版社

戈伟,徐细明.2009.肿瘤并发症鉴别诊断与治疗.北京:科技文献出版社

赵簪博,黄莹莹.2012.恶性肿瘤相关性贫血临床治疗进展.中国疼痛医学杂志,18(10):593-597

第十一节　粒细胞减少症与粒细胞缺乏症

【概述】

实体性恶性肿瘤患者在诊疗过程中由于实施了手术、化疗、放疗及核素内放射治疗等多种手段,易出现中性粒细胞减少或缺

乏。外周血中性粒细胞绝对计数,在成人低于 $2.0 \times 10^9/L$,在儿童≥10 岁低于 $1.8 \times 10^9/L$ 或<10 岁低于 $1.5 \times 10^9/L$ 时,称为中性粒细胞减少;严重者外周血中性粒细胞绝对计数低于 $0.5 \times 10^9/L$ 时,称为粒细胞缺乏症。许多粒细胞缺乏患者多因感染就诊而发现,部分患者合并严重感染,甚至因此死亡。抗肿瘤治疗导致的白细胞减少和粒细胞缺乏经常会导致放化疗等抗肿瘤治疗的延迟和中断,影响治疗效果。

【中医病因病机】

肿瘤放化疗造成的粒细胞减少症与粒细胞缺乏症一般属于中医学"虚劳""髓劳"等范畴,本病初期以气血两虚、脾气亏损为主,日久伤及肝、肾,导致肾阴虚、肾阳虚或肾阴阳两虚。本病以肝、脾、肾虚损为本,故常见乏力头晕,心悸失眠,腰酸,少气懒言,纳呆等,应根据症状辨明病变脏腑,以及阴阳虚衰的情况,常见气血两亏、肝肾阴虚及脾肾阳虚。肿瘤患者出现粒细胞减少与粒细胞缺乏,绝大多数与放化疗血液毒性有关,放疗、化疗等现代医学手段为攻伐之法,故该病病因病机主要责之为攻伐太过,加之饮食不节,情志不舒等因素,损伤脏腑气血,主要为肝、脾、肾虚损,发为虚劳、髓劳之病。

【辨证分型】

1. 气虚型

主证:面色苍白,胸闷气促,心慌肢软,纳呆泛恶,口渴不欲饮,便溏。

次证:常有面浮肢肿,自汗。

舌脉:脉细小,舌胖或有齿痕,苔薄白或白腻。

2. 气虚血弱

主证:头晕目眩,神疲乏力,面色萎黄或灰滞。

次证:纳谷不香,小便频长,大便不实。

舌脉:舌淡少华,苔薄,脉细软。

3. 阴虚内热

主证:头晕失眠,心烦口渴喜冷饮,燥热盗汗。

次证:牙龈出血,鼻衄,尿赤,便结,纳少。

舌脉:脉细小,舌红绛,苔薄或光剥。

4. 肝肾亏损

主证:头晕耳鸣,腰脊酸楚,心烦易怒。

次证:夜寐不安,口干欲饮。

舌脉:舌红少津,脉细涩。

5. 脾肾阳虚

主证:腰膝痛软,形寒肢冷。

次证:面白神疲,便溏纳少。

舌脉:舌淡胖或有齿痕,脉沉弱。

【治疗方案】

1. 治疗原则

(1)预防:进行抗肿瘤治疗应对患者的体力状态、骨髓造血功能、肝肾功能等进行全面的评估,针对患者的实际情况,制订个体化治疗方案,对于既往发生过严重骨髓抑制、预计骨髓造血储备差的患者,尽量避免使用高度血液毒性的药物。

(2)抗肿瘤治疗方案的调整:对于发生了粒细胞减少或缺乏的患者,需适当的调整化疗药物的使用剂量,减少放射治疗的治疗剂量,或者暂停放化疗的实施。目前恶性肿瘤治疗进入了分子靶向治疗时代,尽量对患者施行精准治疗,可有效减少粒细胞缺乏的发生。

(3)促进白细胞和粒细胞生成:Ⅰ～Ⅱ度的白细胞减少,可口服促进白细胞和粒细胞生成的药物,如利血生、鲨肝醇、肌酐、脱氧核苷核酸、生白胺等,但上述口服药物对Ⅲ～Ⅳ度白细胞减少和粒细胞缺乏疗效较差。中性粒细胞减少的程度和持续时间与患者感染的风险相关,持续的Ⅲ～Ⅳ度白细胞减少和粒细胞缺乏导致高感染风险,发生Ⅲ～Ⅳ度白细胞减少和粒细胞缺乏时主要是使用粒细胞集落刺激因 子(G-CSF),可有效促进粒细胞的生成,缩短低血象持续时间,减少发热伴中性粒细胞减少的持续时间,降低病死率,减少患者住院天数、抗生素应用天数等指标。而G-CSF 的临床成功应用,令许多高剂量、高风险的放化疗方案的治疗风险达到可接受的范围,有效提高疗效。在 G-CSF 使用后外周血中存在较多幼稚的白细胞,此时进行抗肿瘤治疗可能造成再次发生粒细胞缺乏,故建议尽量避免抗肿瘤治疗前 24h 使用G-CSF。

(4)糖皮质激素治疗:糖皮质激素有短期提高白细胞的作用,可按常规剂量使用。小剂量糖皮质激素穴位注射对Ⅰ~Ⅱ度骨髓抑制有较好的效果,可减少糖皮质激素的剂量和不良反应发生风险。糖皮质激素不可长时间使用。

2. 辨证施治

(1)汤剂

①气虚型

治则:益气和胃,温补脾肾。

方药:四君子汤加减。

②气虚血弱

治则:益气养血。

方药:当归补血汤合补中益气汤加减。

③阴虚内热

治则:养阴生津,清热安神。

方药:育阴煎。

④肝肾亏损

治则:滋补肝肾,益气养血。

方药:当归补血汤合六味地黄丸加减。

⑤脾肾阳虚

治则:补肾健脾,益精养血。

方药:右归丸加减。

(2)中成药:常用的中成药包括益血生胶囊、生白合剂、贞芪扶正颗粒、升血调元汤、芪枣颗粒、地榆升白片、参芪十一味颗粒等。

(3)穴位外敷和注射药物:滋肾填精方龟鹿二线胶以现代工艺制成巴布剂外用贴敷神阙穴在临床研究中被证实对化疗后骨髓抑制具有良好的治疗作用,可减少化疗后骨髓抑制的发生率和减少 G-CSF 的用量。笔者临床使用小剂量地塞米松针足三里穴位注射治疗化疗后骨髓抑制取得较好的效果。

3. 西医治疗

(1)严重程度分级:根据患者白细胞及粒细胞计数,可将病情严重程度分级如下。

0 级:白细胞和粒细胞计数正常。

Ⅰ级:白细胞计数 $3.0 \sim 4.0 \times 10^9/L$ 和(或)粒细胞计数 $1.5 \sim 2.0 \times 10^9/L$。

Ⅱ级:白细胞计数 $2.0 \sim 3.0 \times 10^9/L$ 和(或)粒细胞计数 $1.0 \sim 1.5 \times 10^9/L$。

Ⅲ级:白细胞计数 $1.0 \sim 2.0 \times 10^9/L$ 和(或)粒细胞计数 $0.5 \sim 1.0 \times 10^9/L$。

Ⅳ级:白细胞计数$<1.0 \times 10^9/L$ 和(或)粒细胞计数小于 $0.5 \times 10^9/L$。

(2)感染的诊断及评估:感染的危险因素包括中性粒细胞下降程度及持续时间,化疗后早期低淋巴细胞计数,以及化疗第 1 周期。

在粒细胞减少(特别是粒细胞缺乏)时发生的感染,由于患者的免疫力减退,发生感染时相关症状和体征常不典型,甚至缺如,感染灶常常不明确,发热可能是唯一的表现。一般来说,无其他原因可以解释的发热(>38.0℃),持续 1h 以上,应首先考虑细菌感染的可能性。

由于患者粒细胞减少,白细胞及分类对判定是否存在细菌感染意义不大,红细胞沉降率和 C 反应蛋白在感染的诊断中有一定参考意义,如同时明显升高,细菌感染的可能性大,但特异性不高。常规的体液细菌培养耗时较长,而且阳性率低。培养应反复多次进行,以提高培养的阳性率和准确率。需要注意的是,除了无污染的血液、体液或某些穿刺液(物)标本培养结果具有诊断特异性外,其他常用的如咽、痰、尿液等都是易污染标本。在肺部感染的诊断中,与普通胸部 X 线相比,胸部 CT 能更早期和更精确地发现病灶。另外,免疫功能正常人群少见的感染,如鼻旁窦、颅内等,应注意筛查。

考虑为感染后,应对患者进行病情评估,以决定治疗策略。目前应用比较多的是多国癌症支持治疗学会(Multinational Association for Supportive Care in Cancer,MASSC)评分(表 2-10),评估为低危的患者口服抗菌药物治疗的有效率为 95%。

表 2-10   MASSC 评分体系

临床特征	评分
疾病程度:无症状或症状轻微	5
无低血压	5
无慢性阻塞性肺病	4
实体肿瘤或无真菌感染	4
无脱水	3
疾病程度:中等程度症状	3
发病时在门诊就诊	3
年龄<60 岁	2

评分>21 分为低危组;不适用于<16 岁儿童

根据 IDSA 指南,粒细胞减少发生感染的病情评估的高危因素包括:①血流动力学不稳定;②口腔或胃肠道黏膜炎;③腹痛或直肠周围疼痛;④恶心、呕吐;⑤腹泻;⑥静脉导管部位感染;⑦神经或精神的变化;⑧胸部 X 线片上有新的浸润灶、低氧血症或有

COPD 基础疾病;⑨肝功能异常(转氨酶高于正常上限的 5 倍)、肾功能异常(肌酐清除率＜30ml/h);⑩中性粒细胞减少持续时间＞7d。

在这两种评估体系中,IDSA 对病情的评估更为细化,方便临床使用。

(3)预防:粒细胞减少症和粒细胞缺乏症可引起严重感染,对患者的生活质量和预后产生负面影响。因此在接受可能产生粒细胞减少和粒细胞缺乏的治疗手段前,必须有针对性的预防治疗手段。

①粒细胞减少及粒细胞缺乏的预防:在抗肿瘤治疗前需对患者进行较为详尽的评估,较好地评价患者的一般状况及肝、肾功能,适当的依照患者的具体情况决定患者进行化疗药物使用剂量及放射治疗剂量,减少医源性、可控性损害发生。

化疗后早期宜及时行血常规检验,掌握病情发展动态,对低淋巴细胞者及时给予增加提高机体免疫力的措施。结合不同化疗药物对骨髓抑制的高峰时间,对重点时期、重点阶段进行血常规的检测,治疗中对于以往发生过粒细胞减少或粒细胞缺乏的患者应给予极大地密切关注。

对于粒细胞缺乏高风险患者,化疗 24～48h 后应预防性使用 G-CSF,持续到中性粒细胞超过 $10 \times 10^9/L$。预防性应用 G-CSF 可以减低粒细胞缺乏的发生概率和严重程度,降低感染风险及感染相关病死率,但不改变患者的无病生存和总生存。目前公认的危险因素有高龄、一般状态差、骨髓抑制强的化疗药物或高剂量化疗、既往接受较长化疗周期、疾病进展或晚期、骨髓受侵等。ESMO 治疗指南认为,预防性使用 G-CSF 的指征包括:粒细胞缺乏性发热;使用超过 20％概率发生粒细胞缺乏性发热的化疗药物如肺癌中使用多西紫杉醇、卡铂等。

对于初次化疗的患者,原则上不需要预防性使用 G-CSF,但是对于具有可能引发发热性中性粒细胞减少症高危因素的患者,还是可以考虑预防性低剂量使用,但应用中需加密监测血常规并调整药物的使用剂量和频度。

②感染的预防:对于明确发生粒细胞减少的患者应高度重视感染的预防,在治疗中应将其放在和刺激骨髓造血等同的位置。无感染状态的粒细胞减少症的预后明显优于存在感染者。

保护性隔离及消毒:给予患者相对洁净的医疗环境,限制进入病房人员的数量,减少患者和其他患者、陪护、医护人员之间的不必要接触,降低交叉感染概率,必要时可以给患者及陪护者加用口罩。定时房间通风消毒,紫外灯房间照射,房间地面消毒液拖地,进出房间鞋底经消洗液浸透的擦鞋垫处理。临床操作应该遵循无菌原则,使得患者在诊疗期间处于一个和外界相对隔离的环境,减少交叉感染。

易感染部位的护理:对于患者容易发生感染的部位进行必要的预防性保护措施。注意口腔、鼻腔、外耳道、皮肤、会阴等区域的清洁卫生,使用 1:2000 的洗必泰溶液或者 1:1000 的雷凡诺尔溶液进行漱口,1:1000 的洗必泰油膏涂抹鼻前庭,75% 的乙醇擦洗外耳道,1:5000 的高锰酸钾溶液清洗外阴,这些措施的实施都可以减少感染发生概率。

预防性使用抗菌药物:对于粒细胞减少或缺乏的患者是否应用抗菌药物来预防感染,目前的认识仍存在分歧。临床指南建议中性粒细胞减少的患者在开始发热时用广谱抗菌药物,反对常规预防性使用抗菌药物。而对于高危者,预计粒细胞减少(缺乏)持续时间 >7d 者,可以预防性全身应用抗菌药物(包括细菌和真菌),通常采用喹诺酮类药物来预防细菌感染。

(4)集落刺激因子的使用:粒细胞集落刺激因子是由单核细胞、成纤维细胞和血管内皮细胞等产生的一种造血生长因子。G-CSF 能促进粒系祖细胞的增殖、分化及成熟,并促进骨髓中中性粒细胞和干祖细胞释放于外周血中,保护中性粒细胞避免凋亡,增强成熟粒细胞趋化性、吞噬作用及对病原微生物的杀伤能力。

(5)激素类药物的使用:地塞米松、泼尼松有短期提高白细胞的作用,可按常规剂量使用。小剂量糖皮质激素穴位注射对Ⅰ~Ⅱ度骨髓抑制有较好的效果,可减少糖皮质激素的剂量和不良反应发生风险。雌激素可促进成熟粒细胞释放和骨髓增生,为应急治疗的较好药物,提升白细胞的有效率达88%,但有恶心、呕吐、乳房胀痛等不良反应。激素类药物均不可长时间使用。

(6)抗感染治疗:Ⅲ~Ⅳ度白细胞减少及粒细胞缺乏时伴发感染风险极高,一旦发生感染,将可能出现致死性的严重感染,故抗感染治疗是至关重要的治疗,有效的抗感染治疗配合 G-CSF 治疗等其他治疗方法,可有效降低粒细胞缺乏伴感染患者的死亡率。对于Ⅲ~Ⅳ度白细胞减少及粒细胞缺乏患者的抗感染治疗,笔者认为应遵循《美国感染学会粒细胞缺乏肿瘤患者抗微生物治疗临床实践指南》并结合实际情况制订合适的抗感染治疗方案。

①初始治疗:初始经验治疗的目的是覆盖常见且有严重危害的微生物感染,预防病原菌导致的严重并发症及死亡,直至血培养结果指导精确的抗生素选择。应根据专科特点、感染部位和病房的细菌学监测等资料来推测可能的致病菌,尽早开始经验性治疗,以控制病情,降低重症感染的死亡率。由于铜绿假单胞菌感染死亡率非常高,一线治疗药物在广谱抗生素基础外,必须同时对该菌有良好抗菌活性。选择初始经验治疗方案时应结合患者感染风险状态、感染症状及体征、流行病学及病原学趋势,特别注意细菌定植及耐药。近年来国外肿瘤患者非社区获得性血流感染病原菌以革兰阳性菌为主。我国的感染监测显示,革兰阳性菌为院内感染主要致病菌,占 70%~80%。指南将预期粒细胞缺乏超过 7d,临床状态不稳定或有任何临床并发症者归为高风险,需住院行静脉抗感染治疗。一线单药方案碳青霉烯(亚胺培南、美罗培南)、哌拉西林(他唑巴坦)、头孢吡肟或头孢他啶。可根据临床情况、影像学和(或)细菌培养结果调整初始抗菌治疗,如出现蜂窝织炎或肺炎时增加万古霉素或利奈唑胺,出现肺炎或革兰

阴性菌血症时使用碳青霉烯＋氨基糖苷,有腹部症状或怀疑艰难梭菌感染时增加甲硝唑。国内有机构使用单药莫西沙星作为 FN 的一线单药经验治疗,根据《热病》,莫西沙星对抗铜绿假单胞菌敏感性小于 30%,因此不适宜。厄他培南不具抗铜绿假单胞菌活性,也不可用于 FN 的一线经验抗感染治疗。

②后续抗感染治疗:一旦开始抗菌治疗后,应密切监测药物疗效、不良反应,警惕二重感染及细菌耐药。对于高风险患者,起始治疗 2～4d 后,如感染明确,据血培养及药敏结果调整抗菌药,治疗周期依据病原菌及感染部位确定。若感染不明确,但患者情况稳定且体温有下降趋势,仍可维持原有治疗方案,治疗至体温正常 2d,中性粒细胞绝对值高于 $0.5×10^9/L$ 且稳步上升后根据情况停止。如感染不明确且患者临床情况不稳定,应重新全面检查、抽取血培养并评估,同时将抗感染覆盖面继续增宽,覆盖阳性菌、阴性菌、厌氧菌。一线治疗 4d 后,如果粒细胞缺乏仍存在,并且仍有持续或间断发热,可增加抗真菌治疗药物。

③抗真菌治疗:真菌感染很少是粒细胞缺乏初期发热的原因,常出现在严重或持续的中性粒细胞缺乏 1 周以后。酵母菌(主要是念珠菌属)主要引起黏膜感染(如鹅口疮),化疗引起的黏膜屏障的破损,可使得念珠菌进入血流。真菌(如曲霉菌)常引起危及生命的鼻窦或肺部感染,通常在粒细胞缺乏 2 周以后出现。经抗生素治疗 4～7d 后仍持续或反复发热的粒细胞缺乏患者可开始抗真菌经验性治疗。

【中西医结合治疗策略】

肿瘤治疗所致粒细胞减少与粒细胞缺乏症是肿瘤治疗的重要并发症,尤其是接受放、化疗后出现骨髓抑制的患者,大部分可见不同程度的粒细胞减少与粒细胞缺乏。粒细胞减少和缺乏的治疗重在预防,进行可能产生骨髓抑制的抗肿瘤治疗时,预防工作应该贯穿抗肿瘤治疗始终。放、化疗等抗肿瘤治疗前需评估患者发生严重白细胞减少和粒细胞缺乏的风险,多种化疗药物可能产生严重的粒细胞减少和粒细胞缺乏,血液系统肿瘤化疗的重度骨髓抑制发生率较高,而患者的年龄,体力状态,骨髓功能状况,既往放化疗后骨髓抑制情况及曾接受的放化疗剂量强度等因素也需要考虑在粒细胞减少与粒细胞缺乏发生风险评估中。化疗前应评估患者骨髓抑制的风险,做好必要的预防工作。制订放射治疗方案时应充分考虑对骨髓的保护,尽量采用适形放疗计数,减少对造血组织的照射剂量强度。粒细胞减少与粒细胞缺乏症临床根据严重程度个体化治疗患者,未发生感染,症状尚可耐受者,可继续抗肿瘤治疗,同时给予口服升白细胞药物和小剂量激素治疗,此时中医治疗可有效恢复骨髓功能,预防并发症的发生。Ⅲ度骨髓抑制的患者需停止放化疗等抗肿瘤治疗,给予集落刺激因子、常规剂量糖皮质激素等治疗刺激骨髓造血,部分年老或免疫力低下的患者,需预防感染发生,可酌情给予预防性抗感染治疗。Ⅳ度骨髓抑制的患者需要立刻停止抗肿瘤治疗,给予较大剂量的集落刺激因子、糖皮质激素等对症治疗,尽快改善骨髓造血功能,有条件的医疗机构应将患者移入层流舱或层流罩中,并做好完善的预防感染措施,预防性使用抗生素。粒细胞减少与粒细胞缺乏症的患者易发生感染,发生感染后较一般感染发展快,较难控制,部分患者可能因感染死亡,抗感染治疗应区别与一般感染的治疗,采用“重拳出击、倒阶梯用药”的原则,遵循相关指南,结合实际病情,以尽快控制感染为要。在现代医学治疗的同时,不同程度的粒细胞减少与粒细胞缺乏症患者可给予不同的中医治疗,中医汤药治疗应辨证与辨病相结合组方,以温补为主要治疗法则,补中有泻,适时祛邪。刺激造血功能的中成药往往温热之性较强,除需根据适应证使用外,还应初步辨证使用,阴虚火旺或者火热毒邪较甚的患者应在体内热邪消散后使用。临床观察显示,针刺、灸法、穴位贴敷给药、药物穴位注射等针灸治疗有一定刺激骨髓造血功能的作用。

(张卫平　徐　凯)

参 考 文 献

顾宏琼.2010.治疗放化疗所致白细胞减少症的药物研究进展.中国药业,19
(13):87-88

焦园园,张艳华.2012.美国感染学会粒细胞缺乏肿瘤患者抗微生物治疗临床
实践指南 2010 版解读.中国药学杂志,47(24):2055-2057

莫红楠,石远凯,孙燕.2013.重组人粒细胞集落刺激因子在肿瘤化疗中应用
20 年回顾.中国新药杂志,22(17):2027-2032

Smith TJ, Khatcheressian J, Lyman GH, et al. 2006. 2006 update of recom-
mendations for the use of white blood cell growth factors:an evidencebased
clinical practice guideline.J Clin Oncol,24(19):3187-3205

第十二节　血小板减少

【概述】

肿瘤患者出现血小板减少,多由于治疗后骨髓抑制产生,尤其是化疗或者放射治疗以后的Ⅳ度骨髓抑制患者,其血小板的计数低于 $10\times10^9/L$,甚至于更低,临床可表现为不同程度的出血性表现。人体正常的血小板计数为 $(100\sim300)\times10^9/L$,血小板减少的主要辅助性检查表现为血小板计数低于 $100\times10^9/L$,即所谓的血小板数量上的减少。在临床上,如果血小板计数低于 $50\times10^9/L$ 时可能有出血的倾向,对于低于 $20\times10^9/L$ 的患者,可出现自发性出血,其出血的发生率将极高,尤其以颅内自发性出血最为严重,病死率极高。在临床中可观察到,部分抗肿瘤治疗后骨髓抑制患者即使没有经过特殊的处理,仍可以较为平安地渡过低血小板的时期,这其中可能还会有除计数以外其他因素作用的结果。

【病因及发病机制】

化、放疗等多种肿瘤治疗手段均可导致血小板减少,具体阐述如下。

1. **化疗所致血小板减少**　大多数的抗肿瘤药物均具有不同程度骨髓抑制的发生,从而抑制了骨髓的造血,尤其是巨核细胞增生降低,从而使得外周血中的血小板计数下降。应用丝裂霉素的患者可出现微血管病性溶血性贫血(MAHA),主要表现为血栓性血小板减少性紫癜(ITP)和溶血尿毒综合征(HUS)。

2. **非化疗药物所致血小板减少**　肿瘤患者在诊疗过程中因并发症或伴发症的治疗需要使用许多非化疗性药物,如氯噻嗪、奎尼丁、利尿药、甲基多巴、阿司匹林、洋地黄制剂、磺胺药、抗结核药等,这些药物都可以作为半抗原与血浆中的蛋白质或者大分子物质相互结合,或者与血小板的膜结构相互结合,可作为抗原刺激机体产生抗体。与血小板结合,引起免疫性血小板减少或骨髓生成血小板减少。

3. **放疗引发的血小板减少**　骨髓中巨核细胞对于全身照射的敏感性低于红细胞系和粒细胞系。但是,反复性照射会造成数量上的减少,从而减少血小板的生成。对于骨髓中巨核细胞的数量和质量的恢复往往需要一个相当长的时间。

4. **生物治疗和靶向治疗引起的血小板减少**　IL-2、干扰素等生物治疗可产生造血系统抑制,出现血小板减少,极少数患者可出现免疫介导的溶血性贫血伴血小板减少。西妥昔单抗、利妥昔单抗及曲妥珠单抗等靶向治疗药物引起骨髓抑制,而发生血小板减少,程度较轻,停药后可好转。

【中医病因病机】

血小板减少症可归属于中医“血证”范畴,多以皮肤瘀点、瘀斑、鼻出血、齿出血、咯血、吐血、便血、尿血等血不循经表现为主,肿瘤患者发生血小板减少症时临床以皮肤瘀点、瘀斑为多见。该病多因酒食不节、情志过极、攻伐过度、癌肿诱发等因素致使脾虚、阴虚及血瘀等情况,令气不摄血或迫血妄行,而致血不循经,行于脉外,发为血证。

1. **酒食不节**　饮酒过多或过食辛辣,一则湿热蕴积,损伤肠胃,熏灼血络,化火动血,血不循经;二则损伤脾胃,脾虚失摄,统血无权,血溢脉外,亦可产生血证。

2. **情志过极** 肿瘤患者多有情志不舒,七情所伤,五志化火,火热内灼,气逆于上,血随气逆,溢于脉外,而致血证。

3. **攻伐过度** 肿瘤患者接受放化疗等现代医学攻伐治疗后,一则脾气虚损,脾不统血,气虚失摄,血溢脉外,而有出血表现;二则阴虚阳亢,虚火上炎,灼伤脉络,血行脉外,也可致血证。

4. **癌肿诱发** 癌肿内生,一则可使津液耗伤,阴虚火旺,火迫血行而致出血;二则由于正气损伤,气虚失摄,血溢脉外而致出血;三则久病入络,血瘀阻滞,血难归经,因而出血。

恶性肿瘤患者出现血小板减少症其中医病因病机以脾虚、阴虚等虚损为主,血瘀等邪实亦起重要作用,虚损与邪实相互作用,虚实错杂,以虚为主。

【辨证分型】

1. 阴虚火旺

主证:肌肤出现红紫或青紫斑点,时作时止。

次证:手足心热,潮热盗汗,两颧赤红,口干烦躁,常伴齿出血、鼻出血等。

舌脉:舌质红,少苔,脉细数。

2. 气虚血瘀

主证:肌肤出现深色紫斑,面积较大,肌肤甲错,神疲乏力。

次证:头痛,胸胁刺痛。

舌脉:舌淡紫,边有瘀斑,苔薄,脉沉涩或沉弦。

3. 气不摄血

主证:肌肤紫斑反复出现,经久不愈,神疲乏力。

次证:食欲缺乏,面色苍白或萎黄,头晕目眩。

舌脉:舌质淡,苔白,脉弱。

【诊断与鉴别诊断】

1. **病史** 病史的询问在诊断中具有重要的意义,多数的血小板减少症患者具有明确的肿瘤病史,肿瘤进展病史,肿瘤接受化疗和(或)放射治疗的病史,这对于诊断具有积极的意义。

2. 症状　主要的临床症状表现为鼻出血、牙龈出血、咯血、呕血、便血、尿血及月经过多等出血性表现,对于部分患者出现口腔颊黏膜的出血经常提示严重的出血发生,并且提示临床需要注意颅内出血的可能性。

3. 体征　体格检查中可以发现黏膜的出血、紫癜、瘀斑,同时可以具有肌肉和关节的肿痛,对于出现大面积片状瘀斑的患者,应注意临床上是否具有 DIC 的发生。

4. 实验室检查

(1)血小板计数:人体正常的血小板计数为 $(100\sim300)\times10^9/L$,血小板减少的主要辅助性检查表现为血小板计数低于 $100\times10^9/L$,即所谓的血小板数量上的减少。血小板的减少于临床出血和出血的严重程度具有密切的关系。

(2)骨髓的细胞学检查:对于血小板减少的患者,其骨髓检查中可以看见正常的巨核细胞或者巨核细胞增多现象,这一般提示血小板的破坏增多,对于骨髓中巨核细胞减少的患者,则提示血小板的生成减少。对于血小板减少症的诊断,可以依据临床表现,结合外周血小板计数、网织红细胞、血小板形态、骨髓检查、胆红素及其他有关的生化与免疫学检查进行诊断和鉴别诊断。

【治疗】

1. 治疗原则

(1)去除病因:药物引起的血小板减少,应立即停止可疑药物的使用,放射治疗过程中出现严重血小板减少时,应立即停止放射治疗。晚期患者在发生严重感染及继发 DIC 时可出现进行性血小板减少,此时病情凶险,病死率较高,应积极控制感染、补充凝血因子、补充纤维蛋白原等治疗尽量控制造成血小板减少的原因。

(2)降低出血风险:重度血小板减少的患者应避免便秘、剧咳、性生活、外伤,禁用非甾体抗炎镇痛药物,有潜在或发生感染时应立即控制。

(3)促进血小板生成:许多药物有升血小板作用,可使大部分肿瘤患者轻至中度的血小板减少恢复正常。单纯血小板降低者输注血小板后能提高外周血小板数,改善出血,有效率达84%,随输注次数增加有效率降低为79%,但脾大、感染、发热、凝血功能障碍等因素影响输注效果。

(4)单采血小板输注:如伴有活动性出血,或血小板计数低于20×10^9/L时,应及时静脉输注浓缩血小板,一般每次输入6～12U,以保证血小板数超过20×10^9/L。其他止血药,如酚磺乙胺、卡洛磺、维生素K_1、维生素C等。

2. 辨证施治　恶性肿瘤患者出现血小板减少症根据临床表现归属于中医之"血证"范畴。血小板减少症所致血证以脾虚、阴虚等虚证为主,可见血瘀等邪实夹杂,治疗以滋阴降火、补脾益气、活血止血为法。有血瘀之象的患者,虽有血小板减少,仍应给予适量活血止血之品治疗,化瘀切不可太过,以免加重出血。对于部分无出血情况的血小板减少患者,因该部分患者有较高的出血倾向,并多有虚劳之象,应按血证辨证施治为主,兼顾治疗虚劳之病,以奏全功。

(1)阴虚火旺
治法:滋阴降火,宁络止血。
方剂:茜根散加减。

(2)气虚血瘀
治法:益气活血止血。
方剂:补阳还五汤加减。

(3)气不摄血
治法:补脾益气摄血。
方剂:归脾汤加减。

3. 西医治疗

(1)去除血小板减少的原因:药物引起的血小板减少,应立即停止可疑药物的使用,放射治疗过程中出现严重血小板减少时,应立即停止放射治疗。

(2)预防出血:重度血小板减少的患者应避免便秘、剧咳、性生活、外伤,禁用非甾体抗炎镇痛药物,有潜在或发生感染时应立即控制。

(3)促进血小板生成:许多药物有升血小板作用,可使大部分肿瘤患者轻至中度的血小板减少恢复正常。目前临床上使用的药物主要有雄激素、士的宁及一叶萩碱、山莨菪碱及阿托品、酚磺乙胺、白细胞介素 11(IL-11)、白细胞介素 3(IL-3)、白细胞介素 6(IL-6)、促血小板生成素(TPO)、用于白细胞减少症的药物。减少症的药物一般都可用于血小板减少的治疗。

(4)单采血小板输注:如出血严重,或血小板计数低于 $20\times10^9/$L 时,应及时静脉输注浓缩血小板,一般一次输入 6～12U,以保证血小板数超过 $20\times10^9/$L。其他止血药,如酚磺乙胺、卡克洛、维生素 K_1、维生素 C、氨甲苯酸等可以酌情选用,但不是必须使用。

【中西医结合治疗策略】

1. 重视预防治疗

(1)接受化疗的患者,需评估血小板减少的风险,密切关注治疗过程和治疗后的血小板变化。制订放射治疗方案时应充分考虑对骨髓的保护,尽量采用适形放疗计数,减少对造血组织的照射剂量强度。

(2)血小板计数小于 $50\times10^9/$L 时,出血风险较高,需嘱患者避免跌仆损伤,尤其是注意对头颅、呼吸道和消化道损伤的保护。

(3)血小板低于 $20\times10^9/$L 的患者,可以发生内脏的自发性出血,针对性治疗不可忽视。

2. 针对性治疗选择策略 血小板减少症的治疗以刺激血小板生成治疗为主,一般止血药物对于血小板减少患者的出血疗效一般,并非必须使用。对于重症患者若符合适应证,应给予输注单采血小板。

3. 中医药治疗　中医药治疗具有一定的刺激骨髓造血的效果,可促进骨髓中巨核细胞增殖,改善血小板减少情况,临床发现许多血小板减少患者存在血瘀情况,从因瘀而致出血的角度治疗血小板减少,值得进一步研究。

(徐　凯　张卫平)

参 考 文 献

高文斌,王若雨,梁文波.2009.肿瘤并发症的诊断与治疗.北京:人民军医出版社

戈伟,徐细明.2009.肿瘤并发症鉴别诊断与治疗.北京:科技文献出版社

孙婷,方明治.2013.化疗致血小板减少症临床治疗进展.辽宁中医药大学学报,15(3):244-246

杨悦饶,何明生,和苗,等.2012.恶性肿瘤患者输注血小板临床效果分析.临床血液学杂志,25(8):484-487

第十三节　脱　发

【概述】

脱发是化疗常见的不良反应之一,化疗后脱发的发生率仅次于呕吐和恶心,排在化疗不良反应的第3位,尽管这种脱发可能是暂时的,但影响患者的外观形象,给患者造成不同程度的心理负担,影响患者的生存质量,甚至降低了患者对化疗的依从性,因此化疗后脱发的防治成为肿瘤治疗中非常重要的问题之一。

【病因及发病机制】

化疗药物诱导的脱发机制仍不明。毛发的生长和脱落呈现

周期性,即生长期、退行期及休止期,至休止期末则头发脱落。黄种人的头发约有 10 万根,其中近 90%～95% 的毛囊在生长期。化疗药物可作用于快速分裂的细胞,在杀伤肿瘤细胞的同时,对增殖旺盛的头发毛囊细胞产生影响,从而导致主导毛发生长的毛囊细胞凋亡,使生长期毛囊提前进入休止期。

毛发脱落不仅仅发生在头部,也可以发生在身体的任何部位,包括脸部、上肢及下肢、腋下及阴毛。脱发的程度与用药剂量、种类及用药途径、治疗周期的重复频率等因素有关。联合几种药物化疗比单用一种药物治疗引起的脱发更严重。

多数抗癌药都能引起程度不等的脱发,特别是联合静脉化疗可引起严重的脱发。最常引起脱发的药物有多柔比星、表柔比星、柔红霉素、环磷酰胺、异环磷酰胺、氮芥、甲氨蝶呤、依托泊苷、替尼泊苷、氟尿嘧啶、长春碱、长春地辛、丝裂霉素等,这些药物常可引起部分头发或全部头发脱落。其次有顺铂、长春新碱、放线菌素 D、博来霉素、硫嘌呤等药物,可引起少量或部分头发脱落。

【中医病因病机】

肿瘤患者由于久病正虚,精血不足,加之化疗后正气更加亏损,气血化生不足,无力将营养物质输送至头顶,头皮毛囊得不到营养,渐渐萎缩而引起脱发,且血虚生风,风动则发落。因此,脱发责之肝、脾、肾,本为虚。化疗后脱发的病机可概括为肝肾亏虚、脾胃虚弱、气血不足。

【诊断与鉴别诊断】

化疗后脱发一般多发生在用药后 2～5 周,而化疗引起的脱发一般是可逆的,毛发再生出现在化疗结束后 1～2 个月。脱发的程度与使用药物的种类、剂量、方法有关,依据 WHO 抗癌药物急性和亚急性毒性分级标准,脱发可分为:0 度为没有脱发;Ⅰ度为轻度脱发,化疗后每天落头发不超过 100 根或脱发＜25%;Ⅱ度为中度斑块脱发,化疗后每天脱落头发不超过 300 根或脱发＞25%但＜50%;Ⅲ度为完全脱发,化疗后每天脱落头发超过 300

根以上或脱发＞50％,但为可逆性;Ⅳ度为不可逆性完全脱发。

另外,临床还有很多疾病可以引起脱发,主要有斑秃,包括普秃、全秃,中医称为油风;雄激素源性脱发,又称"脂溢性脱发",多见于青壮年男性,表现为头部额颞区及顶部渐进性脱发,中医称之为"发蛀脱发""蛀发癣";以及其他药物引起的生长期脱发,产后、重病后、手术后发生的脱发等。化疗引起的脱发因有明确的病因,可与其他类型的脱发作鉴别。

【治疗方案】

1. *治疗原则*　严重的脱发可使患者的心理负担过重,甚至拒绝进一步治疗,所以对化疗后脱发的干预是肿瘤治疗过程亟待解决的问题之一。化疗药物引起的大片脱发可导致抗癌治疗最严重的心理不良反应。

(1)头部冷疗:头皮局部冷却低温是较早使用的预防化疗后脱发的方法,有一定疗效,在血药浓度高峰时间,用头盔状的冰袋和在帽子或头盔中循环冷空气或冷液体使局部血管收缩,减少头皮血液循环,从而依次减少毛囊环流、温度依赖的细胞内药物吸收和毛囊内的代谢,减轻化疗药对头皮基底层生发细胞的毒性反应。头皮温度维持在22℃以下可以不产生脱发。

(2)止血带法:包括充气止血带、橡皮管止血带、条形橡胶止血带等。头皮的血液供应即额动脉、眶上动脉、颞浅动脉、耳后动脉、枕动脉,皆自发迹周围向颅顶部辐射状排列,这些血管较表浅,易被阻滞,且头皮血管与颅内血管的交通很少,所以,沿发际扎止血带后即可使头皮的血液供应暂时性地部分或全部阻断,使化疗药物不能直接作用于头皮毛囊。而多数致脱发的化疗药物的半衰期都很短,有的进入体内后在血中迅速消失,所以当化疗结束松开止血带时血中的药物浓度已很低甚至完全消失,可大大减少药物对毛囊的损伤,故止血带法可起到预防化疗后脱发的作用。

(3)综合护理:包括心理疏导、化疗期间头发自我护理及膳食干预。心理干预可减轻患者对化疗的恐惧,提高机体对化疗的耐受性,宣教化疗期间头发的护理方法可减少各种刺激脱发的物理因素,而配合膳食干预能提高患者机体免疫力。综合护理干预能有效防治化疗致脱发,且此方法简单易行,不增加患者的经济负担。

2. 辨证施治

(1)汤剂

①肝肾亏虚、气血两虚

治法:滋补肝肾、益气养血。

方药:首乌饮加减。制何首乌 30g,枸杞子 15g,菟丝子 15g,墨旱莲 15g,女贞子 15g,桑葚 10g,黑芝麻 15g,黄芪 10g,人参 5g,黄精 15g,当归 10g,丹参 10g。

②肝肾亏虚、血虚生风

治法:滋补肝肾、养血祛风。

方药:天麻首乌汤加减。天麻 9g,白芷 9g,制何首乌 15g,熟地黄 25g,生地黄 25g,丹参 12g,川芎 6g,升麻 6g,当归 30g,鸡血藤 15g,制蒺藜 12g,桑叶 10g,墨旱莲 12g,女贞子 12g,白芍 12g,黄精 9g,甘草 6g。

③火毒血热、肝肾亏虚

治法:凉血解毒序贯滋肾养血。

方药:化疗前第 1 天至化疗结束后第 2 天服凉血解毒中药。生地 30g,赤芍 20g,牡丹皮 20g,鳖甲 30g,连翘 30g,葛根 30g,蛇蜕 6g,桔梗 15g,泽泻 10g,姜半夏 10g,竹叶 10g,薄荷 6g,甘草 10g。

化疗结束后第 3 天至下次化疗前第 1 天改服滋肾养血中药。制首乌 40g,菟丝子 30g,熟地黄 30g,白芍 20g,黄芪 20g,当归 15g,地龙 10g,石菖蒲 10g,女贞子 15g,墨旱莲 15g,川续断 10g,牛膝 10g,甘草 10g。

(2)其他治法:中药煎剂外涂或浸泡制成喷雾剂,是治疗脱发常用的方法,通过局部头皮外涂抹使药物渗透至发根毛囊部位,使生发细胞得到充足的养分,改善头皮毛囊的血液营养状态,减轻化疗药物对头发毛囊部位的损伤,以预防或减轻化疗所致脱发。常用药物包括何首乌、黄精、肉从蓉、当归、白芍、丁香、熟地黄、黑芝麻、鸡血藤、太子参、皂角、菟丝子、生姜汁、侧柏叶。可在化疗前2d开始煎汤在发根涂抹,每日2次,连续10d为1个疗程。

针刺具有疏通经络,调和气血的作用,采用针刺如七星针、梅花针刺激局部萎缩毛囊,毫针针刺百会、头维、风池、足三里及脱发区,使毛囊恢复生长功能,防治毛囊进入静止生长期,促使毛发新生。

食疗方如二海黑豆酒、龟甲酒、核桃芝麻粥、首乌山药羊肉汤、首乌鸡蛋汤、芝麻红糖粥。

【中西医结合治疗策略】

对化疗后脱发的防治,传统经典的方法是头部冷疗法或头皮止血带法,两者均可防止化疗药物循环至毛囊,减少化疗药对毛囊的损伤作用。已有许多临床评价证明头皮冷却可避免或减少某些化疗措施引起的脱发,但其长期无害性仍需进一步研究证实,且寒冷季节应用困难。而止血带法因易引起患者不适反应,现已较少应用。且有学者认为以上两种方法可能会因降低头皮、头颅和脑的血药浓度而引起头皮肿瘤转移,推广困难。综合护理、中药预防因其有效性、安全性受到临床医师和患者的青睐。对于初次化疗的患者,尤其是较年轻的女性患者,讲解脱发的可逆性及预防脱发的护理措施,具有重要的意义。现代研究显示中草药具有促进毛发生长的作用,治疗脱发常用的何首乌富含铁、锌、锰等微量元素可以促进细胞的新生和发育,这与何首乌所具有的乌须发、补肾益精的功效是一致的。临床实践中,中药对化疗增效减毒的作用日益突出,在辨病和辨证的基础上,中医药防治化疗后脱发效果较为满意。在治则上,化疗期间以凉血解毒为主,化疗结束后注重滋肝肾、养气血。中药防治化疗后脱发的临床研究较少,缺乏大样本随机对早研究,尚需进一步深入研究,找到最佳的方案,以达到更好的防治脱发的临床疗效。

(徐玉芬　钱晓玲)

参 考 文 献

曹建勋,罗占林,刘宗淑.2013.预防化疗脱发的研究进展.中华现代护理杂志,19(5):618-620

黄敏.2005.护理干预对肿瘤病人化疗致脱发的防治研究.医学理论与实践,18(7):784-785

贾英杰,陈军,孙一予,等.2010.化疗后脱发防治方法的临床及实验研究进展.现代中西医结合杂志,19(19):2458-2460

林葵容,余安胜,江衍芳.2014.七星针配合针药并用治疗脾胃湿热型脱发疗效观察.上海针灸杂志,33(9):832-835

刘宗淑,刘淑丽,罗占林.2014.头皮扎条形止血带预防不同化疗药物所致脱发的效果观察.护理学报,21(9):30-31

宋文广,王毅峰,杨秀舫.2006.序贯应用凉血解毒和滋肾养血法防治化疗引起脱发的观察.河北医药,28(10):975-976

肖鹏鹏,和晓美.2013.蓝冰帽预防乳腺癌患者化疗所致脱发的效果观察.社区医学杂志,11(1):61-62

杨宪圭.2007.古代医家对脱发的认识及理法方药.上海中医药杂志,41(3):48-49

余文玉,王珊,杨关芬,等.2006.冷疗预防化疗药物所致脱发的临床研究.重庆医科大学学报,31(4):618-619

赵洁,张宇明,荆月藜,等.2014.中医治疗脱发的历史沿革.世界中西医结合杂志,9(1):8-10,19

第十四节　乳腺癌术后上肢水肿

【概述】

乳腺癌术后上肢水肿亦称上肢淋巴水肿,是腋窝淋巴结清扫手术和放疗后的常见并发症之一,严重危害患者生活质量,而且水肿一旦形成很难治愈。有研究发现,腋窝淋巴清扫彻底者水肿发生率约为 36%,而未彻底清扫者仅为 6%。按目前常规手术方法,发病率随时间推移而逐渐增强,术后 3~6 个月,发病率可由 5% 上升至 11%,77% 乳腺癌患者术后 3 年内发生了上肢淋巴水肿,之后上肢淋巴水肿发病率以每年 1% 幅度增加。研究证实,手术加放疗最易形成上肢慢性淋巴水肿,临床表现往往出现腋窝皮肤粗糙、干燥、无汗,皮肤痛觉差,易皮肤感染,诱发或加重淋巴水肿向纤维化转化,部分患者甚至出现肿胀、烧灼痛、沉重感及"丹毒"样发作。目前其治疗尚处于探索阶段,保守治疗能够改善症状,但很难治愈;药物和手术治疗的作用仍不肯定,很难从根本解决问题,疗效难以持久。

【病因及发病机制】

乳腺癌临床分期的不同、不恰当的手术方式、是否进行放射治疗以及放射治疗的部位和强度等,对乳腺癌根治术后上肢淋巴水肿的发生都有一定影响。尤其是乳腺癌腋窝淋巴结清扫手术破坏了局部微细的淋巴管,腋窝创面积血、积液、慢性炎症,局部纤维化,瘢痕形成,使局部残留的淋巴管无法再生或无法充分引流淋巴液及组织间隙中过多的蛋白质;高浓度的蛋白质又会吸收水分,改变局部的血流动力学,加之机体局部免疫功能紊乱更影响巨噬细胞的功能与活力,使之无法清除组织间隙中过多的水分,导致淋巴回流障碍,出现肢体水肿,随后水肿组织内出现广泛的纤维化及以炎症为主要特点的淋巴水肿。另外,手术创伤和术后瘢痕造成的腋静脉明显狭窄,对上肢静脉回流造成了影响,使上肢静脉回流明显下降,亦成为上肢水肿发生和发展的促进因素。临床实践中也多发现由于患者术后不恰当的运动锻炼方式,比如甩手导致上肢水肿发生或者加重。

【中医病因病机】

乳腺癌术后上肢水肿属于中医"溢饮""水肿"范畴。本病的发生与手术、放疗、化疗等有关。其病机往往与肝心脾有关,本虚标实致病。造成气虚、血瘀、水停泛溢上肢所致。正如喻嘉言《医门法律·胀病论》说"胀病亦不外水裹、气结、血瘀"。由于手术造成心脾功能失调,脏腑虚弱,而气血水结聚上肢,水湿不化,又使实者愈实。故出现本虚表实,虚实错杂的病机特点。

从病因病机上来看,该病作为乳腺癌术后的常见并发症,它的出现往往与我们的治疗措施有关。所有的治疗措施都在于祛除病灶的同时给予患者一定的打击,所谓祛邪有余而扶正不足。手术、放疗、化疗都会在不同方式、不同程度上导致患者气血虚弱,脉络不畅,脾胃功能受损,而且他们之间又互为因果,导致水湿内停,气滞血瘀,从而出现患侧部位上肢的局部水肿。本虚在里而邪实在标,出现本虚标实的疾病特点。

【诊断与鉴别诊断】

乳腺癌术后上肢水肿可根据病史、临床症状和查体做出诊断,辅助检查有助于排除其他病因,主要包括淋巴管造影、淋巴闪烁造影术。国际淋巴学协会(International Society for Lymphology)提出了淋巴水肿的分类:Ⅰ类,可逆凹陷性水肿;Ⅱ类,较硬,非凹陷性;皮肤变化,毛发脱落,指甲改变;Ⅲ类,象皮病,皮肤很厚,伴有很大的皮肤皱褶。

本病的鉴别诊断往往需要与外伤性肿胀、丹毒及上肢血栓等相鉴别。外伤性上肢肿胀往往有上肢的挤压、碰撞等因素造成,并有局部的血肿可能,患者有明确的外伤史,并伴有不同程度的疼痛等表现;丹毒即急性淋巴管炎,单纯的丹毒和乳腺癌术后淋巴水肿的鉴别并不困难,往往在于乳腺癌术后并发丹毒,在临床上虽然少见,但是鉴别困难,往往依据治疗反应和病程来做判断,两者的治疗效果前者明显好于后者。上肢血栓形成在临床上也不少见。血栓多发生在手术之后的 1 周以内,由于患者手术创伤、上肢制动,加上本身肿瘤患者的高凝状态而出现血栓。血栓初期表现为上肢肿胀,并进行性加重,同时伴有局部疼痛。因此早期出现上肢水肿,需积极进行上肢相应部位的深静脉超声探查及凝血功能检测,以期早期诊断并积极处理。

【治疗】

目前对与乳腺癌术后上肢淋巴水肿的治疗,尚没有推荐意见,更加没有统一的指南。但在实际操作过程中,由于发病率较高,外科医生和肿瘤科医生都在积极努力寻找合适的治疗方法,这些方法的疗效报道也从 60.5%~94%,众说不一。

西医治疗 通过降低淋巴系统的负荷(去除增生的病变组织)或提高淋巴系统转运能力(促进淋巴回流、重建淋巴通道)来达到治疗淋巴水肿的作用。

(1)非手术治疗:对早期轻型病例,物理疗法是临床主要应用的非手术疗法,基本原理是通过物理热能和机械压力改善局部微循环,促进淋巴液回流,同时降低并阻止纤维组织的增生,延缓和改善病情发展。联合应用抬高患肢、加压绷带、局部按摩和功能锻炼在淋巴水肿患者中的治疗作用已得到临床医师的广泛认同。压力泵疗法、微波理疗、低水平激光治疗对淋巴水肿也有一定疗效。

目前国际淋巴学会确认治疗淋巴水肿非手术疗法最有效的方法是烘绑疗法(中国张涤生)和复合理疗(德国 Foldi)。

①烘绑疗法:由专门的电热烘疗器进行,其温度可用调节器由低温逐渐升高到高温,温度高低可按患者个别耐受性决定。最低不应低于 60℃,最高者个别患者可达 120~130℃,一般为80~100℃。每日治疗 1 次,每次为 1h,连续 20 次为 1 个疗程,每个疗程可相隔 2 个月,治疗后同样需要应用弹性绷带做患肢包扎。依

据临床观察,在治疗 1~2 个疗程后,即可见到明显的肢体缩小效果。病情较重者,则需 2~3 个疗程,以后每年均应定期进行1~2个疗程治疗,以巩固疗效。由于该方法操作简单,目前在我国推广较多。

②复合理疗法:治疗分为两个阶段,第 1 阶段包括皮肤护理、手法按摩、治疗性康复锻炼、多层弹性绷带加压包扎。第 1 阶段结束后进入第 2 阶段,即用低弹性绷带包扎肢体的维持阶段。按摩的手法首先从肢体的近端非水肿部位开始,先近后远以离心方式按摩,逐渐过渡到肢端。治疗过程由医生、护士和理疗师联合完成。由于疗程长,费用高等因素,目前仅在个别国家使用,未能得到推广。

(2)药物治疗:目前还没有治疗淋巴水肿的特效药,利尿药无明确作用,甚至因增加间质蛋白质浓度,促使炎性刺激和纤维化的发展而加重病情而逐渐被淘汰。目前主要是开发能够促使肢体沉积蛋白质分解的药物,如苯吡啶和香豆素被认为可促使巨噬细胞溶解蛋白质。

(3)手术治疗

①病变组织去除手术:病变组织切除联合植皮法,有部分切除、皮下剥离、肢体自体皮回植及游离植皮等。此类手术创伤大、并发症多,而且病变组织难以完全切除,需多次手术,远期效果差,已基本上不再使用。肿胀吸脂术是一种新的治疗肢体淋巴水肿的方法,肿胀吸脂术适用于淋巴水肿的脂质肿胀阶段,对纤维化明显的淋巴水肿肢体效果不理想。

②生理性淋巴引流术:比如转移带蒂皮瓣引流术,肌皮瓣内丰富的毛细血管可将部分溢至术区的淋巴液直接吸收进入体循环,肌皮瓣内的毛细淋巴管也可以吸收少量的淋巴液,其结果是两者共同促进了淋巴液回流。但由于乳腺癌术后患者的供瓣区紧张,且手术创伤大、术后并发症多而限制了其在临床的应用。

③淋巴管-静脉吻合加压力治疗:随着显微外科的发展,治疗

淋巴水肿的手术方式得到了很大的扩展和提高,淋巴管-静脉吻合术治疗肢体淋巴水肿的基本原则是通过手术方法重建淋巴回流通路,使瘀滞的淋巴液直接转流入静脉,这符合淋巴循环动力学特点,此技术不仅增加了新的淋巴通路,同时也加强了淋巴的泵功能,从而保证患者具有良好的远期疗效。

④星状神经节联合臂丛神经阻滞:除了治疗星状神经节分布范围内的疾病外可以通过下丘脑机制对机体的自主神经系统、内分泌系统和免疫系统的功能进行调节,维持机体内环境的稳定,对于上肢血管性疾病的治疗星状神经节阻滞也有较好的效果。

【辨证施治】

《金匮要略·水气病脉症并治》云:"腰以上肿当发汗。"乳腺癌手术后患者往往存在的本虚标实的病理状态。肿瘤本身、手术、化疗、放疗都在不同程度上损耗患者的正气,包括气血津液,包括心肝脾胃,因此在治疗的过程中,需要在整体观念的指导下,辨证施治,扶正为主,兼祛邪毒。

1. 气虚血瘀

主证:患侧肢体胀滞,胀而不坚,偶有刺痛。

次证:面色无华,少气懒言,偏侧肢体活动不利,动则气喘。

舌脉:脉濡或涩,舌苔薄白,舌下紫纹明显。

治法:益气养血,活血祛瘀。

方剂:补阳还五汤加减。

2. 气滞湿阻

主证:肢胀重浊,麻木,按之如泥。

次证:纳食减少,食后胀重,嗳气,时有心下懊侬。

舌脉:脉细,舌苔薄白或腻,舌胖大。

治法:理气调中,祛湿消肿。

方剂:柴胡疏肝散合平胃散加减。

3. 热毒伤津

主证:上肢红肿,入暮更甚,局部皮肤或有破溃。

次证:口干喜饮,口气秽浊,小便短少不利,大便干结。

舌脉:脉细或数,舌红,苔薄。

治法:养阴生津,清热解毒。

方剂:生脉饮合五味消毒饮。

4. 阳虚水泛

主证:肢胀重浊,按之如泥,肤色如青。

次证:形寒肢冷,纳食减少,小便短少,尿色清。

舌脉:脉沉迟无力,舌淡胖苔白或滑。

治法:温阳化水,祛湿消肿。

方剂:真武汤加减。

【中西医结合治疗策略】

如前所述,乳腺癌术后一旦发生患侧上肢淋巴水肿,治疗颇为棘手。虽然前面讲了很多治疗方法,但是迄今为止没有哪一种治疗方法让临床医师感到满意,更没有哪一种治疗方法得到循证医学的论证和推荐。总体来说,西医治疗的方式方法很多,对于水肿早期轻症的患者,普遍认为非手术治疗,理疗特别被推荐。目前为止的药物治疗主要有爱脉朗、威利坦及消脱止等,均非特效药,效果也不是非常理想。乳腺癌术后,为了解除淋巴水肿和上肢活动不利,再次行手术治疗,在实际实施过程中还是碰到很多问题的。且不说具体的临床效果如何,单就患者接受程度上来说,就非常困难。而且更难的是作为手术,就会有创伤,有创伤就又会有各种并发症。当然随着微创手术理念的不断推进,淋巴外科也在不断发展,从手术角度来彻底解决淋巴水肿问题也是可以预见的。

就目前而言,问题的关键还是在于预防。有效地减少腋窝部淋巴回流通道的破坏是防止发生淋巴水肿的关键,具体措施有以下几种。

1. 术前尽量制订合理手术方案,手术方式在手术适应证的前提下按照保乳手术,乳腺癌改良根治术,乳腺癌根治术和乳腺癌扩大根治术的顺序进行选择。

2. 术中注意仔细解剖腋窝,保护头静脉,尽量不要剪开腋血管鞘。目前倾向认为前哨淋巴结活检替代腋下淋巴结清扫可以减少淋巴上肢水肿的发生率。同时,在术中腋窝反向淋巴制图技术的应用,也可以一定程度上降低上肢水肿的发生,尽管在某些研究当中尚没有取得一致意见。

3. 术后积极预防及控制感染,避免腋窝积液,保持引流通畅,切口加压包扎压力适中。

4. 放疗作为乳腺癌术后治疗的组成部分,大量研究证实可以显著降低局部复发率,但放疗诱发上肢淋巴水肿的作用十分明确,因此放疗的指征应当严格掌握,照射的范围和剂量也应注意个体化。

5. 禁止患侧上肢输血、输液,术后适当锻炼患侧上肢,避免损伤。这些措施可以最大限度地避免上肢淋巴水肿的发生。

大量的研究表明中医中药在癌症的治疗中具有突出的作用。乳腺癌患者术后在目前已有的西医治疗同时,接受中医中药治疗是目前最为推荐的治疗模式。中医学认为乳腺癌患者术中被金刃戕伤血脉神经,术后放化疗损伤元气,气虚不能推动血行,以致气血运行不畅,气滞血瘀,水湿内停,瘀阻络脉,水走皮下而致肢体肿胀。因此在辨证论治思想指导下,对乳腺癌术后上肢水肿进行辨证施治,可以起到很好的作用。就目前而言,中西医并举治疗乳腺癌术后的上肢淋巴水肿的模式还是值得推荐的。

(顾锡冬)

参 考 文 献

付烊.2010.黄芪桂枝五物汤加减治疗乳腺癌术后同侧上肢水肿疗效观察,辽宁中医药大学学报,12(5):180

贾苗苗,梁至洁,陈钦,等.2014.降低乳腺癌术后淋巴水肿新技术——腋窝反

向淋巴制图的研究进展.中国肿瘤临床,41(3):211-214

金宇,张仲海,杨赶梅,等.2010.扶正消瘤颗粒剂治疗乳腺癌术后上肢水肿的临床研究.现代中西医结合杂志,19(18):2247-2248

李保卫,任宏.2006.乳腺癌手术方式与上肢淋巴水肿的相关研究.基层医学论坛,10(12):1061

李佩文,邹丽琰.1999.乳腺癌综合诊疗学.北京:中国中医药出版社,260-261

王丽杰,康骅.2010.乳腺癌术后患侧上肢淋巴水肿的诊断和治疗现状.中国肿瘤临床与康复,17(3):277-279

徐根强,冀会学,吕峰乳.2006.乳腺癌术后患侧上肢淋巴水肿原因及防治探讨.现代肿瘤医学,14(7):825-826

张涤生,干季良,黄文义,等.2004.烘绑疗法治疗肢体慢性淋巴水肿.医学研究通讯,33(10):56-59

宗剑,杨定清,季永.2014.星状神经节联合臂丛神经阻滞治疗乳腺癌术后上肢水肿效果观察.南通大学学报(医学版),34(4):346-347

第十五节　药物外渗与静脉炎

【概述】

化疗药物治疗肿瘤挽救和延长了无数肿瘤患者的生命,但也带来了令人担忧的问题——化疗药物外渗。化疗药物外渗是指化疗药物在输注过程中,渗出或渗浸到皮下组织中。其可由一系列原因引起,如输注药物、患者血管、医护操作等,其中药物因素是引起外渗最常见的原因,如多柔比星、长春瑞滨。外周静脉化疗药物外渗的发生率国内报道为 $0.1\%\sim6.0\%$,国外报道为 5% 。化疗药物注入静脉可引起化学性静脉炎,表现为沿注射静脉走向出现条索状红线,血管压痛,后期血管变硬,色素沉着。如果处理不当,可能会引起渗漏部位红、肿、疼痛,周围组织坏死,严重者可造成肌腱坏死、肢体丧失功能。在影响了肿瘤患者生活质量的同时对化疗药物的进一步输注带来了困难。

【病因】

化疗药物外渗及静脉炎的发生主要是由于化疗药物本身的

刺激性及患者血管质量较差。许多化疗药物可对组织产生化学性刺激（刺激药），引起化学性炎症,有的药物还可使组织形成水疱（发泡药）；刺激药常见为卡莫司汀、依托泊苷、替尼泊苷、达卡巴嗪及米托胍腙等；常见发泡剂为长春碱类如诺维本,蒽环类如阿霉素及吡南阿霉素、丝裂霉素、放线菌素 D、氮芥等药物。具体发生的原因是由于该药为高渗性溶液,致使其易渗入皮下间隙,导致局部浓度过高（而且水溶液呈酸性,直接对血管有一定刺激）,pH 改变引起静脉或毛细血管痉挛,局部供血减少,导致组织缺血、缺氧,从而导致外渗及静脉炎的发生。

【预防及治疗】

（一）药物外渗的预防及处理

1. 预防　化疗药物外渗及静脉炎对患者来说增添了额外的痛苦与花费,尤其是诺维本外渗后产生的不良反应大,易影响医患关系,引发医疗纠纷。因此应重视防患于未然。

（1）适当宣教:向患者及家属介绍静脉化疗的特点,药物的作用及不良反应,输注过程中应注意的事项,以缓解患者的紧张情绪及恐惧心理,使患者在最佳的心理状态下接受治疗,提高患者化疗期间的自护能力。

（2）合理选择血管:血管质量的好坏是影响静脉炎发生率的因素之一。要制订静脉使用计划,左右静脉交替使用,一般情况下应首选弹性好、管腔大、回流顺畅的血管。下肢静脉易于栓塞,除上腔静脉压迫外不宜用下肢静脉用药,应避免手背及关节附近部位给药。多程化疗后的患者采用锁骨下静脉流置针推注,乳癌根治术后患者严禁在患侧上肢静脉给药。

（3）合理使用药物:正确掌握化疗药物的给药方法、浓度和输入速度。正确的给药方法:不能用有化疗药液的针头直接穿刺血管或拔针,应先注入生理盐水确认有回血、无诊漏后再注入化疗药,输注期间应密切观察回血情况、局部有无疼痛等,注入后用等渗液冲洗,使输液管中的残余药液全部注入。联合用药时,应先了解药物的刺激性的大小,原则上应先注入非发泡药,如均为发泡药,应先注入低浓度的,两种化疗药物之间用等渗液(生理盐水或 5％葡萄糖液)快速冲洗。在外周血管输注发泡药时可用三通装置,一路注入发泡药,一路快速注入等渗液,护士必须在床边密切监护直至药物安全输入体内。化疗药物浓度不宜过高,给药速度不宜过快,20ml 药液至少需 3min 以上,或者用 5m/min 的速度注入,避免血管在短时间内受到强烈刺激而出现损害。应避免联合使用华蟾素等对血管刺激性大的药物,以免加重血管损伤。

(4)化疗药物最佳的用药途径是深静脉置管。其优点是刺激性小,可最大限度避免化疗药物外渗的发生。缺点是存在一定的危险性,操作较静脉穿刺复杂,对护士的操作技术要求较高。

2. 治疗

(1)减轻疼痛:发现化疗药物渗出后,应立即停止输液,用空针抽吸出残留在针头或疑有外渗部位的药物。拔掉针头,抬高患肢,以利于减轻肿胀和疼痛。可用生理盐水 5ml＋利多卡因 5mg 环形封闭,使药物稀释并冷敷。地塞米松可阻止致炎、致痛、致敏物质的释放,减轻炎症扩散,有促进组织修复的作用(糖尿病患者慎用)。利多卡因有局部麻醉镇痛作用。

(2)拮抗药的应用:氮芥、丝裂霉素、更生霉素外渗后,可用10％硫代硫酸钠皮下注射。VP-16、VM-26 外渗后,可用透明质酸酶局部注射。碳酸氢钠可用于多柔比星和长春碱类易起化学沉淀作用,需加地塞米松消炎。氮芥可应用硫代硫酸钠 4ml 加入注射用水 6ml 浸润注射于外渗部位。

(3)对于药物外渗及静脉炎的处理:根据渗出药液的性质,分别进行处理,常用方法有湿热敷、局部理疗、清凉膏外敷、50％硫酸镁局部湿热敷等。

(4)清除坏死组织:如上述处理无效,组织已发生坏死,则应将坏死组织广泛切除,进行清创换药,以避免增加感染机会。可选用德湿舒敷料湿敷溃疡部位。因水凝胶类敷料有吸水性和安抚伤口作用,使伤口保湿愈合速度快,疼痛减轻。严重者需进行植皮。

(二)静脉炎的预防及处理

1.严格执行无菌技术操作原则,加强基本功训练,静脉穿刺力争一次成功。避开静脉瓣。

2.一般情况下,严禁在瘫痪的肢体行静脉穿刺和补液。输液最好选用上肢静脉,因下肢静脉血流缓慢而易产生血栓和炎症。

3.如输入过酸或过碱、高渗液体、高浓度、刺激性强药液(如抗癌药物等)时必须选用中心静脉置管输入。

4.静脉炎的发生与药物浓度是成正比的,所以要尽可能稀释药物的浓度,并按输液要求注意输液速度。

5.严格掌握药物配伍禁忌。

6.营养不良、免疫力减退的患者,应加强营养,增强机体对血管壁创伤的修复能力和对局部炎症抗炎能力。

7.尽量避免选择下肢静脉置留置针,如特殊情况或病情需要在下肢静脉穿刺,输液时可抬高下肢 $20°\sim30°$,加快血流回流。

8.按规定做好静脉导管留置期间的护理。

一旦发生静脉炎,患肢停止静脉输液并将患肢抬高、制动。根据情况局部进行处理。

【中西医结合治疗策略】

化疗药物具有很强的细胞毒作用,再加上患者治疗周期长,抗癌药物的反复应用与长期静脉穿刺,一旦发生药物外渗,临床上常伴有不同程度的毒性反应及组织、脏器的损伤,轻者可引起局部红肿、疼痛,重者可损伤神经肌腱,甚至造成组织坏死。因此,保护患者的血管,保证化疗的顺利进行就显得相当重要。在处理药物外渗及静脉炎时,防重于治。血管的合理选择和熟练的穿刺技术是预防其发生的关键。总之,对于化疗药物外渗及静脉炎的防治,要求我们有高度的责任心和熟练的业务技能,掌握化疗药物的特点,在应用过程中细心观察,只要及早发现,及时处理,就可做到减轻或预防不良反应的发生。

(陈　淼)

参 考 文 献

戴勤,刘丽华,龙国美.2003.化疗过程中预防静脉渗漏的系统管理.中华护理杂志,38(9):749-750

张惠芹,邹本燕,袁秀红,等.2007.化疗药物外渗后溃疡阶段的伤口护理.护士进修杂志,12(22):1143-1145

第十六节　放射性疾病

一、放射性膀胱炎

【概述】

盆腔放疗可能导致急性或慢性的膀胱损伤,也可能导致放射性出血性膀胱炎,在盆腔放疗人群中有 5%～10% 的发生率。放疗所致的出血性膀胱炎可能发生于放疗结束后很长的时间,最常见于放疗后 2～15 个月。放疗所致的迟发性放射性膀胱反应包括尿频、尿急、尿痛、血尿、膀胱功能下降、括约肌功能障碍、膀胱容量减少和膀胱穿孔等。放射线对膀胱的发生机制起源于进行性膀胱壁的小血管闭塞,随之发生膀胱组织缺氧和组织损害,继而引起膀胱壁缺血、挛缩、容量减少,甚至黏膜糜烂、溃疡或坏死出血。

【中医病因病机】

放射性膀胱炎属中医"淋证""尿血""血淋"范畴,中医学认为放射线为热毒,耗气伤阴,灼伤膀胱脉络,损伤膀胱功能,影响气血生化之源,膀胱气化失常,湿热内蕴,肾失开阖,水道不利,故导

•　261

致尿频、尿急、尿血等。故本病以肾虚为本,膀胱热为标为基本病机,治宜益肾培本、清利膀胱湿热兼凉血化瘀止血。

【治疗】

1. 治疗策略　出血性膀胱炎是高剂量放疗的重要的并发症,至今仍然没有相关的国际共识或最佳的治疗策略。目前的研究热点是预防和治疗出血性膀胱炎,根据目前的研究高压氧和透明质酸钠在预防和治疗出血性膀胱炎中获得最佳的证据支持。

2. 西医的治疗

(1)膀胱灌注的药物治疗

①硫酸软骨素:硫酸软骨素(chondroitin sulphate)是共价链接在蛋白质上形成蛋白聚糖的一类糖胺聚糖。硫酸软骨素广泛分布于动物组织的细胞外基质和细胞表面,是膀胱尿路上皮GAG层的重要成分。大部分关于硫酸软骨素的临床研究是用于治疗间质性膀胱炎。

②透明质酸钠:透明质酸钠(sodium hyaluronate)是透明质酸的衍生物,被发展应用于补充 GAG 层的不足,使膀胱黏膜免受有害物质的刺激和侵害,并具有清除自由基的作用,已成功地应用于治疗难治性间质性膀胱炎,最近应用于治疗放化疗所致的出血性膀胱炎。

(2)全身系统性治疗:系统的治疗包括高压氧、雌激素、戊聚糖多硫酸钠、凝血因子Ⅶ或凝血因子Ⅷ、氨基己酸等已成功应用于治疗 HC。

①高压氧治疗:高压氧治疗(hyperbaric oxygen treatment, HBOT)促进毛细血管的生成和受损组织的愈合过程,并广泛应用于治疗放疗或 CTX 所致 HC。

②雌激素:雌激素可降低微血管系统的脆性,控制毛细血管出血,有良好的止血作用。有几个小样本或个案报道应用雌激素成功治疗继发于放疗或 CTX 的出血性膀胱炎。

③戊聚糖多硫酸钠:戊聚糖多硫酸钠(sodium pentosanpolysulphate)它是一种人工合成的硫酸化多糖类物质,口服后 3%～ 6%以肝素原形随尿液排入膀胱,可在膀胱黏膜上逐渐形成类 GAG 层的物质,以修补 GAG 层。

（3）手术治疗:对于药物治疗失败的出血性膀胱炎,外科手术治疗可能是最后的选择,有几种可以选择的手术方式,其中包括皮肤输尿管造口术、膀胱镜检查和治疗、膀胱动脉栓塞、膀胱上尿路分流±根治性膀胱切除。尽管手术治疗有一些成功的病例报道,但是手术可能导致泌尿系统永久的解剖和功能变化。

3. 辨证施治

（1）湿热下注

主证:尿频尿急,血尿尿痛,小便黄赤灼热,尿血鲜红。

次证:心烦口渴,面赤口疮,夜寐不安。

舌脉:舌质红苔黄腻,脉滑数。

治法:清热化湿,凉血止血。

方剂:八正散、小蓟饮子加减。

（2）阴虚内热

主证:小便短赤,尿频尿痛,尿血色红。

次证:头晕耳鸣,神疲,骨蒸潮热,腰膝酸软。

舌脉:舌质红,脉细数。

治法:滋阴降火,凉血止血。

方剂:知柏地黄丸加减。

（3）脾肾两虚

主证:尿频尿急、尿失禁,夜尿频或排尿不畅。

次证:神疲乏力,腹泻纳差,面色无华。

舌脉:舌质淡胖苔白,脉沉细无力。

治法:健脾益肾。

方剂:金匮肾气丸加减。

（4）气滞血瘀

主证:尿血暗红或夹有血块,多反复发作。

次证：腰部酸困，少腹刺痛拒按，或可触到积块，时有低热。

舌脉：舌质紫暗，或有瘀斑，苔薄白，脉沉涩。

治则：理气行滞，化瘀止血。

方剂：血府逐瘀汤合蒲黄散加减。

二、放射性肺炎

【概述】

在肺癌、食管癌等胸部肿瘤的放射治疗中，部分肺组织因不可避免地受到一定剂量的射线照射而造成不同程度的放射损伤。根据放射治疗肿瘤协作组（Radiation Therepy Oncology Group，RTOG）的评价标准，将发生在放射治疗开始后 90d 内的损伤称为急性放射性损伤，发生在 90d 以后的损伤称为后期放射性损伤。肺的放射性损伤在临床上通常称之为放射性肺炎（radiation peumonitis，RP），其中急性放射性肺炎通常发生在放射治疗后 1～3 个月。肺的后期放射性损伤主要表现为肺组织纤维化，多发生于照射后 6 个月左右。RP 是临床上较常见的放疗并发症，严重影响着患者的生活质量甚至危及生命。

【中医病因病机】

中医学认为根据临床症状，放射性肺炎属"咳嗽""喘证""肺痿"范畴。放射线属于中医的热毒燥热之邪，"肺为娇脏"，放射线作为燥热或热邪之毒，内袭于肺，作用于人体，损伤人体正气与阴血，灼伤津液，肺失宣降，痰浊湿热壅滞，而肿瘤患者本身正气不足，内外合邪，更使人体阴阳失调，脏腑功能紊乱。故放射性肺炎以肺热阴虚为基本病机，发病初期可表现为肺热炽盛，热毒灼肺、伤津耗气，致气阴亏虚，或燥热伤肺，痰浊壅塞；久病耗气，累及脾、肾，致肺脾气虚证，故治疗以养阴清热化痰、培补正气为治疗大法。

【治疗】

1. 中医药应用要点　中医在治疗放射性肺炎上以整体观念

为指导,注重辨证论治。中医中药治疗放射性肺炎首先注重"未病先防"的原则,可放射治疗时同步用药,预防放射性肺炎的发生,降低发病率,减轻肺损伤的程度,其次发生放射性肺炎后,应注意中西医结合治疗原则,配合抗生素、激素治疗,减轻放射性肺炎症状及西医治疗的毒性反应。

2. 辨证施治

(1)肺热内盛

主证:咳嗽明显,或干咳痰少痰或咳少量黄痰。

次证:身热面赤,气急而喘,身热,烦躁。

舌脉:舌质红,少苔,脉数。

治则:清热解毒,润肺止咳。

方剂:清肺饮、泻白散加减。

(2)气阴亏耗

主证:干咳少痰,咳声短促,口干咽燥。

次证:痰中带有血丝,潮热盗汗,无心烦热,神疲消瘦。

舌脉:舌质红,少苔,脉细数。

治则:益气养阴,润肺止咳。

方剂:沙参麦冬汤。

(3)痰湿蕴肺

主证:咳嗽咳痰明显,痰声重浊,气息粗促。

次证:身热面赤,口干而黏,胸闷烦热。

舌脉:舌红苔黄腻,脉滑数。

治则:清热肃肺,化痰止咳。

方剂:清金化痰汤。

(4)阳虚水泛

主证:咳喘进行性加重,呼多吸少,动则尤甚。

次证:咳吐清稀涎沫,心悸胸闷,下肢水肿,腰膝酸软,唇甲发绀。

舌脉:舌暗淡边有齿痕苔白滑,脉沉细弱。

治则:温阳补气,化瘀利水。

方剂:真武汤合补肺汤加减。

3. 西医的治疗　放射性肺炎的治疗关键在于预防,治疗带有很大的经验性,令人满意的治疗措施仍是当前研究的热点。以下药物减轻放射性肺损伤的作用,已在动物实验或临床研究中得到证实。

(1)肾上腺皮质激素:目前治疗放射性肺炎常用而有效的药物,特别在早期使用更为有效,它能减轻肺实质细胞和微血管的损害程度、减轻肺组织渗出和水肿,进而有效地减轻症状。

(2)细胞毒性药物:目前使用较多的有环磷酰胺、甲氨蝶呤、6-硫基嘌呤等。以环磷酰胺(CTX)为例,可以 $100\sim150$ mg/d 口服,或 400mg 静脉注射 1 周 1 次或 200mg 静脉 1 周 2 次的方案。大环内酯类抗生素:十四元环的大环内酯类抗生素具有与糖皮质激素相似的非特异性的抗炎和抗免疫作用。秋水仙碱是治疗肺纤维化有效药物,但因其不良反应大,广泛应用受到限制。氟伐他汀:可抑制 TGF-B 的表达,进而抑制肺成纤维细胞的增生和过量基质产生。

(3)还原型谷胱甘肽(GSH):一方面能够与体内自由基结合,加速自由基排泄,另一方面可以中和氧自由基,避免产生过氧化脂质,防止细胞的损伤。并促进正常细胞蛋白质的合成,起到保护正常细胞的作用。

(4)己酮可可碱:一种磷酸二酯酶抑制药,可通过提高细胞内环磷酸腺苷(cAMP)在转录和转录后的水平发挥对 TNF-α 等细胞因子的抑制作用。前列腺素 E1:PGE1 是由环氧化物酶作用形成的花生四烯酸代谢产物,可以选择性地扩张肺血管。

(5)新型口服:有效抗纤维化药物,实验证明此药可使小鼠体内超氧化物歧化酶(SOD)活性明显下降,并经病例证实,其对肺纤维化有明显的抑制作用。

(6)确质细胞生长因子(KGF):近年来,一些基础及动物实验显示 KGF 可以减轻肺损伤的改变。

(7)干扰素:是一个多肽分子家族,目前研究,IFN-β、IFN-γ 有抗纤维化作用。对此药的临床研究仍在深入。

(8)基因治疗:RABBANI 指出,TGF-B1 受体 Ⅱ 基因的重组人腺病毒的载体可以显著减少放射性肺病的发生。

(9)氨磷汀:对肺的放射性损伤有保护作用,它可使实验组小鼠照射后血浆 TGF-B1 水平显著降低。

4. 放射性肺炎的预防和治疗　放射性肺损伤的预防比治疗更为重要。放射性肺炎的预防包括 3 个方面:一是通常的临床意义上的预防;二是放射性防护剂的应用;三是放射损伤的预测指标。

在治疗前治疗中的临床方面的相关因素:①在给患者进行放射治疗计划前了解患者的情况,如一般状况,肺功能,是否经过化疗,化疗药物种类等;②设计放疗计划的同时,要清楚了解肺部受照射体积、剂量,确保正常肺组织照射剂量在耐受范围内;③放疗过程中密切观察患者的临床反应。

目前放射性肺炎防护药:Amifostine 经细胞膜碱性磷酸酶作用产生含有自由基的活性分子(WR-1065)。WR-1065 迅速被摄入细胞内,经氧化形成对称的双硫键并提供 2 个氢原子,发挥抗氧化细胞保护作用。临床研究已证明 Amifostine 不仅降低了肺损伤的发生率,同时降低了食管炎的发生率。没有发现 Amifostine 对肿瘤组织的放射防护作用。

对有明显临床症状的急性放射性肺炎的临床治疗包括以下方面:①吸氧,祛痰和气管扩张药的应用,以保持呼吸道通畅,是对缺氧和呼吸困难的对症处理。②肾上腺皮质激素,能够减轻病变部位的炎性反应和间质水肿。可根据患者的症状确定泼尼松的用药剂量,一般为每日 30～60mg。连续应用 2～4 周,而后逐渐减量。③抗生素的应用,放射性肺炎是一种淋巴细胞性肺泡炎,其病因不是细菌感染。在合并细菌感染时,可以根据细菌的种类和药敏试验结果选择抗生素。

临床放射性肺炎的产生受多种因素的影响。首先是患者自身的一些基本因素,诸如性别、年龄、一般状况、是否接受化疗、化疗时间、肿瘤部位、是否吸烟、患者的基础肺功能状态等。其次是考虑放射物理学方面,即体积剂量因素。最后放射性炎性细胞因子的表达增加及信息传递是放射性肺损伤的本质,对于预测、预防和治疗放射性肺损伤有着特别深远的意义。

三、放射性食管炎

【概述】

在胸部及头颈部肿瘤的放射治疗中,放射野内的正常食管黏膜发生充血水肿,临床上表现为吞咽困难、胸骨后烧灼感、局部疼痛且进食后加重,称为放射性食管炎。食管癌肺癌常规放疗剂量为 $60\sim70Gy$,在这个剂量范围内绝大多数患者都发生不同程度的食管炎症状,限制了放射剂量的提高,在一定范围内剂量与肿瘤局部控制呈正相关,并随着非常规分割放疗、同步放化疗等策略治疗胸部肿瘤的地位日益增高,放射性食管炎成为提高疗效的绊脚石之一。因此,防治放射性食管炎是提高放疗疗效的关键。

【中医病因病机】

放射性食管炎是针对放疗后所致吞咽疼痛和阻隔不通等症状,归属于中医"噎膈""反胃""呕吐"范畴。其病机特点为"热毒侵袭,气阴两伤",兼有血瘀、气滞、痰湿、胃失和降等。即火毒之邪侵犯脏腑,胃失和降,津伤血燥,以致食管干涩,食物难入。同时因暴受外邪,痰湿内阻,水谷不化,脾胃运化功能失调,以致痰饮上逆。其中既有邪实的一面,即气结、痰凝、血瘀,又有本虚的一面,即津枯血燥,病理性质为本虚标实,又相互影响。本病起病初多实证,后期易转为虚证,多数为虚实夹杂证。主要病位在食管,与胃、肝、脾关系密切。

【治疗】

1. **治疗策略**　临床上治疗放射食管炎的原则为收敛、消炎、保护食管黏膜的修复及镇痛、营养支持治疗等。一般对于放射性食管炎患者应用盐水或碳酸氢钠漱口液，口服黏稠的利多卡因、制霉菌素混悬液或硫糖铝混悬液等对症治疗，或多种西药联合应用，如以庆大霉素、地塞米松、利多卡因等为主方的自制口服液，然而，这只能缓解症状，并不能达到治愈的效果。目前临床上研究最多的是利用药物预防放射性食管炎。目前临床上研究应用最多的就是氨磷汀。

2. **治疗用药**

(1)氨磷汀：是一种人工合成的前体药物氨基硫醇，通过其自由巯基降低电离辐射产生的活性氧进而达到抗辐射的作用。氨磷汀是被广泛研究的降低放射性食管炎的药物之一，但氨磷汀能否降低放射性食管炎发生率这一问题还尚未达成共识，有待大样本的随机临床试验来进一步确认。

(2)谷氨酰胺：是人体内最普遍存在，亦是最重要的氨基酸之一，亦是一种肠上皮的主要氧化剂，对维持肠道的完整性是必需的。在高分解代谢(如肿瘤)状态下，谷氨酰胺的耗竭导致谷胱甘肽的耗竭，增加放化疗对正常组织的损伤程度在这种情况下，补充谷氨酰胺不仅能够正常化自身的水平，而且能选择性增加正常组织的谷胱甘肽的水平，这或许能够解释其在正常组织中的选择性抗辐射功能。

3. **辨证施治**　本病初起时为实证，日久阴禀赋不足，劳倦内伤，虚实夹杂。中医学认为，放射线是一种"火邪"，作用于机体导致热毒过盛。火为阳邪，易伤津耗气、热毒过盛、热极化火，伤津耗液，引起阴虚火旺的证候，阴津不足导致阳气衰微，致使气阴两虚，气虚则阳微之证候。但在放疗后的早期表现或者症状较轻的患者中，火热之象并不是十分明显，放疗早期出现的局部反应出现的诸多温燥热证，随着放疗次数的增加，射线剂量的逐渐累积，患者的毒性反应也相应的加重,更为符合火热致病的特性,主要表现出津伤阴亏的燥证,阴亏无以载气,则气虚,气虚鼓动乏力则血供不畅造成血瘀。因此,临床治法上以清热解毒,养阴生津为主,兼以益气温阳、活血化瘀和消肿生肌等法则治疗。

(1)热毒伤津

主证:进食时梗涩而痛,胸背灼痛,口燥咽干,渴欲饮冷。

次证:形体消瘦,肌肤枯燥,五心烦热,大便干结。

舌脉:舌红而干,或有裂纹,脉弦细数。

治则:养阴生津,泻热散结。

方药:沙参麦冬汤加减。

(2)气阴两虚

主证:进食时梗涩不畅,咽干舌燥,神疲体倦。

次证:气短懒言,汗多乏力,干咳少痰。

舌脉:舌红而胖,少苔,脉虚细。

治则:益气养阴,生津润燥。

方药:生脉散和四君子汤加减。

(3)血瘀内结

主证:进食梗阻,胸膈疼痛,食入即吐。

次证:面色暗黑,肌肤枯燥,形体消瘦。

舌脉:舌质紫暗,或舌红少津,脉细涩。

治法:破结行瘀,滋阴养血。

方药:血府逐瘀汤合通幽汤加减。

(4)气虚阳微

主证:进食梗阻不断加重,饮食不下,精神衰惫。

次证:形寒气短,面浮足肿,泛吐清涎,腹胀便溏。

舌脉:舌淡苔白,脉细弱。

治法:温补脾肾,益气回阳。

方药:温脾用补气运脾汤,温肾用右归丸。

(唐 秋)

参 考 文 献

陈璐,李志斌,张德明,等.2010.放射性肺炎研究进展.中国现代医学杂志,20
　(2):281-284

刘江,任伟,刘宝瑞,等.放射性食管炎相关预测因素及防治的研究进展.现代
　肿瘤医学,22(7):1690-1693

徐钢,李先明.2005.放射性肺炎的研究进展.肿瘤防治研究,32(4):251-253

殷蔚伯,余子豪,徐国镇,等.2008.肿瘤放射治疗学.北京:中国协和医科大学
　出版社,578-579

周霞,郑晓.2009.放射性食管癌研究现状,中华肿瘤防治杂志,12(14):
　1113-1116

Craighead P, Shea-Budgell MA, Nation J, et al. 2011. Hyperbaric oxygen
　therapy for late radiation tissue injury in gynecologic malignancies. Curr
　Oncol,18(5):220-227

Davis M, MacDonald H, Sames C, et al. 2011. Severe cyclophosphamide-
　induced haemorrhagic cystitis treated with hyperbaric oxygen. N Z Med J,
　124(1340):48-54

Hazewinkel MH, Stalpers LJ, Dijkgraaf MG, et al.2011.Prophylactic vesical
　instillations with 0.2% chondroitin sulfate may reduce symptoms of acute
　radiation cystitis in patients undergoing radiotherapy for gynecological ma-
　lignancies.Int Urogynecol J,22(6):725-730

Heath JA, Mishra S, Mitchell S, et al.2006.Estrogen as treatment of hemor-
　rhagic cystitis in children and adolescents undergoing bone marrow trans-
　plantation.Bone Marrow Transplant,37(5):523-526

Oscarsson N, Arnell P, Lodding P, et al.2013.Hyperbaric oxygen treatment in
　radiation-induced cystitis and proctitis:a prospective cohort study on pa-
　tient-perceived quality of recovery.Int J Radiat Oncol Biol Phys,87(4):
　670-675

Sommariva ML, Sandri SD, Ceriani V.2010.Efficacy of sodium hyaluronate in
　the management of chemical and radiation cystitis.Minerva Urol Nefrol,62

(2):145-150

Vilar DG,Fadrique GG,Martin IJ,et al.2011.Hyperbaric oxygen therapy for the management of hemorrhagic radio-induced cystitis.Arch Esp Urol,64 (9):869-874

第十七节　口腔黏膜炎

【概述】

口腔黏膜炎(oral mucositis,OM)是恶性肿瘤患者放化疗较为常见而严重的并发症之一,是指肿瘤患者放化疗后出现的舌、口腔的炎症性和溃疡性反应,发生部位主要在舌体、口唇黏膜与左、右颊黏膜,其主要临床表现为局部疼痛及味觉丧失,黏膜红斑、糜烂、溃疡,颌下、颈部淋巴结肿大,严重者可继发二重感染,出现发热、乏力等全身症状。

口腔黏膜炎是发生率在常规化疗后可达40%,在大剂量化疗后可高达100%,在一些化疗药应用中口腔黏膜炎成为剂量限制性毒性。引起口腔黏膜炎的药物主要为抗生素类及抗代谢类药物,常用的包括5-FU、蒽环类药物、甲氨蝶呤等。口腔黏膜炎发生与化疗给药时间、给药方式、给药剂量等相关,其发生高峰期一般在化疗开始后5~12d,其严重程度会随着用药时间或药物接触时间的延长而加重。一般的口腔黏膜炎通常在停药1周内可逐渐愈合,严重者可持续1个月左右并可能导致其他严重并发症。另外,涉及口咽部的放疗基本都会发生放射性口腔炎,其程度与放疗射线、范围、剂量等有关。

【病因及发病机制】

放、化疗损伤是恶性肿瘤患者发生口腔黏膜炎的重要原因。肿瘤患者治疗期间并发口腔黏膜炎的影响因素,通常可归纳为两大类,直接性口腔黏膜损伤和间接性口腔黏膜损伤。直接性口腔炎是由放射线或化疗药物对口腔黏膜细胞的直接抑制或杀伤所引起,而间接性口腔炎则是由于治疗导致机体抗病能力下降,继而感染所致。

【中医病因病机】

口腔黏膜炎属于中医学"口疮""口糜"范畴。口疮虽生于口,但与内脏有密切关系。中医学认为,脾开窍于口,上唇属脾,下唇属肾,心开窍于舌,舌为心之苗,又舌尖属心,肾脉连咽系舌本,两颊与齿龈属胃与大肠,任脉、督脉均上络口腔唇舌,表明口疮的发生与五脏关系密切。肿瘤的放化疗当属中医学"药毒"范畴,可被视为一种热毒作用于人体,结合放疗和化疗疗程、剂量及人体正气状况,其引起的口腔黏膜炎多为正虚邪盛、虚实夹杂,一般新病属实,久病属虚。新病者,放疗和化疗直接作用于口腔黏膜,造成热毒积聚,热盛肉腐,发为口疮。久病者,放疗和化疗可致正气亏虚,气血津液耗伤,脏腑功能受损,肝肾阴亏而虚火上炎,灼伤口唇,或因脾胃虚损而气血生化乏源,不能上荣于口唇,而致口疮。

1. 心火上炎　外感邪热,邪毒内蕴,或因肿瘤治疗之热毒直中而致心经受热,心火亢盛,循经上攻于口而致口舌生疮。

2. 胃肠积热　平素饮食不节,过食膏粱厚味、辛辣炙煿之品,以致运化失司,胃肠蕴热,热盛化火,循经上攻,熏蒸于口,而致口舌生疮。

3. 肝胆湿热　肝胆经循行耳、颌、牙龈部位,正气不足,更为药毒之邪所伤,肝胆湿热循经上升而见口疮。

4. 阴虚火旺　由于素体阴虚,或久病及肿瘤放化疗耗伤营阴,或因思虑过度,睡眠不足,耗伤阴血,阴虚火旺,虚火上炎而发口疮。

5. 脾虚湿困　肿瘤放化疗可造成脾气虚损,脾失健运,水湿不化,而致脾阳不升,浊阴不降,化生湿热,上熏口腔而导致黏膜溃疡。

6. 脾肾阳虚　先天禀赋不足,或因放化疗日久,伤及脾肾。脾肾阳虚,阴寒内盛,寒湿上渍口舌,寒凝血瘀,肌膜失却濡养,口疮经久不愈。

【诊断与鉴别诊断】

口腔黏膜炎的诊断没有特异性的实验室检测指标,其诊断主要以病史特点及临床特征为依据,在排除原发性及其他已知疾病引起的口腔黏膜炎后,可考虑为放化疗引起的口腔黏膜炎。诊断前需仔细询问病史,注意口腔黏膜炎的出现是否同放、化疗使用的时间及剂量存在相关性。

《中医病证诊断疗效标准》有关口疮的诊断依据:①以口腔黏膜出现单个或数个直径 3~5mm 的溃疡,灼热疼痛为主要症状。②起病较快,一般 7d 左右愈合,若此伏彼起,则病程延长。愈后常易复发。③口腔检查。口腔黏膜溃疡较表浅,圆形或椭圆形,数量少则 1~2 个,多则 10 余个,表面有淡黄色分泌物附着,溃疡周围黏膜大多充血。

参照 WHO 抗癌药急性及亚急性毒性反应分度标准将口腔溃疡依轻重反应程度和口腔溃疡面积大小分为 5 度:①0 度,黏膜正常。②Ⅰ度,黏膜红斑,疼痛,溃疡面积≤8mm^2 的单个溃疡,不影响进食。③Ⅱ度,黏膜红斑明显,疼痛加重,散在溃疡,能进半流食;溃疡面积>8mm^2,≤15mm^2 的单个或 2 个以上的Ⅰ度溃疡。④Ⅲ度,黏膜溃疡及疼痛比Ⅱ度明显,只能进流质饮食,溃疡面积>15mm^2 的单个或 2 个以上的Ⅱ度溃疡。⑤Ⅳ度,疼痛剧烈,溃疡融合成大片状,不能进食,溃疡≥15mm^2 的 2 个以上的或更多的溃疡。

【辨证施治】

放、化疗引起的口腔黏膜炎有虚实之分,一般新病者,放、化疗直接损伤口腔黏膜者属实,多为热证表现;久病者,放、化疗造成气血亏虚而致口舌生疮者为虚。临床上常见正虚邪实、虚实夹杂者,因而辨清口疮虚实则尤为关键。邪热壅盛、气血亏虚为其主要病机。扶正祛邪为口疮治疗总纲,同时应结合全身症状及恶性肿瘤基础疾病本身辅以清热解毒、益气养阴等法。

1. 心火上炎证

主证:溃疡多位于舌尖、舌前部或舌侧缘,数目较多,面积较小,局部红肿疼痛明显。

次证:口干口渴,心中烦热,小便黄赤。

舌脉:舌尖红,苔薄黄,脉略数。

治则:清心泻火,解毒疗疮。

方剂:泻心导赤散加味。

2. 胃肠积热证

主证:溃疡多位于唇、颊、口底部位,基底深黄色,周围充血范围较大。

次证:口干口臭,大便秘结,小便黄赤。

舌脉:舌红绛,苔黄腻,脉滑数。

治则:清泻泻火,凉血解毒。

方剂:清胃散合凉膈散。

3. 肝胆湿热证

主证:溃疡数目大小不一,周围黏膜充血发红,耳颊肿痛,牙龈糜烂,口苦目赤。

次证:头痛发热,烦热胁痛。

舌脉:舌红苔黄腻,脉濡数。

治则:清泻肝胆湿热。

方剂:龙胆泻肝汤加减

4. 阴虚火旺证

主证:溃疡数目少,分散,边缘清楚,基底平坦,呈灰黄色,周围绕以狭窄红晕,有轻度灼痛。

次证:头晕目眩,五心烦热,口干咽燥,唇赤颧红。

舌脉:舌红苔少,脉细数。

治则:养阴清热。

方剂:玉女煎、生脉散加减。

5. 脾虚湿阻证

主证:溃疡数目少,面积较大,基底深凹,呈灰黄或灰白色,边缘水肿,红晕不明显。

次证:头身困重,口黏不渴,食欲缺乏,胃脘胀满,时有便溏。

舌脉:舌质淡,有齿痕,苔白滑腻,脉沉缓。

治则:健脾祛湿。

方剂:参苓白术散合平胃散加味。

6. 脾肾阳虚证

主证:溃疡量少,分散,表面紫暗,四周苍白,疼痛轻微,或仅在进食时疼痛,遇劳即发。

次证:面色㿠白,形寒肢冷,下痢清谷,少腹冷痛,小便多。

舌脉:舌质淡,苔白,脉沉细无力。

治则:温补脾肾,引火归原。

方剂:附桂八味丸加减。

【治疗】

一般护理　口腔护理,注意口腔卫生,保持口腔清洁和湿润,每日饭前后用生理盐水或冷开水漱口,对于无口腔黏膜炎的患者,应于晨起及睡前用软毛刷仔细清洁口腔,对于有口腔黏膜炎患者,停用牙刷,改用消毒棉球清洁口腔。

(1)饮食调护:化疗期间应增加营养,鼓励患者多进食,给予高蛋白、高热量、高维生素、富有营养且易消化食物。多食水果蔬菜,以保持大便通畅。避免过食辛辣、肥甘厚腻等刺激之品,以免伤及脾胃,防止粗糙、硬性食物(膨化、油炸食品)和过烫食物对黏膜的创伤。鼓励患者多饮水,以保持口腔湿润并促进化疗药代谢产物从体内排泄。

(2)口腔降温:在静脉化疗时予以口含冰块及冰水或冷开水含漱,可致局部血管收缩,减少口腔黏膜的血流,在药物浓度达到最高峰之前降低局部药物浓度,使之黏膜细胞接触的抗癌物质浓度降低,从而防止或减少口腔黏膜炎的发生。该法简便、廉价而有效,尤适用于半衰期较短的化疗药物,如氟尿嘧啶等。

(3)黏膜保护:如硫糖铝、思密达等,可覆盖消化道黏膜,保护黏膜细胞,对消化道黏膜有很强的能力,通过与黏液蛋白的结合,加强消化道黏液层的韧性以对抗攻击因子,恢复并维护黏液屏障的生理功能,促进黏膜的愈合和细胞的再生。

(4)增加唾液分泌:毛果芸香碱片剂可以刺激唾液腺的分泌,特别是富含黏液的小唾液腺的分泌,从而改善放疗引起的口干症状,一定程度上削弱化疗对口腔 pH 的改变,减少细菌感染的发生。

(5)抑制口腔内致病菌:大剂量、多疗程的化疗及相关治疗可使机体免疫力的下降,极易发生口腔感染,其主要致病菌多为 G^- 杆菌、厌氧菌和白色念珠菌。对于怀疑口腔感染者,可做细菌培养及药物敏感试验,并根据返回结果进行抗感染治疗。不明确感染菌种前,可用 0.5%甲硝唑 250ml+庆大 8 万 U 反复含漱,或采用复方漱口水(含利多卡因、庆大霉素、酮康唑、维生素 B_6、维生素 B_2)于饭前饭后漱口,可起到消炎、镇痛、抑菌、促进溃疡愈合的作用。厌氧菌感染者,可予 3%过氧化氢溶液含漱或 1%高锰酸钾溶液漱口进行口腔护理,然后用 1%甲紫或 0.5%甲硝唑溶液直接涂搽于溃疡面,每日 4~5 次,连续 3~5d,疗效均佳。真菌感染者,应停用抗生素,迅速改变真菌生长的酸性环境,治疗可予以制真菌素及 5%碳酸氢钠漱口,其后予以克霉唑液含漱进行口腔护理则疗效更明显。此外,西吡氯铵含漱液、复方茶多酚含漱液、朵贝尔液等漱口液均具有一定的抗炎抑菌作用。

(6)促细胞生成制剂:单核细胞集落刺激因子(GM-CSF)是一种糖蛋白,能促进骨髓造血细胞的生成,增强粒细胞及巨噬细胞的聚积,作为漱口液,其可以直接作用于口腔黏膜,促进成熟的淋巴细胞及巨噬细胞在真皮和黏膜下产生抗体,增强其吞噬活力,并通过促进细胞、结缔组织及胶原生成,促进口腔黏膜炎的愈合。白介素-11 是体内调控正常细胞生理功能的一种细胞因子,可以协同 G-CSF 增强升高血液粒细胞,有利于增强机体的抗感染能力,并且白介素-11 可加速黏膜损伤再修复过程,可以有效修复化疗药物、放射线等原因引起的口腔黏膜损伤。

(7)理化治疗:对口腔溃疡面予以局部吹氧,可使表层血管扩张,促进局部血液循环,同时予以干扰素局部湿敷以提高免疫力,两者联合应用能充分发挥其作用,加速口腔溃疡的愈合。

(8)镇痛治疗:疼痛可使患者产生不良情绪,同时影响进食、饮水。在积极控制口腔黏膜炎本身的前提下,镇痛治疗必不可少。常用的局部麻醉药包括普鲁卡因、利多卡因、地卡因等。对于口腔黏膜炎引起疼痛并影响进食者,可予利多卡因溶液喷雾,或联合生理盐水、地塞米松、庆大霉素分次含漱,药物可通过黏膜迅速吸收,一般 5~10min 可达到镇痛的目的。维生素 B_{12} 含服对口腔黏膜炎也具有一定的疗效,可促进溃疡愈合并起到镇痛效果。

(9)中药外用治疗:主要包括外用散剂和含漱药液。外用散剂在使用时散敷或吹敷患处即可,具有清热解毒、生肌镇痛的功效。其中,锡类散可适用于各型口疮,起到拔腐解毒生肌之功。冰硼散、珠黄散、西瓜霜适用于实火型口疮,具有清热解毒、消肿镇痛之功效。对于创面深大,经久不愈之溃疡,可予珍珠散敛疮生肌。中药水煎剂含漱液的药味选择较多,其主要治法为清热解毒,临床上可选用金银花、竹叶、白芷、薄荷等量,或黄柏、菊花、决明子、桑叶等量,煎煮过滤,含漱口腔,起到清热解毒、消肿镇痛之功效。另外,中成药康复新液在临床应用中取得良好疗效,康复新液在治疗化疗后口腔溃疡时可让患者先在口腔内含淑后再服下,即可在口腔内形成药膜,加强药物对创面的局部的持续渗透作用,加强药物对口腔溃疡的作用时间,又可在药物咽下后被机体吸收而达到提高机体免疫力的目的,达到内外合治的目的。

【中西医结合治疗策略】

1. 预防为主 口腔黏膜炎一旦发生,则会增加治疗成本及患者痛苦程度,甚至可能导致严重并发症,因此预防工作显得尤为重要。首先要熟悉化疗药物对黏膜损害的毒性反应,掌握用药的时间、剂量,注意观察口腔黏膜变化。肿瘤患者一般需要在放、化疗前 3～7d 开始采取预防措施,可使患者体内有一个清洁的环境,减少条件致病菌的数量,从而大幅度降低口腔感染的机会。

常规的预防措施包括口腔护理及饮食调护,其要求在放、化疗期间积极进行口腔环境清洁工作,同时注意饮食起居来减少口腔黏膜炎的发生。对于高危患者,可同时服用维素 C 或复合维生素 B。注意加强营养,不能进食的患者,给予氨基酸、脂肪乳等营养支持治疗。低蛋白血症时,使用人血白蛋白或血浆补充清蛋白。当白细胞及中性粒细胞下降时,及时应用升白药物预防严重感染,必要时可予胸腺肽等增强免疫力药物来防止或减轻放化疗口腔黏膜损伤。对于存在呼吸道感染及牙齿口腔炎症等其他基础疾病的患者,考虑这些相关疾病极易加速或加重口腔黏膜损伤,在放化疗前应积极予以处理。

2. 分级处理　一般可根据 WHO 抗癌药口腔溃疡反应程度来选择合适的处理方案,口腔降温可作为常规的预防手段适用各期口腔黏膜炎患者。对于Ⅰ～Ⅱ度口腔黏膜炎患者,各种具有黏膜保护、调节口腔 pH 的含漱液、喷雾剂可起到减轻溃疡反应、促进创面愈合的作用。对于Ⅲ～Ⅳ度口腔黏膜炎患者,应充分考虑,口腔溃疡创面感染可能,应当根据感染情况予以充分的抗感染治疗,尤其对于出现骨髓抑制患者,可考虑使用抗生素、抗真菌药物,预防及治疗继发感染。镇痛治疗可以根据患者疼痛情况而贯穿口腔黏膜炎各分度治疗始终,有条件的患者可以考虑理化治疗从而加快口腔黏膜炎的愈合。中药及中成药制剂疗效确切,毒性作用少,临床上可以根据患者的具体辨证选择内服或外用。

对于放化疗性口腔黏膜炎的防治,目前没有标准的预防和治疗方法。总的说来,要指导患者在放、化疗之前,保持口腔的清洁卫生,选择软毛牙刷,定期口腔检查,有牙龈炎或龋齿要及时治疗。放、化疗期间还要注意患者的营养状况,为其提供高热量、高蛋白、高维生素且易消化的流食或半流饮食。针对口腔黏膜炎的治疗,西医多采用局部对症和针对病因的治疗,其效果不够理想,中医根据辨证施治,以及多种剂型中药制剂的应用联合西医疗法取得较好的临床疗效,因此一旦发生放、化疗性口腔黏膜炎,需考虑选用中西医结合治疗。

(唐朋林 郑贤炳)

参 考 文 献

鲍先握,林海升,戴杰.2014.康复新液治疗化疗后口腔溃疡临床研究.中成药,36(4):881-882

黄惠梅.2011.维生素 B_{12} 混合液在放射性口腔炎患者中的应用.基层医学论坛,15(7):597

尚官敏,陈亚男,李海金.2014.中西医结合治疗中重度化疗致口腔黏膜炎的临床观察.辽宁中医杂志,41(6):1227-1228

石彧,王志祥,夏静妮.2014.放射性口腔载膜炎的中医治疗概况.中国医药指南,12(2):40-41

汪戚玲,徐军霞,牛奔,等.2011.粒细胞集落刺激因子治疗口腔黏膜炎效果评价.安徽医学,32(5):574-575

王雪斐,朱敏.2012.白介素-11 与维生素 B_{12} 联合应用在化疗后口腔黏膜炎患者中的疗效观察.中国医学创新,9(6):121-122

吴尘轩.2012.肿瘤化疗联合粒细胞-巨噬细胞刺激因子的辅助治疗.癌症进展,10(2):111-114

薛松霞,张媛媛,曹选平,等.2010.放化疗后口腔黏膜炎的研究进展.现代口腔医学杂志,24(4):321-315

郑杰华,吕炜.2006.重组人白介素-11 临床应用进展.临床血液学杂志,3(19):125

Chan CWH,Chang AM,Molassiotis A,et al.2003.Oral complications in Chinese cancer patients undergoing chemotherapy.Support Care Cancer,(11):48-55